U0325268

让马王堆医学文化活起来丛书

总主编　何清湖　副总主编　陈小平

马王堆

酒疗

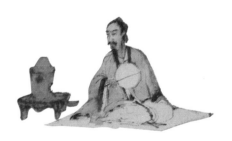

主编　胡宗仁　朱明芳

CSK 湖南科学技术出版社 · 长沙

国家一级出版社　全国百佳图书出版单位

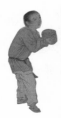

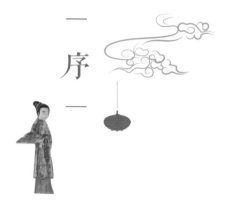

序

　　文化是事业赓续的根脉，更是开创新局的源泉。习近平总书记在党的二十大报告中明确提出，要"推进文化自信自强，铸就社会主义文化新辉煌"。这是因为文化自信是推进一个国家、一个民族持续发展的最基本、最深沉、最强大的力量。随着"两个结合"重要论断的提出，习近平文化思想为我们担负起新时代文化使命、建设中华民族现代文明提供了根本遵循和行动指南。

　　湖南是中华文明的重要发祥地之一，湖湘文化是中华优秀传统文化的重要组成部分，具有文源深、文脉广、文气足的独特优势。近年来，湖南立足新的文化使命，加强文化强省建设力度，着力推动湖湘文化创造性转化、创新性发展，成为推进中国特色社会主义文化建设、中华民族现代文明建设的生力军。"惟楚有材，于斯为盛"的湖南文化产业享有"文化湘军"的盛誉；湖南中医药列入全国"第一方阵"，可以用"三高""四新"予以概括，即具有高深的渊源、高精的人才、高坚的基础和战略思想新、总体部署新、发展形势新、主攻策略新的特色与优势。加快推进湖湘中医药事业的高质量发展，首先就要以高度的文化自信凝聚湖湘中医药传承创新发展"三高""四新"的新动能。

湖湘中医药文化底蕴深厚，古今名医辈出，名药荟萃。长沙马王堆汉墓出土医书、长沙太守医圣张仲景坐堂行医遗址，可以说是全世界独一无二的、永远光辉璀璨的中医药文化宝藏。因此，进一步坚定湖湘文化自信，不仅要立足中华传统文化视野审视湖湘中医药文化，更要站在建设中华民族现代文明的高度，挖掘好、发挥好湖湘中医药文化的时代价值。

马王堆汉墓出土医书是目前保留和显示我国古代早期医学发展水平的最真实、最直接的证据，具有重要的传统文化思想和珍贵的医学学术价值。作为我国地域中医药文化的典型代表和湖湘中医药文化的宝藏，马王堆医书文化具有跨越时空、超越国界、服务当代的永恒魅力，值得大力传承、弘扬和创新发展。

长期以来，湖湘中医药文化在立足湖南、辐射全国、放眼世界的道路上，先贤后杰前赴后继走出了坚实的"湘军"步伐。近年来，何清湖教授积极倡导湖湘中医文化研究，其团队长期深耕于马王堆汉墓出土医书的挖掘、整理和提炼，坚持追根溯源、与时俱进，形成了一系列具有聚焦性、时代性和影响力的学术成果，充分彰显了坚定文化自信、勇担文化使命的新时代中医人风采。

2024 年，正值马王堆汉墓文物出土 50 周年，何清湖教授及其团队编著、出版《让马王堆医学文化活起来丛书》。伏案读罢，深为振奋，尤感欣慰，这是湖湘中医药传承传播与创新发展的又一力作。慨叹"桐花万里丹山路，雏凤清于老凤声"——丛书分为 10 册，既基于精气神总体阐释马王堆医学文化的核心内涵和独特理念，又围绕食疗、酒疗、足疗、导引术、方剂、经络、房室养生等多方面深研马王堆医书的学术理念与临床方术，不仅做到了"探源中医，不忘本来"，而且坚持了"创新发展，面向未来"。每一个分册既有学术理论的整理和发掘，又有学术脉络的梳理和传承，更有当代转化的创新和发展，呈现出该研究团队多年来对马王堆医学文化的深度挖掘、深入思考、深广实践的丰硕成果，堪称具有深厚的理论积淀、开阔的学术视野、丰富的临床实践的一套兼具科学性、传承性和创新性的学术著作。

我希望并深信，本套丛书必将进一步擦亮"马王堆医学文化"这张古代中医药学的金牌，让马王堆医学文化活起来，展现其历久弥新的生命力，从而赓续湖湘医脉，在传承创新中促进中医人坚定文化自信，推动中医药传承创新发展。

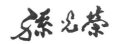

2024 年 5 月 8 日

孙光荣，第二届国医大师，第五届中央保健专家组成员，首届全国中医药杰出奖获得者，中国中医药科学院学部执行委员，北京中医药大学远程教育学院主要创始人、中医药文化研究院院长。

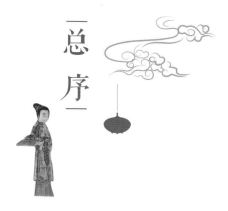

总序

习近平总书记指出，中华文明源远流长、博大精深，是中华民族独特的精神标识，要从传承文化根脉、弘扬民族之魂的高度做好中华文明起源的研究和阐释，让更多文物和文化遗产活起来。这些精辟论述，内涵深刻、思想精深，为研究和发展中华优秀传统文化提供了根本遵循。

1972—1974 年，湖南长沙东郊的马王堆汉墓惊艳了世界。其中出土的医学文献及与中医药相关的文物，为我们揭示和重现了我国古代早期医学发展的真实面貌。它们是最直接、最珍贵的历史、医学和文化价值的体现，堪称湖湘文化乃至中华文明的瑰宝。2024 年是马王堆汉墓文物发掘 50 周年，以此为契机，我和我的团队坚持在习近平文化思想指引下，以发掘、传承、弘扬和转化为主线，对马王堆医学文化进行了重新梳理和深入挖掘，《让马王堆医学文化活起来丛书》由此应运而生。

本丛书共分 10 册，系湖南省社科基金重大项目"湖南中医药强省研究"、湖南省社科基金重大委托项目"马王堆中医药文化当代价值研究"与湖南省中医科研重点项目"健康湖南视域下马王堆医学文化的创造性转化与创新性发展研究"的重要成果。本丛书系统攫取了马王堆医学文化的精粹：从精气神学说到运用方药防病治病，从经络针砭到导引术，从房室养生到胎产生殖健康再到香文化、酒疗、食疗、足疗。每一分册都立足理论基础、学术传承及创新发展三个层面，从不同角度展示马王堆医学文化的博大精深。

其中，精气神学说作为中医学的重要范畴，其理论的阐释和实践的指导对于理解中医养生文化至关重要。因此，《马王堆精气神学说》一书不仅追溯了精气神概念的源流，更结合现代医学的视角，探讨了其在健康管理、生活方式以及心理健康等领域的应用与发展。《马王堆方剂》则试图挖掘马王堆医书《养生方》《杂禁方》《疗射工毒方》《五十二病方》中的方剂学相关内容，这些古老的药方蕴含了丰富的本草知识与医学智慧，为古人防病治病提供了重要支撑，也为后世医学研究提供了宝贵资料。《马王堆经络与针砭》通过剖析马王堆汉墓出土的医书对于经络及针灸砭术的记载，进而讨论分析马王堆医学对于中医经络学说及针灸技术形成发展中的贡献及其在现代的应用与创新发展。《马王堆导引术》聚焦于古代医学家对人体生命和健康的深刻认识。导引术是一种调理人体阴阳平衡、促进气血畅通的运动养生方法，马王堆医学中对于导引术的记载与实践不仅为我们了解古人的养生之道提供了有效途径，同时也为现代人提供了一种古老而有效的健康运动方式。《马王堆房室养生》重点关注性医学领域，系统总结了马王堆医书中关于房室养生的理论知识，为现代性医学研究提供了历史依据和参考。本书不仅传承了古代房室养生文化，更将促进社会对现代性医学的关注与认识。《马王堆胎产生殖健康》一书深入解读了《胎产书》，挖掘了古代胎产生殖健康方面的知识和经验。本书还结合现代生殖医学理论和技术对这一古老记载进行了探讨，以期为现代生殖医学研究和实践提供借鉴和启示。《马王堆香文化》带领读者走进中国古代香文化的瑰丽世界，从香料的使用到香具的制作，从祭祀到医疗，全面展示了秦汉时期楚地用香的特色和文化特质，为香文化研究提供了宝贵的第一手资料。《马王堆酒疗》研究了马王堆医学中酒疗的精髓，将促进酒疗理论在当代的传承发展和守正创新，本书不仅系统阐述了酒疗学说的内涵以及价值，更科普了酒的相关知识，让公众得以更科学地认识酒与健康的关系。《马王堆食疗》和《马王堆足疗》则系统梳理了马王堆系列医书与文物中与食疗、足疗有关的内容，为深刻理解秦汉生活和古代文化观念增添了更加鲜明生动的资料，也为现代药膳食疗和足疗理论与技术的发展提供了重要理论支持和实践借鉴。

总之，在研究古老的马王堆医学文化的过程中，我们发现了无尽的医学与哲学智慧。完全有理由相信，本套丛书的编纂和出版一定能够重新唤起人们对马王堆医书的广泛关注和深刻认识，古老的马王堆医学文化一定能够焕发出新的生机与活力。同时，我们更希望通过对这一古代医学文化开展深入研究，能够为当代医学理论和实践的发展，尤其是为当代人们的健康生活提供更多有益的启示和借鉴。

在建设中华民族现代文明的征途上，我们迎来了一个风正好扬帆的时代。我和我的团队将坚定文化自信，毅然承担起历史赋予的使命，与各界人士携手合作、共同奋斗，在湖湘这片承载着厚重历史的土地上，共同谱写出健康与幸福的华美乐章！

本套丛书在编撰过程中，得到了国医大师孙光荣的指导，以及湖南省中医药文化研究基地、湖南医药学院马王堆医学研究院、互联网（中西协同）健康服务湖南省工程研究中心、湖南教育电视台、湖南博物院、启迪药业集团股份公司、珠海尚古杏林健康产业投资管理有限公司、湖南省岐黄中医学研究院有限公司、湖南东健药业有限公司、谷医堂（湖南）健康科技有限公司、颐而康健康产业集团股份有限公司、湖南健康堂生物技术集团有限公司、柔嘉药业股份有限公司、国药控股湖南有限公司等单位的大力支持，在此一并感谢。

何清湖

2024 年 5 月

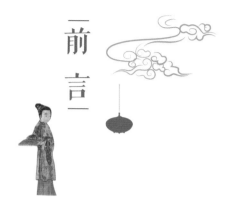

前言

　　酒的发现和应用，是人类最伟大的创造之一。人类和酒有着不解之缘，正如马王堆汉墓出土的漆器上所写的"君幸酒"三字，多少悲欢离愁在酒中，它既可让人发出"对酒当歌，人生几何"的万丈豪情，又可以使人发出"何以解忧，唯有杜康"的感叹。酒中不仅有布衣百姓的生活情调，也有王侯将相的功名伟业。酒是中华文化的符号之一，其蕴含的悠久历史和绚烂故事璀璨星河，让人品味无穷。人类发现并饮用天然发酵的酒之后，自然而然地将其兴奋、麻醉、消毒等作用应用于医疗保健行为中，故说"医之性然，得酒而使"，这是人类医学史上的一个非常伟大的发明。

　　中医认为，酒不仅能通经活络、提振精神，也有散寒祛瘀、麻醉镇痛等作用，内服和外用都非常普遍。后来，古人不满足于单纯用酒治病，又借助其溶媒性能将药物等浸泡在其中，因而发明了具有愉悦身心、养生保健以及治病疗伤作用的药酒。马王堆医书共14种，大部分成书年代早于《黄帝内经》，具有极高的研究价值。自出土之日起，就吸引了大量来自海内外的目光。不仅因其医学肇源地位而文献价值卓越，又以其鲜明的湖湘地域文化特征而极具魅力。马王堆医书从医药、饮食、房事、导引、起居、养生、情志、灸疗等各个方面详细记载了我国先秦至秦汉时期的治疗保健原则和方法，其中有很多关于用酒养生保健以及治病疗伤的记载。

编撰本书主要有三个目的：一是系统深入研究马王堆医学中酒疗的精髓，促进酒疗理论在当代传承发展和守正创新，从而更好地为人民健康服务；二是以马王堆医学为载体，研究中华传统文化，促进文明探源，从而更好地增强历史自觉，坚定文化自信；三是科普酒的相关知识，让老百姓科学地认识酒与健康的关系，从而做到健康饮酒。本书包括理论基础、学术传承和创新发展三部分内容，具有科学性、传承性、创新性三个主要特点。本书在编写过程中首要的是坚持科学性，做到文献资料科学、研究方法科学、理论构建科学，重视内容的学术性以及权威性。通过讲好酒的故事来推动酒疗学说的传播、研究以及应用，从古籍以及文物溯源、文献注释分析、酒文化、酒疗理论的学术传承和应用、酒疗方剂等多个方面阐释酒疗学说的内涵以及价值。本书还阐述了酒的现代研究以及创新发展等内容，既面向中医理论研究者，又可服务从事健康产业与保健品、功能食品开发的相关人员，为大健康相关产业发展赋能。

本书的编撰工作得到了本套丛书总主编、湖南医药学院校长、中华中医药学会治未病分会主任委员、世界中医药学会联合会慢病管理专业委员会会长、湖南中医药大学教授何清湖的深入指导，湖南中医药大学、湖南医药学院等单位的专家学者参与了编撰工作，胡宗仁设计和制订编撰方案，胡宗仁、李点、李菁、顾羽、李荣慧、张媛婷编写第一、第二章，万胜、胡以仁编写第三章，朱明芳、柏琪、孙雨欣、周佳欣、杨慧怡编写第四、第五章，封敏、邵好青、赵莎彤编写第六、第七章，邓文祥、盛文、曹亮编写第八章，胡宗仁、顾羽、李菁统稿。本书的出版也得到了湖南博物院、互联网（中西协同）健康服务湖南省工程研究中心、湖南医药学院马王堆医学研究院的大力支持。

由于编写时间比较仓促，加之编者认识和水平有限，本书可能还存在一些不足之处，研究的深度和系统性还有待加强，恳请广大读者提出宝贵的意见和建议，以便有机会再版时更正。

胡宗仁　朱明芳

2024 年 4 月

目录

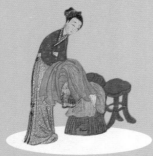

第一篇

理论基础

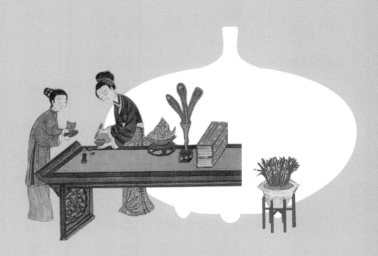

第一章　古籍及文物

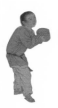

第一节　记载酒疗的马王堆医书介绍

汉代许慎在《说文解字》中云："酒所以治病也。《周礼》有医酒。"可见，远在周朝就有"医酒"，酒已经用于医疗保健。酒不仅能通经活络、提振精神，也有散寒祛瘀、麻醉镇痛等作用，内服和外用都非常普遍。人们发现并饮用天然发酵的酒之后，自然而然地将其兴奋、麻醉、消毒等作用应用于医疗保健行为中，这是人类医学史上的一个非常重要的发明。酒不仅常用来加工炮制药物，还是重要的方剂剂型。后来，古人不满足于单纯用酒治病，又借助其溶媒性能将药物等浸泡在其中，因而发明了具有愉悦身心、养生保健以及治病疗伤作用的药酒。

1973 年，长沙马王堆汉墓出土了 14 种古医书，医经、经方、房中术、神仙术四者皆俱，具有较高的研究价值。马王堆医书从医药、饮食、房事、导引、起居、养生、情志等各个方面详细记载了我国先秦至秦汉时期的医疗保健理论和方法，其中不乏酒疗的相关记载。

马王堆医书中有关"酒"的文字记载有 81 处，酒剂的应用分为治病疗伤和养生保健两大类，治病疗伤酒剂范围涵盖内科、外科、妇科等各科的 32 种疾病；养生保健酒剂以延年益寿、轻身益力为主。马王堆医书中与"酒"相关的文字记载，集中在《五十二病方》《养生方》《胎产书》《十问》《杂疗方》和《杂禁方》等古书中。而在《足臂十一脉灸经》

《阴阳十一脉灸经》《脉法》《阴阳脉死候》《却谷食气》《天下至道谈》《合阴阳》《导引图》中，暂未发现与"酒"相关的记载。与"酒"相关的文字，即"酒"的同义词或不同称谓，有酒、美酒、醇酒、温酒、善酒、热酒、醪、醴、称醴、稻醴、酌、醇糟、清、浆、瑶泉灵尊等十五种。使用频次最多的是"酒"（35次），若将"酒"之前缀词（美酒、醇酒、温酒、善酒、热酒）计算在内，则"酒"的出现频次为62次。在"酒"的前缀词中，"善"与"美"同义，"温"与"热"同义；"清""浆""瑶泉灵尊"现已少用。酒的名称众多，也侧面反映出马王堆医书并非同一时期、同一人撰写。在同一墓葬出土的简帛，其字体、内容也不相同，说明抄录年代也并非一时。

一、《五十二病方》

《五十二病方》（图1-1）是我国现存最早的中医方剂书。原书估算

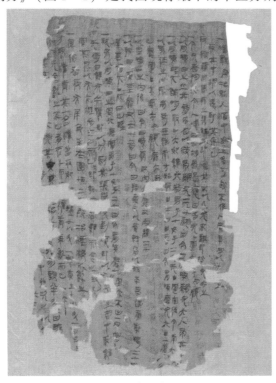

图1-1 《五十二病方》原稿

有 11 600 余字，现存 9 050 余字，部分字迹残缺不全。书中记述百余种疾病的治疗方法，载有医方 283 首，其中与酒有关的方剂有 47 首，占总方剂数的 16.61%。可见当时酒疗在临床应用很普遍，主要用于外伤、痉病、动物咬伤、瘿病、淋病、疝病、痔病、疽病、皮肤干瘙、蛊病等疾病。原书无书名，马王堆帛书小组根据该书的内容特点命名为《五十二病方》。

二、《养生方》

《养生方》（图 1 - 2）是一部以养生为主的方书。该书缺损严重，原书估算有 6 000 余字，现存 3 400 余字，共分 32 篇，前面是正文，最末是目录，原有标题 33 个，经整理而可辨认者 27 个。原文现存可辨者有 100 条，其中包括医方 88 首，大部分是养生保健方，尤以房事养生为主。《养生方》记载房中补益、黑发、健步等医方以及女性外阴部位名称图等。

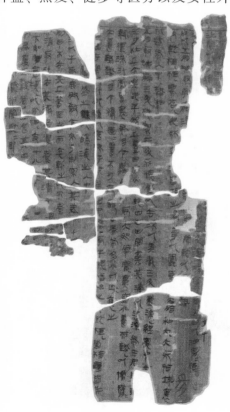

图 1 - 2 《养生方》原稿

《养生方》中与酒相关的文字记载有 22 条，占总条目的 25.85％。原书无书名，马王堆帛书小组根据该书的内容特点命名为《养生方》。

三、《十问》

《十问》（图 1－3）共分十篇，采用相互问答的形式，讨论房中养生、药膳等内容。原书估算有 2 364 字，现存 2 339 字。其记载与酒相关的原文有 5 条，分别阐述酒的作用机理及养生饮用方法。该书原缺书名，马王堆帛书小组根据其特点命名为《十问》。

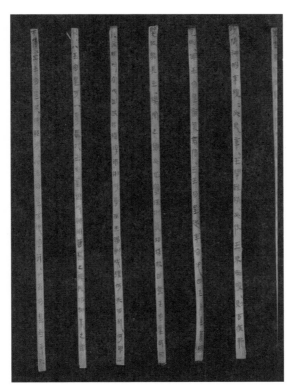

图 1－3　《十问》原稿

四、《胎产书》

《胎产书》（图 1－4）是一部专门论述胎产的医书。原书估算有 1 000余字，现存 679 字。整个帛呈正方形。其中全帛二分之一的上方为图形部

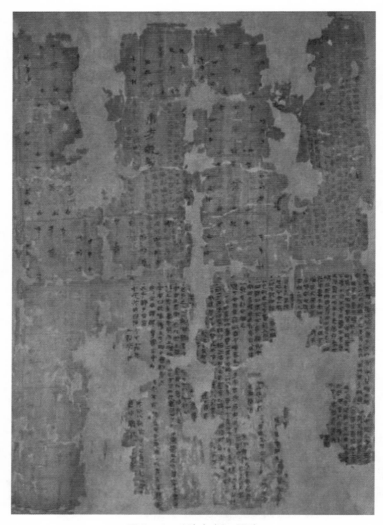

图 1-4 《胎产书》原稿

分，二分之一的下方为文字部分。图形部分，又分为左、右二图。其中右上方为"人字"图，其内容是并列有两小幅横绘的人形图。这是一种根据胎儿产日预卜命运的迷信测算图，但并无文字解说。帛的左上方为题名"南方禹藏"的埋胞方位图。这是一种迷信的选择埋藏新生儿胞衣方位的图，没有专门的文字解说。帛的下半文字部分，系由右侧第一行逐行写录。今据其内容又可分为前后两部分。前部即第一行至第十三行，为"禹问幼频"的养胎论一篇。其内容论述十月胚胎的形成及产母调摄法。其文与六朝、隋、唐时流传的"十月养胎法"（见《诸病源候论》《备急千金要方》及《医心方》等书引文）大致相同。但其内容更为古朴简要，足证是其最早的祖本。文字的后部即第十四行至第三十四行，为集录的医方，现存共二十一方，其内容主要是安胎保产、求子诸方。第三十四行以下的左侧原帛尚有十余行的面积空白，没有书写文字与绘制图形。《胎产书》中记载与酒相关的原文有 3 条，用于治疗不孕症以及助产和冲洗胎盘。该书原缺书名，马王堆帛书小组根据本书内容特点命名为《胎产书》。

五、《杂疗方》

《杂疗方》（图 1-5）是古医方书的一种，原帛书书首缺损，原书估

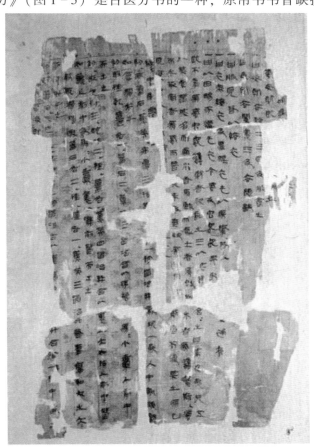

图 1-5 《杂疗方》原稿

算有 1 560 余字，现存 990 字，共四十五条。全部残帛的内容分为六个部分，其一是益气补益医方，共二条；其二是壮阳及滋阴诸方，共二十条；其三是埋胞衣法，共二条；其四是"益内利中"的补药方，文字可辨者有三条；其五是治疗"蛾"虫及蛇、蜂所伤医方，共八条；其六是主治不详的若干残缺处方，共七条。其中与酒疗相关的原文有 3 条，记载了补益酒和壮阳酒。该书原缺书名，马王堆帛书小组根据其内容特点命名为《杂疗方》。

六、《杂禁方》

《杂禁方》（图 1-6）是古代方术之书，只有 11 枚竹简，内容较少，有原文 11 条，共 129 字。虽然其内容以封建迷信之说居多，但仍有一定的史料价值。其记载与酒相关的原文有 1 条，与祝由术相关。原缺书名，马王堆帛书小组依据其内容属于禁方之列，故名为《杂禁方》。

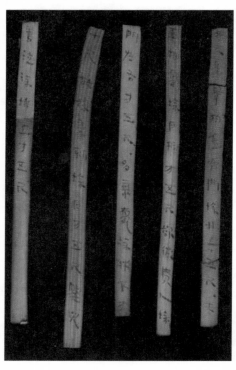

图 1-6 《杂禁方》原稿

马王堆汉墓出土医书关于酒疗的记载，对后世中医药学的发展影响深远。东汉张仲景所著的《伤寒杂病论》中以酒煎药或服药的方剂，非常普遍。如记载"妇人六十二种风，腹中血气刺痛，红兰花酒主之"，红兰花功能行血活血，用酒煎则能加强药效，使气血通畅，则腹痛自止。此外，瓜蒌薤白白酒汤也是典型例子，借酒气轻扬、引药上行，达到通阳散结、豁痰逐饮的目的，以治疗胸痹。唐代孙思邈所著的《备急千金要方》载药酒方 80 余首，涉及补益强身及内、外、妇科等疾病。而且，《备急千金要方·风毒脚气》中专有"酒醴"一节，共载酒方 16 首。《千金翼方》是孙思邈晚年的另一部集大成著作，其中《千金翼方·诸酒》载酒方 20 首。唐代编撰的我国第一部官修本草《新修本草》就明确规定"凡作酒醋须曲"，"诸酒醇醨不同，唯米酒入药"。这是世界上首次把酒写进药典。由此也可知，当时的药用酒是采用以曲酿造的米酒。北宋王怀隐、王祐等奉敕编写的《太平圣惠方》中记载，用糯米、生地黄酿出地黄醴酒，经常饮用可收益气和中、养血滋阴、延年益寿之功。明代李时珍所著的《本草纲目·谷部》中药酒多达 69 种，如人参酒，可"补中益气，通治诸虚"；羊羔酒，可"大补元气，健脾胃，益腰肾"；花蛇酒，可"治诸风，顽痹瘫缓，挛急疼痛，恶疮疥癞"。清代的药酒品种更加丰富，吴谦所著的《医宗金鉴》载"何首乌酒""银芍酒""麻黄宣肺酒"等。王孟英《随息居饮食谱》、汪昂《医方集解》、程钟龄《医学心悟》、叶天士《种福堂公选良方》等著作中均收录多种药酒方。经过历代医家的不断实践与总结，酒疗在临床应用范围不断拓展。总之，马王堆医书以酒疗疾、养生保健的记载内容丰富，对后世医家防病治病有较多的指导意义。

第二节　马王堆汉墓出土的关于酒的文物

除医书外，马王堆汉墓出土了大量珍贵文物，对于研究中医药文化有重要的意义。其中，出土的漆器制作精美，盛名在外。漆器在餐具文物中占比很大，虽不如铜器那样经久耐用，但其华美、轻巧中透露出一种高雅的秀逸之气。见过汉代漆器的人，都会被其鲜亮的漆色、红黑强烈的视觉对比、变幻莫测恣意随性的云纹纹饰所吸引。汉代漆器纹饰具有强烈和统一的时代特征，不仅成为汉代绘画艺术的重要组成部分，更是中国酒文化发展史上最具代表性的华丽篇章。

马王堆汉墓出土的漆器中，有一部分是与酒相关。如一号墓遣册（随葬品目录清单）记载"髹画橦（锺）一，有盖，盛温酒"，随葬品分为白酒、米酒、温酒和助酒四种不同的酒液，共计八坛。还有容量为"七斗"的酒壶，饮酒用"君幸酒"耳杯等。在五彩漆食检（奁）中发现盛有饼状物，疑是用于发酵酿酒的酒曲。这些饮酒、储酒用具的出土，加强了对西汉及以前社会、文化、医疗等各方面的认识。

一、酒液

马王堆汉墓曾出土用陶器盛放的酒液。根据辛追墓出土的酒类遣册（图1-7）记载，汉墓中有酿酒的酒曲，也有成品酒。有酒味醇厚的"白酒"，也有少酒曲而用米酿成的甜酒"米酒"，有不断投放酒曲而酿成的"温酒"，有经过滤后的清酒"肋（滤）酒"。

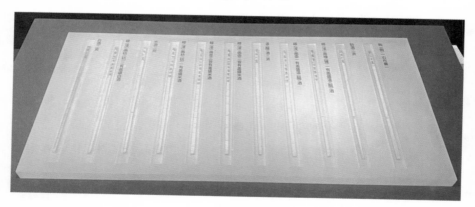

图1-7 酒类遣册

二、盛酒器

辛追墓出土的陶钫和陶锤（图1-8）。漆绘陶钫，器表髹（xiū）漆，彩绘凤鸟云纹，纹饰繁复，色彩鲜艳。锡涂陶锤出土时，内有酒类沉渣。

辛追墓出土的陶壶和漆壶（图1-9）。锡涂陶壶出土时，内有酒类沉渣；利豨（xī）墓出土云纹漆壶，外底有朱书"三斗"字样。

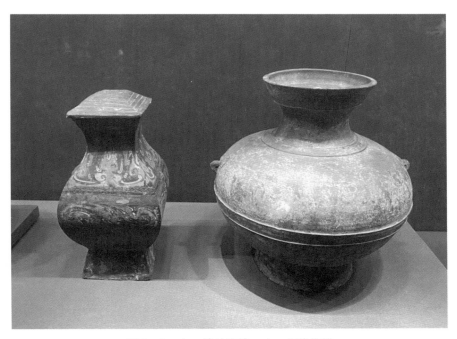

图1-8　左：漆绘陶钫　右：锡涂陶锺

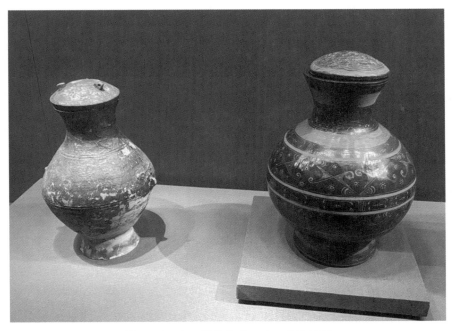

图1-9　左：锡涂陶壶　右：云纹漆壶

云纹漆锺（图 1-10），两者外底朱书有"石"字，说明容量为汉制 120 斤，等于今天的 13.5 千克。经专家实测，漆锺的容量为 19.5 升。漆锺有一个硕大的腹腔，里面髹红漆，外表髹黑漆，颈部饰有鸟形图案，口沿和圈足上朱绘波折纹和点纹，肩部和腹部饰有三圈朱色和灰绿色的云气纹和几何图案，盖上绘有云纹，线条流畅。

云鸟纹漆钫（图 1-11），出土时器内残存有酒类的沉渣，根据遣册记载，它是用来盛白酒或米酒的。云鸟纹漆钫内髹红漆，器表黑漆地上用红和灰绿色彩绘凤鸟、云纹等图案，线条繁密均匀。漆钫红黑相间，对比强烈，造型平稳大方，线条简洁流畅，器外底部朱书"四斗"二字。

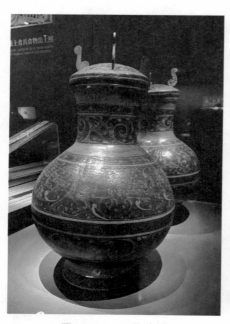 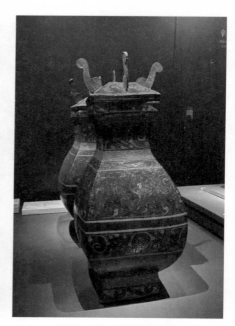

图 1-10 云纹漆锺　　　　　　　图 1-11 云鸟纹漆钫

"君幸酒"漆卮（图 1-12），内底用黑漆书有"君幸酒"三个字，外部底有"斗""七升""二升"等字样，表示容量。卮是用卷木胎制作而成的，它是汉代流行的工艺。其制作方法是先用薄木板卷成筒形，在衔接处用漆液黏合。由此可见，漆卮是一种十分牢固但又轻巧的漆器。

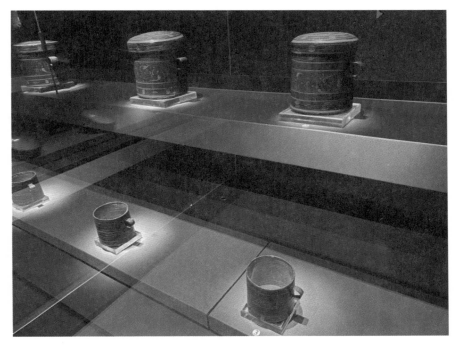

图1-12　"君幸酒"漆卮

三、酒杯

在长沙马王堆汉墓曾出土了100多个耳杯，制作精美，器形相似，大小略有不同。杯内涂红漆，内底用黑漆书"君幸酒"或"君幸食"三字，即请您用酒或请您进餐的意思。耳背面朱书"一升""一升半升"或"四升"，表示容量单位。

饮酒杯（图1-13），因酒杯两侧持手处类似人的耳朵，故又称耳杯。耳杯是战国至魏晋时期通用的饮酒器。外髹黑漆，内髹红漆，中部隶书"君幸酒"。两耳及外壁髹黑漆，两耳及外口沿饰朱色点纹、涡纹，简洁流畅。耳杯有大、中、小三种型号，大型杯的右耳背朱书"四升"字样，表示容量；中型杯的耳背朱书"一升"字样；小型杯两耳及口沿朱绘几何纹。

据《盐铁论》记载，制作一个漆杯需要"百人之力"，所以有一个纹饰漆杯价格相当于十个铜杯一说。

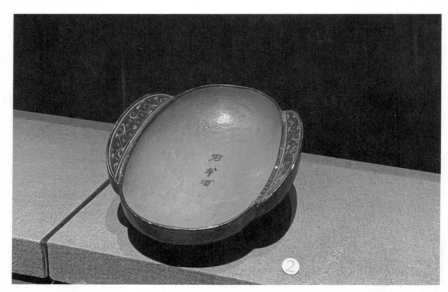

图1-13 "君幸酒"漆耳杯

云纹漆具杯盒（图1-14），内装有"君幸酒"耳杯八个，七个是顺叠，一个是反扣，密封性强。设计巧妙，便于携带。外髹黑漆，内髹朱漆，器表朱绘云气纹，口沿绘水波、菱形纹。具杯盒是古人用来盛放耳杯器物的盒子，八个耳杯为一组成套，放在这个具杯盒里面日常保存，以方便随时取用和收纳。

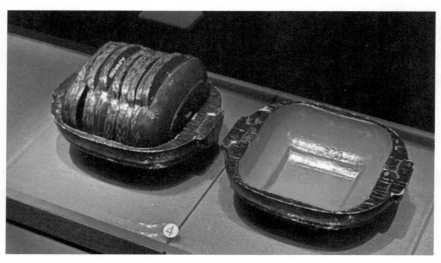

图1-14 云纹漆具杯盒

四、其他酒器

马王堆汉墓出土了许多酒器，除了盛酒漆钫七件、盛酒锺四件以外，也有与之配套的舀酒器具，比如下图的漆竹勺（图1-15）。

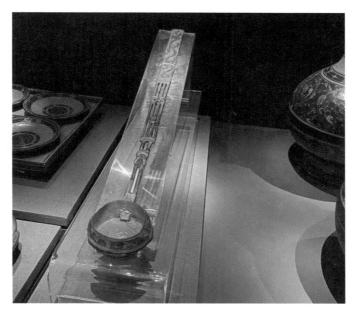

图1-15　龙纹漆竹勺

和漆钫、漆锺相配套的是勺，勺用来取锺、钫内的酒水。竹胎，分斗和柄两部分。斗以竹节为底，成筒形，柄为长竹条制成，接榫处用竹钉与斗相连接。斗内髹红漆无纹饰，外壁及底部黑漆地上，分别绘红色几何纹和柿蒂纹。

此外，柄的花纹非常讲究，分为三段，靠近斗的一段为一条形透雕，上为浮雕编辫纹，髹红漆；中部一段为三条形透雕，上有浮雕编辫纹三个；柄端一段为红漆地，上面浮雕龙纹，龙身绘黑漆，以红漆绘其麟爪，龙作奔腾状。

还出土了制作精良的玳瑁樽和嵌玉铜樽（图1-16），两樽皆为利苍墓出土。玳瑁樽的盖、腹壁采用玳瑁，底为木胎，边均用铜条扣包；嵌玉铜樽以铜条为骨架，玉片嵌镶于铜条之间。樽为盛酒器，不同场合和仪式上使用不同种类的酒器，是体现身份尊卑的重要道具。

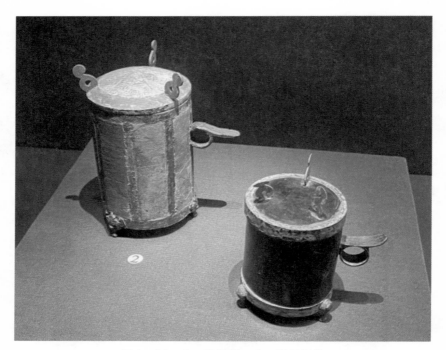

图 1-16　左：玳瑁樽　右：嵌玉铜樽

　　辛追墓出土的彩绘陶鐎（图 1-17），是一个温酒器，兽首流，把手内空，可装木柄防烫。

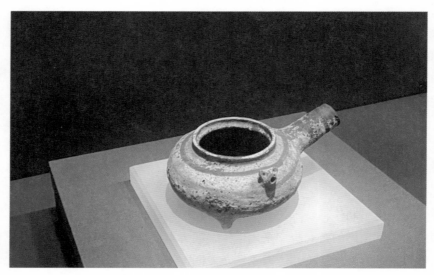

图 1-17　彩绘陶鐎

以酒待客、以酒聚友、以酒庆欢等文化，深深扎根在中华传统文化中。喝酒时除了需要一股豪情外，还需要一件精美的酒器来衬托主人的身份。综上所述，汉代酒器最基本的组合是樽、杓、耳杯，樽为盛酒、温酒器，杓为挹酒器，耳杯则为饮酒器。宴饮离不开美酒，汉代人喜欢饮酒，他们把美酒视为"天之美禄"，所以无论日常宴饮还是婚丧祭祀，酒都占有重要的地位。

第三节　汉代及以前其他关于酒的文献记载

除马王堆汉墓医书外，汉代及以前关于酒的记载还有很多。仰韶文化时期就已经开始酿酒，在新石器时代晚期的龙山文化遗址、河南洛阳二里头夏文化遗址中，发现专用的陶制酒器。在商代文化遗址中，有数千件种类各异的青铜酒器，说明商代贵族便已是饮酒成风。我国酒的历史可以上溯到上古时期。《史记·殷本纪》关于纣王"以酒为池，悬肉为林""为长夜之饮"的记载，以及《诗经》中"十月获稻，为此春酒，以介眉寿"的诗句等，都表明我国酒文化有悠久的历史。据考古学家发现，在近现代出土的新石器时代的陶器制品中，已有专用的酒器，这说明在原始社会，我国酿酒已比较流行。经过夏、商两代，饮酒文化更加盛行。在出土的殷商文物中，青铜酒器占相当大的比重，说明当时饮酒的风气确实很盛。

古时酒写作"酉"，《说文解字》有云："酉，就也。八月，黍成，可为酎酒。""就"意为"成熟"，"黍成"即谷物成熟，可用于酿酒。并明确提出"医之性然""得酒而使""酒所以治病也"。医的繁体字写作"醫"，可见中医药学的形成和发展过程中，酒有非常重要的作用。

一、甲骨文

殷商时期对酒的运用，除了"酒""醴"之外，还有"鬯"。殷商甲骨文有"鬯其酒"，据汉·班固解："鬯者，以百草之香郁金合而酿之为鬯"，即用郁金酿造药酒。这是有文字记载的最早的药酒。

二、《周礼》

周代，饮酒逐渐普遍，已设有专门管理酿酒的官员，称"酒正"，酿酒的技术也日臻完善。周代已有较好的医学分科和医事制度，设"食医中士二人，掌和王之六食、六饮、六膳之齐（剂）"。其中食医，即掌管饮食营养的医生。六饮，即水、浆、醴（酒）、凉、酱、酏。由此可见，周代已把酒列入医疗保健之中进行管理。

《周礼》是儒家经典，十三经之一，是西周时期的政治家、思想家、文学家、军事家周公旦所著。《周礼》在汉代最初名为《周官》，始见于《史记·封禅书》。《周礼》中记载先秦时期社会政治、经济、文化、风俗、礼法诸制，多有史料可采，所涉及之内容极为丰富，无所不包，堪称中国文化史之宝库。《周礼》《仪礼》和《礼记》合称"三礼"，是古代华夏礼乐文化的理论形态，对礼法、礼仪作了最权威的记载和解释，对历代礼制的影响最为深远。

三、《尚书》

《尚书》是一部追述上古事迹著作的汇编，分虞书、夏书、商书、周书。通行的《十三经注疏》本《尚书》，为今文《尚书》和古文《尚书》的合编本。西汉伏生口述二十八篇《尚书》为今文《尚书》，西汉鲁恭王刘余在拆除孔子故宅一段墙壁时，发现的另一部《尚书》，为古文《尚书》。《尚书》被列为核心儒家经典之一，历代儒家研习之书。《尚书》是上古时代的书，是中国最早的一部历史文献汇编，其中就有酒的相关记载。

四、《战国策》

《战国策》，又称《国策》，为西汉刘向编订的国别体史书，原作者不明，一般认为非一人之作。资料大部分出于战国时代，包括策士的著作和史料的记载。原书名不详，书中文章作者也难以考证，成书时间也并非一时。刘向编撰后，删去其中明显荒诞不经的内容，按照国别，重新编排体例，定名为《战国策》。全书共三十三卷，分十二国的"策"论。内容以战国时期策士的游说活动为中心，同时反映了战国时期的一些历史特点和社会风貌，是研究战国历史的重要典籍。《战国策》中亦有酒的相关记载。

五、《世本》

《世本》又称作世、世系、世纪、世牒、牒记、谱牒等，是由先秦时期（亦有说汉代）史官修撰的古代谱牒。"世"是指世系；"本"指起源。全书记载从黄帝到春秋时期的"帝王""诸侯""卿大夫"的世系和氏姓，也记载帝王的都邑、制作、谥法等。可分《帝系》《王侯世本》《卿大夫世本》《氏族》《作篇》和《居篇》及《谥法》等十五篇。《世本》记载了关于杜康酿酒的内容。

六、《礼记》

《礼记·月令》全名为《礼记·月令第六》，是两汉人杂凑撰集的一部儒家书，亦有观点认为是战国时期的作品，该书在《吕氏春秋》《淮南子》中均有记载。内容分为"孟春之月""仲春之月""季春之月""孟夏之月""仲夏之月""季夏之月""年中祭祀""孟秋之月""仲秋之月""季秋之月""孟冬之月""仲冬之月""季冬之月"共13篇。《礼记》中不乏对酒的描述。

七、北京大学藏秦简牍

北京大学藏秦简牍简称北大秦简，是继2009年获赠西汉竹书后，2010年初北大获赠的又一批秦代简牍。这是由香港冯燊均国学基金会出资，抢救并捐赠与北京大学的一批流失海外的秦代简牍。秦简包含竹简763枚（其中301枚为双面书写）、木简21枚、木牍6枚、竹牍4枚、不规则木觚1枚、有字木骰1枚。内容涉及古代政治、地理、社会经济、数学、医学、文学、历法、方术、民间信仰等诸多领域，内涵之丰富在出土秦简中不多见，使人们对战国晚期至秦代社会文化的认识和印象得以扩展，对古代政治史、社会经济史、思想文化史、自然科学史等领域的研究产生了重大影响。其中就有"饮不醉，非江汉也。醉不归，夜未半也"的记载，对"醉汉"的描述非常形象生动。

八、武威汉墓医书

《治百病方》于1972年11月在甘肃省武威市出土，又称武威汉代医简，共有 92 枚，其中木简 78 枚，木牍 14 枚，是迄今所发现的汉代较完整的医学著作。其内容相当丰富，包括了临床医学、药物学、针灸学以及一些其他内容。其中可辨识的药方约 36 首，药名百余种。此外还有针灸疗法等内容。这是历代所未收载的早期医学文献。《治百病方》保存了比较完整的医方 30 余个，如"治风寒逐风方""治妇人膏药方"，涉及药物100 余味。书中详细记载了病名、症状、药物剂量、制药方法、服药时间及不同的用药方式，还记载了针灸穴位、针灸禁忌，所论涉及内、外、妇、五官各科。

该书具有以下特点：其一，体现了辨证论治思想。如对外感和内伤病进行区别，并且运用不同的治法。书中也有同病异治、异病同治的思想，以及根据疾病症状的不同调整用药剂量的方法。其二，本草学、方剂学均达到相当的水平。书中所载药物的种类较《神农本草经》已有所增加。书中方剂以复方为主，每方少则两三味药，多的达 15 味以上，可见当时对中药在复方中的复杂性能已经有所掌握。另外，所涉剂型多样，有汤、丸、膏、醴、滴、栓等，内服药以酒、米汁、豉汁、酢浆汁等为引子，较早地提出使用酒作为溶剂及药引，以加强药物的疗效。

九、张家山汉墓医书

湖北张家山汉墓出土的《脉书》共 2 028 字，抄写在 63 枚竹简上。其内容大体与马王堆出土的《阴阳十一脉灸经》《脉法》《阴阳脉死候》三帛书相当。后三书的缺字，以《脉书》作校对，基本能够补足。《脉法》原文缺 164 字，经对照《脉书》补足后，仅缺 11 字。《脉书》是有关古代针灸方面的内容。该竹简共 66 枚，内容分两部分：依照从头到足的顺序记载 60 余种疾病的名称；人体经脉走向及所主治病症等。《脉书》中有关疾病的记载是按照从头到足的顺序排列的，其中不少病名可以在《五十二病方》中找到。而关于十一脉及其死候的内容，又可以在《灵枢·经脉》中找到相应的段落，由此可见这些古文献之间有着相互传承的迹象。《脉书》论述了 67 种疾病的名称及简要症状，涉及内、外、妇、儿、五官科病证。有一些病名如醉、浸、浇、殿等，是马王堆医书和《黄帝内经》等未收载的。其中病名"醉"可能为饮酒过度引发的诸多症状，由此可推测这一时期酒的酿造工艺已经较为成熟，饮酒之风较为盛行。

十、《史记》

《史记》，二十四史之一，最初称为《太史公书》《太史公记》《太史记》，是西汉史学家司马迁撰写的纪传体史书，是中国历史上第一部纪传体通史。作品中撰写了上至上古传说中的黄帝时代，下至汉武帝太初四年间共 3 000 多年的历史。太初元年（前 104 年），司马迁开始了该书创作，前后经历了十四年，才得以完成。《史记》所载内容中有很多跟酒相关。

十一、《汉书》

《汉书》，或称《前汉书》，是第一部纪传体断代史，东汉班固所撰，历时二十余年，汉建初年间编成。其八表由妹班昭补写，天文志由弟子马续补写，唐颜师古为之作注。与《史记》《东观汉记》并称"三史"，为唐代科举之常科，又与《史记》《后汉书》《三国志》并称"前四史"。《汉书》记汉高祖元年（前 206 年）至新朝王莽地皇四年（23 年）共 230 年之史，有纪十二篇、表八篇、志十篇、传七十篇，共一百篇，后人划分为一百二十卷，全书近八十万字。酒中不仅有布衣百姓的生活情调，也有王侯将相的功名伟业。从《史记》到《汉书》，再到历代的史书、小说等，酒中蕴含了丰富的故事和历史，如殷纣王酒池肉林、汉高祖斩白蛇起义、曹操煮酒论英雄、贵妃醉酒、宋太祖杯酒释兵权等等。

十二、《黄帝内经》

《黄帝内经》全面总结秦汉以前医学成就，并奠定了中医学理论基础。汉代以前的医学著作中较为系统记载酒疗的当首推《黄帝内经》，其为后世酒疗的应用及发展提供了重要的参考，并可借此窥探秦汉时期酒文化的特征。关于《黄帝内经》的成书年代，历代医家、学者的意见分歧很大。《黄帝内经》虽为一书，但体例却极不一致，在遣文用语上，不同时代的习俗、文笔、地名、时间表述等，同见于一书。因此，通过对书名、书中天文记时、名词术语的研究，现多数学者比较一致的看法认为，《黄帝内经》并非出于一时一人之手笔，其中既有战国时期的篇章，也有秦汉时期的作品，此外还含有隋唐和宋代医家整理校注所补充的部分内容。由此可推测《黄帝内经》约产生于战国时期，后经过秦汉医家的整理综合补充修改，逐步充实丰富其内容。现流传的《黄帝内经》，包括《素问》和《灵枢》两部分。

《黄帝内经》介绍颇多关于酒的内容，包括酒的酿造要求、饮酒的度量、酒的特性。如《素问·汤液醪醴论第十四》云："黄帝问曰：为五谷汤液及醪醴奈何？岐伯对曰：必以稻米，炊之稻薪，稻米者完，稻薪者坚。帝曰：何以然？岐伯曰：此得天地之和，高下之宜，故能至完，伐取得时，故能至坚也。"认为稻米乃是制酒的上好原料，以水稻的秸秆作为燃料进行煮酿，并且稻米需要完整饱满，秸秆需要坚实干燥，水稻得春生、夏长、秋收、冬藏四时之气，又具天地阴阳之气，酿造过程中诸气和合互融，方可酿出好酒。《素问·汤液醪醴论第十四》又云："自古圣人之作汤液醪醴者，以为备耳。夫上古作汤液，故为而弗服也。中古之世，道德稍衰，邪气时至，服之万全。"上古圣人为防邪气侵袭，常常备汤液醪醴以防不时之需，中古之人则适度饮用宜防病御疾，纵欲嗜酒，伤其精气神，伐其本元，则苛疾蜂起。此段亦提出对酒的态度，即应当常常备之，适度饮用，不应嗜酒贪杯，耗伤健康。

关于酒的特性，如《素问·厥论第四十五》所云："酒入于胃，则络脉满而经脉虚。"《灵枢·经脉第十》所云："饮酒者，卫气先行皮肤，先充络脉，络脉先盛，故卫气已平，营气乃满，而经脉大盛。"认为酒性温散，善于走窜，可鼓动营卫而充盈血脉经络，酒为水谷之精、熟谷之液，其气慓悍而清，而卫气亦是水谷之悍气，二者特性相近，故随酒气尤其可助卫气走行于皮肤而充溢于络脉，进而达到活血通络之效。这也为后世对于酒的认识以及酒疗、药酒的应用提供了重要的参考。《灵枢·论勇第五十》云："黄帝曰：怯士之得酒，怒不避勇士者，何脏使然？少俞曰：酒者，水谷之精，熟谷之液也。其气慓悍，其入于胃中则胃胀，气上逆满于胸中，肝浮胆横。当是之时，固比于勇士，气衰则悔。与勇士同类，不知避之，名曰酒悖也。"饮酒之后，肝气浮越，激发人体气机亢逆，加之酒气慓悍上冲之力，故壮人气而使肝胆浮横，强调酒性温燥迅猛可使人情绪亢奋。

《黄帝内经》亦提出饮酒后的禁忌，如《素问·刺禁论第五十二》

云："无刺大醉，令人气乱。"《灵枢·终始第九》云："已醉勿刺，已刺勿醉。"皆言饮酒大醉之后不宜行针刺之术，此为营卫充斥脉络，气血不定，神志不宁，刺之恐怕引发诸多变证。亦有饮酒引发疾病，如《素问·风论第四十二》云："饮酒中风，则为漏风。"《素问·病能论第四十六》云："有病身热解㑊，汗出如浴，恶风少气，此为何病？岐伯曰：病名曰酒风。帝曰：治之奈何？岐伯曰：以泽泻、术各十分，麋衔五分，合以三指撮，为后饭。"酒性温散，过度饮酒会酿生湿热聚集中焦，且酒气善于鼓动营卫而先行皮肤，可导致腠理开泄而风气侵入，加之内有湿热，外内合邪，进而患发酒风之病。其方药以白术燥湿化饮，泽泻渗利水湿，麋衔草祛风除湿，达到内外兼治的目的。《素问·厥论第四十五》云："帝曰：热厥何如而然也？岐伯曰：酒入于胃，则络脉满而经脉虚，脾主为胃行其津液者也。阴气虚则阳气入，阳气入则胃不和，胃不和则精气竭，精气竭则不营其四支也。此人必数醉若饱以入房，气聚于脾中不得散，酒气与谷气相薄，热盛于中，故热遍于身内热而溺赤也。夫酒气盛而慓悍，肾气有衰，阳气独胜，故手足为之热也。"此段将热厥的病因病机与饮酒相联系，提出酒气搏结于中焦，酿生内热，脾为胃行其津液而灌溉四傍，内热四流则布散周身，内热之气下流膀胱则小便短赤。又肾者主水，肾水被火热耗伤不得摄纳阳气，虚热浮越则手足发热。《素问·六元正纪大论第七十一》云，"湿热相薄……民病黄疸"。本处虽然未明确提及此为饮酒所致，而饮酒可酿生湿热，弥漫肝胆，加之《金匮要略·黄疸病脉证并治第十五》载有"酒黄疸"之说，不难推断本处的黄疸可由饮酒过度而引发。

综上，中华酒文化博大精深，与中华文明一脉相承。仰韶文化时期就已经开始酿酒，从有文字伊始，甲骨文中即有酒的描述。再到《周礼》《尚书》《战国策》等古籍中关于酒的记载，古人对酒的热情从未减少。酒不仅是生活饮品，更承载着文化与历史。在中医学的形成和发展过程中，酒也发挥了至关重要的作用。从夏商到秦汉，古人对酒的认识和应用不断在扩大。因此，无论是马王堆汉墓医书，还是武威汉墓医书、张家山汉简医书，都有很多关于酒以及酒疗的记载。古人对于酒在医药应用中的认识的积累，在中医理论体系的奠基之作《黄帝内经》中有更充分的展现。

第二章　古籍原文注释

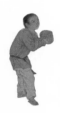

第一节　记载酒疗的马王堆医书原文注释

　　酒，自古以来在中华文化中占有举足轻重的地位，不仅是饮食文化的重要组成部分，更在医疗领域发挥着独特的作用。马王堆汉墓出土的医书，为我们揭示了古代医学的宝贵知识和智慧。其中，关于酒疗的记载更是引人瞩目，为我们了解古代酒疗提供了珍贵的文献资料。本节通过对马王堆医书中有关酒疗的原文进行深入解读和注释，揭示中医药学对于酒疗的独特认识和运用。通过对原文的细致剖析，展现酒在古代医疗实践中的重要作用，以及古人对于酒疗的深刻理解和智慧。

一、治病疗伤酒剂

（一）癃闭的酒疗

1. 内服酒剂

　　一，□□及癃（瘕）不出者方：以醇酒入口，煮膠，廣□□□□□消，而燔煅（煆）礜□□□火而焠酒中，沸盡而去之，以酒歓（飲）病者。□□□□□□□□溫，複歓（飲）之，令□□□起自次（恣）[1]殹。不巳（已），有（又）[2]複之，如此數[3]。令[4]。（《五十二病方》第100条）

【注释】

〔1〕自恣："恣"原作"次"，通假字。

〔2〕又：原作"有"，通假字。

〔3〕如此數：按照上述的数量。

〔4〕令：善，指该方有良好的效果。

【释义】

一方：□□（此处所缺二字，不详）和尿闭（小便不通）不出时药方：在浓厚的酒里加入□（药名，不详），煮成胶状（此处断续缺十三字，其中又有"燔煅"二字系有关药物及其炮制，最后似提到将烧红的某种矿物再迅速地浸到酒里，待酒煮沸后再把该药取出来），用这种酒给癃病的患者喝（此处断续缺十一字，不详），可以随意饮用。如果不愈，再按照上述方法继续服药。此方灵验。

【按语】

本条是一种药酒方，但所用的药物及具体制法已不详。是用来治疗小便不通的酒疗方法，在浓厚的酒里加入药物（药名不详），煮成胶状。从中我们受到一定启发，一是煮胶用的酒剂质量要优于煮药的酒剂，胶的溶解难度大于植物类药材；二是目前仍在使用的阿胶类动物皮胶，早在 2 000 多年前，古人即有文字记载，可惜未能看到其制"胶"的方法。

一，癃，取景天〔1〕長尺、大圍〔2〕束〔3〕一，分以爲三，以淳酒半鬥，三汨煮之，孰（熟），浚取其汁，[歊]之。不巳（已），複之。不過三歙（飲）而巳（已）。先莫（暮）〔4〕毋食，旦〔5〕歙（飲）藥。令。（《五十二病方》第108 条）

【注释】

〔1〕景天：味苦平。

〔2〕圍：《韵会》："五寸曰围，一抱曰围。"

〔3〕束：大捆。

〔4〕暮：夜晚。

〔5〕旦：早晨。

【释义】

一方：治疗癃病，用长约一尺（24 厘米左右）的一大把（200 克左右）景天，分为三份，用醇酒半斗（1 000 毫升左右）浸泡后煮沸三次，煮熟后滤过取汁，饮服。不愈时再如上法服用，如此不过三次即可痊愈。吃药的前一日晚上不吃饭，第二日早上服药。此方灵验。

【按语】

这是古人用酒煮景天治癃病（排尿困难）的方法。这种将药物溶解于酒的煎煮法，酒液在加热煮沸时有所挥发，实际酒精度不高。

一，取蠃（蠃）牛[1] 二七，蘣（薤）[2] 一拼（策）[3]，并以酒煮而歃（饮）之。（《五十二病方》第 112 条）

【注释】

〔1〕蠃（luǒ）牛：蜗牛别名。《说文·虫部》："蜗，蜗蠃也。"

〔2〕薤：薤白，为百合科小根蒜或薤的鳞茎。

〔3〕策：小束。

【释义】

一方：用蜗牛十四个，薤白一小束，共同放在酒里煮熟后服用。

【按语】

后代医书多用蜗牛治小便不通（《吉林中草药》《简易方论》），与本方药用相符。

一，石瘕[1]：三温[2] 煮石韦[3]，若[4] 酒，而歃（饮）之。（《五十二病方》第 115 条）

【注释】

〔1〕石瘕：石淋。

〔2〕三温：水煮开三次。

〔3〕石韦：水龙骨科石韦属植物的叶。

〔4〕若：和，与。

【释义】

一方：治疗石淋患者：将石韦和酒煮开三沸后服用。

【按语】

唐代《古今录验方》治疗石淋的石韦散方（《外台秘要》卷二十七，《石淋方》），与本方主治相符。

2. 外治酒剂

　　一，瘅，坎[1] 方尺有半，深至肘，即烧陈藁[2] 其中，令其灰不盈半尺，薄灑之以美酒。即茜荚[3] 一、枣十四、豪（蕡）之朱（茱）臾（萸）[4]、椒[5] 合而一區[6]，燔之坎中，以隧下。已（巳），沃。（《五十二病方》第 109 条）

【注释】

〔1〕坎：坑，穴凹陷下处。

〔2〕陈藁：陈久干燥的禾草。

〔3〕茜荚：即皂荚，为豆科植物皂荚的果实。

〔4〕蕡之茱萸：食茱萸。

〔5〕椒：花椒。

〔6〕區：通假"瓯"字，小盆。

【释义】

治疗瘅病，先在地上挖一个坑，长与宽均一尺半见方，深度约相当于由人的手指端到肘部的长度，将陈久干燥的稻草满满地放入坑内点燃，待其燃点的灰不到半尺深时，用好酒薄薄地洒在燃灰上，火焰燃起。这时将皂荚一份，大枣十四份，加上茱萸、花椒二药，共装入一小盆，倒入坑里焚烧，此时坑内烟雾浓烈，让患者脱裤蹲于坑上，让燃烧的药烟和酒水的热气熏蒸其会阴部，病即可愈。治疗后可用水将火浇灭。

【按语】

本法用酒是作为助燃剂，使中药燃烧时产生水汽烟雾，达到温肌肤、开孔窍的目的。《说文解字》云："熏，火烟上出也。""蒸，折麻中干也。"即折麻或竹为炬称蒸。现代认为，烟熏法操作要点是：使其冒烟而不可着明火，方可生效。后世医书《理瀹骈文》载有"诃子黄蜡烟熏方"，以黄蜡、艾叶、诃子各等量为组方，烧烟熏患处，主治肛门痛。因此，此法是值得我们借鉴的熏蒸疗法雏形。

（二）外伤的酒疗

1. 内服酒剂

□□膏^[1]、甘草各二，桂，畺（薑）、椒、朱（茉）［黄］□□□□□□□□□□□□□□□□□□毁^[2] 一坑（丸）音（杯）酒中，歓（飲）之，日一歓（飲），以□其……（《五十二病方》第1条）

【注释】

〔1〕膏：油脂。

〔2〕毁：毁坏、破坏。

【释义】

用□□膏、甘草各二份，肉桂、干姜、花椒……（把各种药物按比例配制成丸药后），使用时捏碎一粒药丸（9克左右），放入一杯酒中（200毫升左右）饮用，治疗各种外伤。

【按语】

本条为治疗各种外伤的内服方，方中的肉桂、姜、椒三药都有辛热散寒、活血、止痛的作用，能扩张血管，促进局部血液循环。甘草止痛解痉，还可以扶中补气，解毒生肌，配合以上三药。

一，冶齊石^[1]，［以］淳酒^[2] 漬^[3] 而餅之^[4]，煏瓦鬻炭^[5] □□□□□□□□□□□□□複冶，漬、［餅］、煏之如［前］，即冶，入三指冣（撮）^[6] 半音（杯）温酒□□□□□□□□□□□□□痛斬多者百冶，大深者八十，小者冊（四十），治精。（《五十二病方》第3条）

【注释】

〔1〕薺石：荠菜的种子。

〔2〕淳酒：不掺水的纯酒。

〔3〕漬：浸泡，沾湿。

〔4〕餅之：制成平而圆形的饼状。

〔5〕煏瓦鬻炭：指用陶制的烹器焙烤成炭。

〔6〕三指撮：用拇指、食指、中指三指指头合并，撮取药物粉末。

【释义】

一方：将荠菜子研末，用适量的醇酒润湿搅拌，制成饼状，放在陶锅里焙烤成炭（此处缺字），再浸湿后焙烤如前，然后研末。每次取三指撮的药末放入半杯温热的酒里服用（此处缺字，文义不详，最后指出：制成此药）要研成细末。

【按语】

本文缺文较多，故具体配方及其效用尚无法辨识。

一，燔[1] 白雞毛及人跂 ［發］，冶各等[2]。百草末[3] 八亦[4] 冶而 □□□□□ ［毁］一坑（丸）温酒一音（杯）中而歓（飲）之。（《五十二病方》第4条）

【注释】

〔1〕燔：焚烧、烤炙。

〔2〕各等：指每种药物均等分。

〔3〕百草末：又名"百草灰""百草霜"，采用多种草药制成的炭末剂。

〔4〕八亦：亦，原释文作"灰"；八灰，指百草末的药量为燔白鸡毛和人发末的八倍。

【释义】

一方：将相等数量白鸡的羽毛和人的头发，分别焙烤成炭后研末，再取八倍于上述药量的多种草药同样焙烤成炭后研末（此处缺字，当是将以上三种炭末混合，并制成丸药，每次服用），可把一丸药放到一杯温热的酒里，溶解后饮服。

【按语】

本条为治疗金疮外伤出血的药方。

一，令金傷毋（無）痛方：取鼢鼠，幹而冶；取蚤（蚤）魚，燔而冶；长石、薪（辛）夷、甘草各與［鼢］鼠等，皆合撓[1]，取三指寂（撮）一，入温酒一音（杯）中而歓（飲）之。不可[2]，財[3] 益[4] 藥，至不癃（痛）而止。［令］。（《五十二病方》第16条）

【注释】

〔1〕撬：搅拌，搅合。

〔2〕不可：指服药后尚未见效。

〔3〕财：同"才"，时间副词。

〔4〕益：增加，加多。

【释义】

一方：金刃外伤止痛药方：取鼹鼠，杀死后，晾干研末，取鲇鱼焙烤成炭，研末，再取□□（药名，不详）、辛夷、甘草三药分别和鼹鼠同样地晾干研末。将以上诸药搅拌混合均匀。每次应用时取三指撮（5克左右）的药末，放入一杯（200毫升左右）温热的酒里，充分搅匀后饮服。如果服药效果不显，可适当增加药量，直到不再疼痛，即可停止服药。此方灵验。

【按语】

本条是用鼹鼠等药合剂治疗金伤止痛的医方，在后世医书中尚未见类似者。

一，令金傷毋（無）痛：取薺孰（熟）幹實[1]，燔（熬）令焦黑，冶一；林（術）[2]根去皮，冶二；凡二物並和，取三指寂（撮）到節一[3]，醇酒盈一衷（中）桮（杯），入藥中，撬歙（飲）[4]。不耆（嗜）酒，半桮（杯）。巳（已）歙（飲），有頃不痛。複痛，歙（飲）藥如數。不痛，毋歙（飲）藥。先食後食次（恣）[5]。治病時，毋食魚、彘肉、馬肉、飛蟲、葷、麻○洙采（菜），毋近內[6]，病巳（已）故。治病毋（無）時。一治藥，足治病。藥巳（已）治，裹以繒臧（藏）。治林（術），暴（曝）若有所燥，冶。令。（《五十二病方》第17条）

【注释】

〔1〕薺熟幹實：成熟而干燥的荠菜子（荠实）。

〔2〕術：白术或苍术。

〔3〕三指撮到节一：指捏取由拇指、食指、中指三指指尖至第一关节

上部容量的药粉。

〔4〕撓歆：用酒调服。

〔5〕先食後食恣：饭前、饭后服药皆可。

〔6〕近内：近女色。

【释义】

一方：金刃外伤止痛药方：取干燥成熟的荠菜种子，在火上干炒，使之焙成焦黑色，研末后取用一份，再取白术的根，剥去外皮，干燥，研末后取用二份，将以上二药混合，制成药粉。每次应用时，取三指撮（5克左右）的药末，放入盛满醇酒的中等大杯子（300毫升左右），搅拌混合，饮服。如果患者是平素不善饮酒的人，可以只用半杯酒。并且介绍了服药禁忌以及方法。

【按语】

本方用法在后代医方中尚无见用者。

以旦[1] 未食傅藥。巳（已）［傅］藥，即歆（飲）善酒[2]，極厭而止，即炙矣。（《五十二病方》第73条）

【注释】

〔1〕旦：清晨。

〔2〕善酒：好酒。

【释义】

在清晨未进食时敷药。局部敷药后，立即饮用好酒，一直喝到自己感觉满足为止。

【按语】

此法是通过饮酒促进药物发挥的方法。

一，以□齿（腦）若豹膏[1] □而炙之，□□□休。不痛，妻（屢）複［之][2]。先歆（飲）美［酒］，令身温熱……（《五十二病方》第215条）

【注释】

〔1〕豹膏：豹油。

〔2〕複之：反复。

【释义】

一方：用猪油或豹油（缺字，意为加温油脂后，涂抹患处），即有止痛之效。如此反复操作，治疗前先饮好酒，让患者感觉到身体暖和。

【按语】

饮美酒的作用是使身体发热、体温升高，对治疗疾病有帮助。说明古人已经认识到饮酒对躯体的影响。另外，动物油脂有一定的保护伤口、生肌止痛的作用。

2. 外用酒剂

胻伤[1]：取久溺中泥[2]，善择去其蔡（蔡）[3]、沙石。置泥器中，旦以苦湻（唾）[4]□端，以器［中］泥傅伤，□□之，傷巳（已）。巳（已用）。（《五十二病方》第 207 条）

【注释】

〔1〕胻伤：小腿部外伤。

〔2〕溺中泥：后代医学称"人中白"。

〔3〕蔡：杂草。

〔4〕苦唾：即苦酒，醋的别名。

【释义】

治疗小腿部外伤的药方：用多年陈旧的人中白（按：即尿坑中的尿垢），仔细地把里面的杂草和沙石剔除。把人中白放在一个陶制器皿中，每日早上用醋（此处缺二字，当是与之混合之义）。用这种人中白的溶液外敷伤处（此句"傅□□之"，文义欠详），伤处即可治好。这个药方已经用过。

【按语】

本条处方的主药人中白是人尿长时间放置而产生的沉淀物，古代医书多用其治疗"咽、喉、口齿生疮、疳匿"（见《本草纲目》），或单独治疗疮疽者，如《本草正》云，"烧研为末，大治诸湿溃烂、下疳恶疮、生肌长肉、善解热毒"。

一，冶亭（葶）磨（藶）、莁荑（荑）[1]、熬叔（菽）、

逃夏皆等，以牡豬膏、鱣血䱇[2]。［先］以酒洫（洗），燔
樸[3] 炙之，乃傅。（《五十二病方》第 213 条）

【注释】

〔1〕蓝黄：即芫黄。

〔2〕䱇：掺和。

〔3〕樸：厚朴。

【释义】

一方：把葶苈、芫黄、煮熟的大豆、逃夏（药名，待考），以上四药
均相等。用公猪油和鱣鱼血相掺合。治疗时，先用酒洗净患处，再将朴树
烧火烤炙患处，最后再用以上的药外敷患处。

【按语】

现存古医方中未见同类方。

（三）伤痉的酒疗

> 痉者，伤，风入伤，身倍（伸）而不能诎（屈）。治
> 之：熠（熬）盐令黄，取一鬥，裹以布，卒（淬）醇酒中，
> 入即出，蔽[1] 以市[2]，以尉（熨）头。（《五十二病方》第
> 18 条）

【注释】

〔1〕蔽：覆盖，掩蔽。

〔2〕市：古代的一种衣着，类似于围裙。

【释义】

患痉病的人因受到外伤，风邪由伤口侵入体内，引起患者肌肉强直而
屈伸不能。治法是把盐放在锅里用火焙烤成黄色，取热盐一斗（2 000 克
左右），用布包裹起来，趁热在醇酒里迅速地沾湿一下立即取出，马上在
头颅部围成一圈，隔垫着布进行温熨。

【按语】

盐熨法是将食盐加热，用加热后的食盐刺激体表局部，以达到治疗目
的的一种外治法。盐熨法作为物理热熨，至今仍然应用在临床上，适用范
围已不限于治疗肌肉强直，涉及头痛、胃脘痛、腹痛、腰痛、痹证、癃

闭、痛经、风湿病关节冷痛、肢体肿胀等症的治疗。马王堆医书所述盐熨法可能是最早的文字记载。

一，伤脛（痙）者，择蔡（薤）一把，以敦（醇）酒半鬥者（煮）潰（沸），歓（飲）之。即温衣[1]陝（夾）[2]坐四旁，汗出到足[3]，乃［已］。（《五十二病方》第22条）

【注释】

〔1〕温衣：能够保持一定温度的衣服，如衣中内夹棉絮。

〔2〕夾：引申为靠近之义。

〔3〕汗出到足：指通身大汗。

【释义】

一方：治疗伤痙，选用葱白一把（150克左右），放在醇酒半斗（1 000毫升左右）里，煮沸后趁热饮服。喝完酒立刻穿上棉衣把身体四周严密地包裹起来，使之全身出汗，即可痙愈。

【按语】

此方辛温解表，主治外感风寒之痙证。如今则归属于单方验方之列。

(四) 皮肤病的酒疗

一，熬[1]陵（菱）枝（芰）[2]一参，令黄，以淳酒半鬥煮之，三沸止，䖶[3]其汁，夕毋食，歓（飲）。（《五十二病方》第259条）

【注释】

〔1〕熬：用火干燥五谷之类。

〔2〕菱芰：菱角。

〔3〕䖶：同"澂"，意为将水液澄清。

【释义】

一方：将菱角三分之一斗用火焙烤，使之变黄而未焦，再泡到浓厚的酒半斗里煮熟。要连开三沸即可。把药液澄出清汁（即去渣）。要在晚上尚未吃饭时，先喝这种药酒汁［以治疗皮肤病干瘙（干疥）症］。

【按语】

本条为食疗方。

一，取茹卢（芦）本[1]，釐（釐）[2]之，以酒渍之，後日一夜[3]，而以涂之，巳（已）。（《五十二病方》第261条）

【注释】

〔1〕茹芦本：茹芦根，系茜草根别名。

〔2〕釐：粉碎，切细。

〔3〕後日一夜：一昼夜时间。

【释义】

一方：选取茜草根，将其捣碎后，放在酒里浸泡一日一夜，再用这种茜草根浸泡酒液涂敷患处，可以治愈。

【按语】

这种用酒泡药而后外涂的方法，可治疗皮肤病干瘙（干疥）症，有收敛止痒的作用。

一，煮桃叶[1]，三汋[2]，以为汤，之温内[3]，歙（饮）热酒，巳（已），即入汤中，有（又）歙（饮）热酒其中。虽久骚（瘙），[已]。（《五十二病方》第264条）

【注释】

〔1〕桃叶：桃树叶，治身面疮癣。

〔2〕汋：义同煮。

〔3〕温内：温暖的房屋里。

【释义】

一方：把桃树叶放在水里，用大的炊器煎水，使之煮沸三次。治疗时让患者到温暖的屋里去，先喝热酒，喝完后，就让患者泡热水浴，并在浴盆中喝热酒。用这种方法，虽然瘙痒很久的病症，也可以治愈。

【按语】

本条是用桃树叶煎汤热浴治疗瘙痒病法。

（五）疽病的酒疗

　　雎（疽）病：冶白薟（蘝）、黄蓍、芍樂（藥）、桂、䔍（薑）、㭉（椒）、朱（茱）萸，凡七物。骨雎（疽）倍白薟（蘝），［肉］雎（疽）［倍］黄耆，膚[1]雎（疽）倍芍藥，其餘各一。並以三指大冣（撮）一入音（杯）酒中，日五六歓（飲）之，須[2]巳（已）……（《五十二病方》第 164 条）

【注释】

〔1〕膚：指外肾。

〔2〕须：应当，终于。

【释义】

治疗疽病的方法：将白蘝、黄芪、芍药、肉桂、干姜、花椒、吴茱萸共七种药分别研末。如果患者是骨疽病，就将白蘝的药量加一倍（即两份）；如果患者是肉疽病，就将黄芪的药量加一倍；如果患者是肾疽病，就将芍药的药量加一倍；其他药物的用量都是一份。再将七种药物粉末混合起来，应用时，可以取一个三指大撮（6 克左右）的药末放到一杯酒里去，每日喝五六次，一定痊愈。

【按语】

本条文与《千金要方》中的"内补散方"6 味药相似，或为本条文处方的进一步发展。

　　一，諸疽物初發者，取大叔（菽）[1]一鬥，熬孰（熟），即急邦（抒）[2]置甑[3]□□□□□□□□□□置其□醇酒一鬥淳[4]之至上下，即取其汁盡歓（飲）之。一歓（飲）病未巳（已），□□□□□□□□□□歓（飲）之可。不過數歓（飲），病巳（已）。毋（無）禁。嘗試。令。（《五十二病方》第 172 条）

【注释】

〔1〕大菽：即大豆。

〔2〕抒：取水。

〔3〕甑：古代蒸米饭用的一种炊具。

〔4〕淳：义同沃。此处有浸渍之义。

【释义】

一方：各种疸病开始发生时，取大豆一斗（2 000 克左右）煮熟，然后迅速地把煮汁取出来放到一个甑（陶罐）里，（此处断续缺九字，未详）将它放置在（此处缺二字，未详），再用醇酒一斗（2 000 毫升左右）将其浸泡后，即取这种液汁全部喝下去。如果喝一次病尚未愈，（此处缺十一字，不详）可以饮服。饮服不过数剂后，病就可以治好。用本方治疗没有任何禁忌，已经应用过，灵验。

【按语】

大豆有解毒之功。《神农本草经》谓，"生大豆涂臃肿。煮汁饮，杀鬼毒、止痛"。

　　一，氣疽（疽）[1] 始發，涓涓[2] 以痹[3]，如□状，撫靡（摩）□而□□疽（疽），梱（薑）、桂、椒□，居四□□□□□□□二果（顆），令誖叔（菽）□鏊（熬）可□，以酒沃，即浚□□淳酒半鬥，煮，令成三升，□□□□□□□出而止。（《五十二病方》第 174 条）

【注释】

〔1〕氣疽：古病名，不见其他古医书中。

〔2〕涓涓：即员员，有急性发作和发作无定时之义。

〔3〕痹：可释作并。

【释义】

一方：气疽病初起的时候，具有发病急速的特点，像□（缺文，不详）一样，抚摩患处时，（缺文，不详）。用姜、桂、椒等药，（缺文，不详），以浓酒半斗，煎煮至三升，（缺文，不详）。

【按语】

本条方义不详。

（六）痔疮的酒疗

一，冶䕡（蘼）蕪本[1]、方（防）風、烏豪（喙）、桂皆等，漬以淳酒而㹓（丸）之，大如黑叔（菽）[2]，而吞之。始食一，不（知）益一，□为极[3]。有（又）可爲領傷，恒先食食之。（《五十二病方》第157条）

【注释】

〔1〕䕡蕪本：蘼芜的根，古名芎藭，今名川芎。

〔2〕黑菽：黑大豆。

〔3〕极：最大限度。

【释义】

一方：将川芎、防风、川乌、肉桂按同等比例配方，分别研成细末，浓厚的酒浸泡后制成药丸，搓成如黑豆大小，让痔病患者吞服。开始时先吃一丸，没有效果时再增加一丸，以□（数目不详）丸为最大药用。合理治疗病患的方法，一般要在饭前吃药。

【按语】

此方口服用于治疗痔疮，与当代水丸的制作相似，即将研成细粉的中药与酒或药汁混匀，制成圆形颗粒。其中酒作为液体辅料，用酒调药运用于丸药的制剂过程。

（七）动物咬伤的酒疗

一，犬所齧[1]，令毋（無）痛及易瘳[2]方。令齧者臥，而令人以酒財[3]沃其傷。巳（已）沃而□越之。嘗試毋（無）禁。（《五十二病方》第32条）

【注释】

〔1〕齧：即啮字。

〔2〕瘳：病愈。

〔3〕財：适量。

【释义】

一方：被狗咬伤，减轻患者疼痛和治疗的方法。让受伤者平卧，请人用适量的酒水反复冲洗其伤口，而且伤口冲洗后不能马上擦干，须让酒液自然干燥挥发。

【按语】

这种用酒冲洗被狗咬的伤口进行消毒的方法，与现在外科对伤口初步处理有类似之处。

　　一，燔狸皮[1]，冶灰[2]。入酒中，歙（饮）之。多可殹，不伤人。煮羊肉，以汁□之。（《五十二病方》第 61 条）

【注释】

〔1〕狸皮：狐狸皮。

〔2〕冶灰：研成末。

【释义】

一方：把狐狸皮用火烤炙成炭，研末。被蜥蜴咬伤者，可取药末放在酒里饮服。每次服用较大的量也可以，对人体没有害处。另外，还可将羊肉煮熟，用羊肉汁（此处缺一字，不知是内服或外用）。

【按语】

本条方义不详。

　　虺[1]：釜（齑）兰[2]，以酒沃，歙（饮）其汁，以宰（滓）封其痏[3]，数更之。（《五十二病方》第 51 条）

【注释】

〔1〕虺：蜥蜴。

〔2〕齑兰：齑，切碎、捣烂。兰，中药名，兰草。

〔3〕痏：疾病、伤痛。此指被咬伤口。

【释义】

治疗蜥蜴咬伤的方法，用酒浸泡捣烂的兰草，使兰草汁溶解于酒中，饮其酒汁，并将兰草药渣敷于伤口，多次更换药物。

【按语】

说明当时的医者已认识到酒剂内服与外敷的增效作用。

　　一，狂犬伤人，冶礜[1] 与橐莫[2]，醯[3] 半音（杯）歙（饮）之。女子用药。如靡……（《五十二病方》第 29 条）

【注释】

〔1〕冶礜：冶，粉碎，研细末。礜，指礜石，味辛，大热，有剧毒。

〔2〕橐莫：今指中药款冬花。

〔3〕醯：古称酢酒、苦酒，为今之醋。

【释义】

一方：疯狗咬伤后，可将礜石与橐莫二药研末，用半杯酢酒送服。如果妇女被咬也同样的方法（以下缺文，不详）。

（八）疝气的酒疗

一，癪（癞）[1]，先上卵[2]，引下其皮，以砒（砭）[3]穿其隋（膑）旁，□□汁及膏□，撓[4]以醇□。有（又）久（灸）其痏[5]。勿令风及，易（易）瘳；而久（灸）其泰（太）阴、泰（太）阳□□。令。（《五十二病方》第141条）

【注释】

〔1〕癞：此指阴囊疝。

〔2〕卵：此指睾丸。

〔3〕砭：砭石，治病石也。

〔4〕撓：即"浇"。

〔5〕痏：伤口。

【释义】

一方：先将患者的睾丸用手向上推，把阴囊的外皮向下拉，同时用砭石将阴囊后部（即臀侧）的外皮刺破（此处"□□汁及膏□"，当指刺破外皮后应用某种药液及油剂之类外敷伤口者），用醇酒浸润消毒。还可在伤口部用灸法治疗。但不要受风，容易治好。此处又可灸患者的太阴脉和太阳脉（此处缺二字，义不详）。本方灵验。

【按语】

古人用酒作为药液及油脂的调和剂外敷伤口，消毒防感染，说明酒疗法具有消肿止痛、清热凉血、促进伤口愈合等功效。

一，治穨（癞）[1]初发，傴挛[2]而未大者［方］：

[取] 全蟲蜕[3] 一，□犬□一，皆燔□□□□□□□酒歙
（飲）財足[4] 以醉。男女皆可。令。（《五十二病方》第 142
条）

【注释】

〔1〕癩：此指腹股沟疝。

〔2〕傴挛：指身体前倾、耸肩弯背之状。

〔3〕全蟲蜕：虫，蛇也。全虫蜕指中药蛇蜕。

〔4〕財足：适足。

【释义】

一方：治疗新患癩疝病的方法，患者呈现驼背弯腰现象，但尚不严重
的，用全虫蜕一份（此处缺字，当系另一种药名及其所记药量，但不详），
全都用火焙烤成炭（此处缺字，文义不详）。用适量的酒送服，使患者喝
到刚刚要醉的程度。本方不论男性或女性都可以用，灵验。

【按语】

此法是将药物烧炭存性，用酒作为溶解剂，治疗疝气初发之症。

[脈] 者[1]：取野戰（獸）肉食[2] 者五物之毛等，燔
冶，合撓[3]，□。誨（每）旦，先食[4]。取三 [指] 大
[撮]，以温酒一杯和，歙（飲）之。到莫（暮），有（又）
先食歙（飲）如前數。恒服藥廿（二十）日，雖久病巳
（已）。服藥時，禁毋食麤（麁）肉、鮮魚。嘗試。（《五十
二病方》第 148 条）

【注释】

〔1〕脈者："脉"字原脱，"者"与痔为同源字，脉者即脉痔。

〔2〕野獸肉食：指食肉类野兽。

〔3〕撓：拨动，搅拌。

〔4〕每旦先食：旦，早晨。先食，先于进食之前。

【释义】

脉痔病方：取五种肉食类野兽的毛，等分，焙烤成炭，研末，混合搅
拌（此处缺一字，不详）。在每日早晨饭前取大撮（18 克左右）的药末，

和一杯温度适宜的酒混合起来饮服。到了晚上，仍然是在饭前按照上面的数量服药。一般服药二十日左右，虽然患痔病很久，也一定可以治好。服药期间不要吃猪肉和新鲜的鱼肉。本方已经用过。

【按语】

本条处方所用五种野兽的毛，但并未指出野兽的名称。

一，炙蠶卵，令簒簒黄[1]，冶之。三指㝡（撮）至節，人（入）半音（杯）酒中歓（飲）之，三四日。（《五十二病方》第 129 条）

【注释】

〔1〕簒簒黄：形容词，颜色焦黄。

【释义】

一方：用火烤炙蚕卵，要很快使之焦黄，研成细末。每次取三指撮（5 克左右），放入半杯（100 毫升左右）酒中饮用，连续饮用三四日（以治男子疝病）。

【按语】

古医书中尚未见类似方。

（九）助产生育的酒疗

求子之道曰：求九宗之草[1]，而夫妻共以爲酒，歓（飲）之。（《胎产书》第 28 条）

【注释】

〔1〕九宗之草：一说是湖北孝感的九宗山之药；一说指湖南境内的九嶷山之药。九宗之草或是指一种有益于生殖的植物药。但具体所指何草，尚不详。

【释义】

将九宗草浸泡于酒中，夫妻同时饮此酒，以达到育子之目的。

【按语】

对于治疗不孕不育症，仍有"夫妻同治"的启发意义。

（十）阳痿的酒疗

在马王堆汉墓出土医书《养生方》中，对老年男性阳痿有专门篇章论述，称之为"老不起"。

一曰：□□以蘱（颠）棘[1]爲漿方：刌蘱（颠）棘長寸□節者三鬥□□以善□□□□□之，以崔[2]堅［稠］節者，爨[3]，大潰（沸），止火，潰（沸）定[4]，複爨之。不欲如此，二鬥半□□□□□，以故瓦器盛，□爲剛炊秫米[5]二鬥而足之，氣（迄）孰（熟），□旬□寒□即幹□□□□□沃之，居二日而□漿。節（即）巳（已），近內而歓（飲）此漿一升。漿⋯⋯侍（偫）[6]其汁。節（即）漿□□以沃之，令酸甘□□歓（飲）之。雖⋯⋯使人欲起。漿所⋯⋯（《养生方》第2条）

【注释】

〔1〕蘱棘：指天冬之别名。

〔2〕崔：为水草芦苇。

〔3〕爨：指烧火煮物（饭或药）。

〔4〕沸定：即沸腾的液体冷却后停止翻滚。

〔5〕秫米：今称高粱米，为制酒原料之一。

〔6〕偫：指将汁储放起来。

【释义】

一方：（此处缺字）用天冬制酒浆法：将天冬茎枝三斗，割切成一寸大小的小块，（此处缺字）用坚实致密的芦苇草作燃料，加水煎煮，大沸之后，就把煮液离火，待煮液止沸，再继续放到火上煎煮，如此反复多次，使煮液浓缩为二斗半，（此处缺字）放在旧瓦器内。另外，再取高粱米二斗加水用大火蒸煮，并趁热取出，绞去水分，（此处有断续残文）然后用天冬液浇在上面。等两日以后就可以制成酒浆。房事前可以喝这种酒浆一升。（以下有断续残文，其中提到浆味酸甘及其疗效问题）

【按语】

此法是用天冬浓缩液制作高粱药酒的方法，有防治阳痿、增进体力的作用，适用于老年性阳痿。可以看出这种药酒和后代的高粱酒不同，酒精含量较低，所以其味酸甘，而且可以喝到一升（200毫升左右）

之多。

〔爲〕醴[1]：取黍米[2]、稻米……稻醴孰（熟），即誨
（每）朝厭歙（歡）[3]……更……（《养生方》第 4 条）

【注释】

〔1〕醴：指甜酒。《汉书·楚元王传》："常为穆生设醴。"颜注：
"醴，甘酒也。"左思《魏都赋》："甘露如醴。"

〔2〕黍米：今指黄米，煮熟后有黏性，可制糕，酿酒。

〔3〕每朝厭歙：厭，饱足、满足。"歙"通"饮"。每日早上饮大量
的醴。

【释义】

制造醴酒方法：可取黄米和稻米（此处缺二十余字，当系具体制造过
程），在稻醴制好酿熟后，可以在每日早上喝，不限数量（以下缺字）。

【按语】

此法是一种用药物配合稻米，黄米酿制的甜酒，但所用药物已不详。

爲醪勺（酌）[1]：以善酒三鬥漬[2] 麥……成醪歙（飲）
之。男□□□以稱醴煮韰（薤）……（《养生方》第 10 条）

【注释】

〔1〕醪酌：醪为酒类的一种，酒汁浓浊或带滓者。《广雅·释器》：
"醪，酒也。"《一切经音义》卷十七引《苍颉篇》："醪，谓有滓酒也。"
酌，原作勺，通假，为酒的代称。

〔2〕漬：浸渍，浸泡。

【释义】

制造醪酒方法：用好酒三斗浸泡麦（此处缺十六字）制成醪酒饮服。
（此处缺三字）再用称醴（一种酒名）煮薤白（以下缺字）。

【按语】

本方为补益药酒方，但缺文过多，方义不详。

〔一〕曰：取黄蜂百[1]，以美醬[2] 一桮（杯）漬，一
日一夜而出，以汁漬疽糅[3] 九分升二。誨（每）食，以酒
歙（飲）三指最（撮）。（《养生方》第 13 条）

【注释】

〔1〕黄蜂百：疑指蜂房、蜂窠。

〔2〕美酱：指上好的酱汁。

〔3〕疽糗："疽"通"𥹀"，𥹀糗，指炒熟的大米粉粒。

【释义】

取一百个蜂房，浸泡在一杯（200毫升左右）好的酱汁里，泡了一日一夜就可以把蜂房拿出来，再用酱汁浸泡炒米粉九分之二升（20克左右）。每次可取三指撮（5克左右）以酒送服。

【按语】

此法用蜂房、肉酱汁、面粉制作药粉，以酒冲服，用来治疗阳痿。其用法灵活，药食合用，为当代中医男科用药提供了新思路。

二、强身健体酒剂

有恆以旦毁雞卵[1]入酒中，前歙（饮）。明歙（饮）二，明歙（饮）三；有（又）更歙（饮）一，明歙（饮）二，明歙（饮）三，如此［盡］二卵，令人强益色美[2]。（《养生方》第15条）

【注释】

〔1〕雞卵：鸡蛋。

〔2〕强益色美：身体机能得到振奋，身体更强壮，容颜更健美。

【释义】

坚持清晨服用鸡蛋酒，将生鸡蛋敲碎加入酒中而饮用。第一日喝加一个鸡蛋的酒，第二日喝加两个鸡蛋的酒，第三日喝加三个鸡蛋的酒。如此反复饮用，则可强身健体，美容润色。

【按语】

本条文为食补方。

加[1]：以五月望[2]取菜、茝[3]，陰乾，冶之。有（又）冶白松脂之……各半之，善裹以韋[4]。日一歙（饮）之。誨（每）歙（饮），三指最（撮）入酒中，……力善

行。雖旦莫（暮）歓（飲）之，可也。（《养生方》第 6 条）

【注释】

〔1〕加：犹益也。补益身体之义。

〔2〕望：农历每月十五称望。

〔3〕莱、蕳：莱，为一年生草本藜科植物藜；蕳，兰草。

〔4〕韦：皮革或纺织物。

【释义】

补益方：在五月十五日的时候，采集藜草和兰草，混合阴干后研末。又取白松脂研末，（此处缺十五字）每种各一半，用皮革妥善地包裹收藏起来。服用时可以每日吃一次。每次服用可取三指撮（5 克左右）放在酒里。（此处缺字）这种药的效果，可增强身体力量和步行能力，并无副作用。所以早上和晚上各吃一次也是可以的。

【按语】

后世医书中不见此用法，方义不详。

取刑馬脱脯之[1]，段烏豪（喙）[2] 一鬥，以淳酒漬之，□去其宰（滓），……輿、虋（蘪）冬[3] 各□□，草薜、牛劾各五抈（棷），□荚、桔梗、厚笭二尺、烏豪（喙）十果（顆），並冶，以淳酒四鬥漬之，毋去其宰（滓），以□脯，盡之，即治，□以韋囊裹。食以三指最（撮）爲後飯。服之六末[4] 強，益壽。（《养生方》第 71 条）

【注释】

〔1〕脱脯之：《尔雅·释器》："肉曰脱之。"注："剥其皮也。"李巡注："肉去其骨曰脱。"

〔2〕段烏喙：段，通"煅"。煅，火烧，炮炙。烏喙，现多指乌头。

〔3〕虋冬：门冬。

〔4〕六末：指四肢、前阴、后阴六个部位。

【释义】

将杀死供食用的马肉剔去骨骼，制成肉脯。再取炮乌头一升浸泡在醇酒里，然后滤去药滓。（此处缺字，记有药名）舆（药名）、天冬各（此处缺二字，记有药量），萆薢、牛膝各五小把，□荚、桔梗、厚□（各）二丸（此处缺字），乌头十个，以上各药共研末泡入醇酒四斗里，但不要把药滓扔掉。制好的药用口袋包裹。服时用三指撮在饭后吃。这种药可以使身体六末强壮和长寿。

【按语】

本条文为食疗方，药物已不全知。

　　以豬膏大如手，令螯（蜂）□□□□□二升，莫石二升，烏豪（喙）□□，淳（醇）曹（糟）[1] 四鬥，善冶□。（《养生方》第 59 条）

【注释】

〔1〕醇糟：即酒糟。

【释义】

取一块如手掌大小的猪肥肉，让蜜蜂（此处缺字，疑似将猪肥肉放置蜂窝旁边让蜜蜂螫刺，蜜蜂尾针所含蜂毒就保留于猪肥肉之中），将猪肥肉与酒糟四斗捣烂混均，焙烤干燥后，研成细末。

【按语】

服用这种含有蜂毒的油脂酒糟粉，有补益元气的作用。此法用猪肥肉作为收集蜂毒的受体，是古人智慧的体现，与后人发明的电击取蜂毒、低温匀浆取蜂毒的方法，有异曲同工之效。

　　取黃蜂駘[1] 廿，置一桮（杯）醴中，□到日中歓（飲）之。一十。易。（《养生方》第 12 条）

【注释】

〔1〕黄蜂駘：黄蜂蛹。

【释义】

取黄蜂幼蛹二十个，放入一杯醴酒中，在中午的时候饮服。

【按语】

后世罕见此用法。

　　爲醪，細斬黍（漆）、節[1] 各一鬥，以水五□□□□浚[2]，以汁煮茈葳[3] □□□□□□□□，有（又）浚。

鞠、麥鞠各一鬥，□□□，卒其时[4]，即浚□□□糵黍稻
□□□各一鬥，並炊，以鞠（曲）汁修（滫）之，如恒饭。
取［烏］豙（喙）三果（顆），幹畺（薑）五，美桂□，凡
三物，甫[5]□□投之。先置□嬰（罌）[6]中，即釀黍其
上，□汁均沃之，有（又）以美酒十鬥沃之，勿撓。□□□
塗之。十□□孰（熟）矣，即發，勿釃，稍□□清汁盡，有
（又）以十鬥酒沃之，如此三而□□。以餔食[7]歙（飲）
一音（杯）。已歙（飲），身（體）養（瘍）者，靡（摩）
之。服之百日，令目［明耳］蔥（聰），［六］末皆强，
□□病及偏枯。（《养生方》第75条）

【注释】

〔1〕漆、節：漆，即泽漆，節，为地节（玉竹）。

〔2〕浚：把液体的物质取出。

〔3〕茈葳：即紫葳。

〔4〕卒其时：一昼夜。

〔5〕甫：同"咀"，捣碎。

〔6〕罌：古人盛酒浆的一种瓦器。

〔7〕餔食："餔"同"晡"，"食"同"时"，餔食即晡时。

【释义】

制造醪酒的方法是：将泽漆和地节各一斗（2 000 毫升左右），细细切
碎，加水五斗（10 000 毫升左右），浸泡煮沸后，将水滤出，除去药渣。
再用上述的药汁浸出液煮紫葳（此处缺字），然后再过滤，取汁。另取□
曲和麦曲各一斗（2 000 毫升左右），（此处缺字），加水混合后静置，经
过一昼夜再过滤，取汁。将黄米和大米各加水一斗（2 000 毫升左右），分
别煮熟。将以上两种米饭合并，再将上述的曲汁浇入饭内，按照日常用汤
汁泡米饭的方法一样，使其静置发酵。取乌头三个，干姜五块，肉桂（此
处缺字，数量不详），共三种药均粉碎后混合，先把这三味药放在一个大
瓦罐的底部，再倒进已发酵的黄米及大米饭。在米饭上面用已预制的紫葳
等药汁均匀地浇注。最后用好酒十斗（20 000 毫升左右）分为三次浇在上

面，但不要搅动。再用（此处缺字，所用之物不详）涂在上面。然后就原封不动地放置十（此处缺字），即可以发酵成熟，然后拿出来，不要用筛子滤过酒汁。（此处断续缺字，大意似指：将其自然静置，待清汁全部流出后再浇上酒液），用此法反复作三次（此处缺字，乃指药酒制成之义）。制成的药酒可在每日下午3—5时（申时）饮服一杯。凡饮此酒后而出现身体发痒时，可予以按摩。这种药酒连续喝100日以后可使人视力明亮，听力改进，手足四肢及阴部功能均增强，并可治疗□□（缺文不详）病及半身不遂。

【按语】

此条所载酿制药酒的工艺流程较为完整，是迄今为止发现的最早的药酒酿造记载。

取桼（漆）、［節］之莖，少多等[1]，而……其清汁四鬥半，□□□之间爲之若……以釀[2]之。取美烏豪（喙）八果（颗），□取桼（漆）、節之……釀下，善封其嬰（罌）口，令……之就（熟），而以平……（《养生方》第73条）

【注释】

〔1〕少多等：义同等分。
〔2〕釀：造酒。

【释义】

取泽漆、玉竹之茎等分，（此处缺字，内容不详），进行酿酒。再取炮乌头八个，再与泽漆、玉竹混合，（此处缺字）在酿造时严密地把罂口封住，（此处缺字），待其酿熟。

【按语】

本条处方所用"漆、节"可与上条内容互资参考。

烏豪（喙）五，龍憼[1]三，石韋、方（防）風、伏兔（菟）[2]各□、陰幹，……去其羖□□盅（治）五物，入酒中一日一夜，浚去其財（滓），以汁潰籛（潃）飯，如食頃，□□幹。幹有（又）複□□幹，索汁而成[3]。（《养生方》第79条）

四九

【注释】

〔1〕龍憨：憨原释文作"慨"，疑为龙葵。

〔2〕伏菟：茯苓的别名。

〔3〕索汁而成：义为绞尽水汁。

【释义】

将乌头五份，龙葵三份，石韦、防风、茯苓各□份，阴干（此处断续缺字）。将以上五药研末，放到酒里一日一夜，再滤过去渣，以其药汁泡饭，约吃一顿饭的时间，将其□干（此处系阴干或晒干，不详），干后再泡，泡后再干，直到汁尽，药即制成（服用可增加体力）。

【按语】

本条药味不全知，方义暂未知。

三、祛邪辟秽酒剂

取菌桂二，细辛四，萩[1] 一，戊（牡）属（蠣）一，秦（椒）二，各善冶，皆並，三宿雄雞血[2] □□□以□□如（茹）[3] 濕靡（磨），盛之，饱食歓（飲）酒半年者（嗅）之旬。竹緩節者一節，大徑三寸布，長□□以繒[4] 蘖（裝）之，因以蓋之，以韋□雄□堅□之，強。（《养生方》第 55 条）

【注释】

〔1〕萩：青蒿之别名。

〔2〕三宿雄雞血：三年雄鸡的血。

〔3〕茹：柴胡的别名。《名医别录》柴胡条："一名茹草。"

〔4〕繒：丝织品的总称。

【释义】

取菌桂、细辛、青蒿、牡蛎、秦椒等药打碎混合。采集柴胡的地上茎叶部分，趁着新鲜含有水分揉碎研磨，盛入容器里。在饱食饮酒（此处缺二字）取出放在鼻孔下，吸入新鲜柴胡的气味。再取□和□分别研细末后混合，同时宰杀饲养三年的公鸡，取血，（此处缺字）据上下文义当是：

用鸡血作赋形剂，与上述药末掺和，制成药条包在丝布中，并且用皮革覆盖起来（以下文义不详）。

【按语】

此法通过嗅药物气味来预防疾病，是《养生方》的特色之一。借助酒的挥发性，吸入新鲜柴胡气味的方法，后世归属于芳香疗法。芳香疗法，是指利用药物或香花的自然香气治疗疾病的一种方法，认为药物的挥发气味具有祛邪辟秽、开窍醒神、解郁化滞、宁神清心的功效。该条原文为现代个人防疫、保健品开发提供了一种古人用药的思路。

四、祝由巫术酒剂

　　取其左麋（眉）直（置）酒中，歓（饮）之，必得之。（《杂禁方》第 11 条）

【释义】

取配偶左侧眉毛浸泡于酒中喝下去，可使夫妻和好。

【按语】

本条文为带有迷信色彩的祝由之法。

　　一，病蛊者，以乌雄鷄[1] 一、蛇一，并直（置）瓦赤铺（䥍）[2] 中，即盖以□，爲东乡（向）竈（灶）炊之，令鷄、蛇盡燋[3]，即出而冶之。令病者每旦以三指三宛（撮）藥入一桮（杯）酒若鬻（粥）中而歓（饮）之，日一歓（饮），盡藥，巳（已）。（《五十二病方》第 283 条）

【注释】

〔1〕乌雄鷄：黑色雄鸡。

〔2〕䥍：古代的一种锅。

〔3〕燋：同"焦"，火烧成灰黑色。

【释义】

一方：病蛊的人，用黑色雄鸡一只，蛇一条，共同盛在一个红色陶制的釜（炊具）里，（此句缺字，当是将锅盖严密盖好之义）放在面向东方的炉灶里烧烤，等到鸡和蛇全部烧成焦炭状，再拿出来研细末。应用时让患者每日早上取三个三指撮的药末，放到一杯酒或一碗粥里喝下去，每日服药一次，直到把药吃完，就可治好。

【按语】

古人用污秽之物，以驱避蛊邪，具有迷信色彩。

综上所述，马王堆医书酒剂的应用，主要分为内服、外用、内服加外用三大类，内服酒剂以酒泡药、用酒送药、酒助药效、煮药、煮胶、调药、淬火、药炭几种形式。外用酒剂包括淋洗法、湿敷法、涂擦法几种方法。而且古人对饮酒量亦有所说明，如"醇酒盈一中杯，……不者，酒半杯"（《五十二病方》第 17 条）。阐述酒剂用于外伤止痛时，认为善饮者可以喝下放有药末的醇酒一大杯（约 300 毫升），而不善饮酒者则喝半杯即可。说明古人已经认识到饮酒量的个体差异，并非统一剂量而无变通。当然，马王堆医书的精华与糟粕不可避免地同时存在，如"以酒一杯，渍襦颈及头垢中，令沸而饮之"（《五十二病方》第 106 条），意为将上衣的衣领部分浸入酒中沾湿后取出，再放入头皮屑在酒中煮沸饮用，现在来看，不符合卫生要求。

第二节　汉代及以前其他关于酒的文献的原文注释

一、甲骨文

鬯[1] 其酒。

【注释】

〔1〕鬯（chàng）：古代祭祀用的酒，用郁金草酿黑黍而成。汉代班固《白虎通义·卷五》云："鬯者，以百草之香郁金合而酿之成为鬯。"《周礼·鬯人》云："共介鬯。"《礼记·曲礼下》云："凡挚，天子鬯。"

二、《周礼》

《周礼·小宗伯》："王崩，大肆[1] 以秬[2] 鬯[3] 渳[4]。"

【注释】

〔1〕肆：洗浴。郑玄注："郑司农云：'大肆，大浴也。'"《诗经·

大雅・江汉》云："厘尔圭瓒，秬鬯一卣。"汉代郑玄所作《毛诗传笺》云："秬鬯，黑黍酒也。谓之鬯者，芬香条鬯也。"

〔2〕秬（jù）：黑黍，谷物的一种，古人视之为佳谷。

〔3〕鬯（chàng）：既为酿酒用的香草，也指代酿造而成的酒。

〔4〕湎（mǐ）：即浴尸。《说文解字・水部》云：湎，饮也。从水，丏声。

【释义】

本段阐述在帝王驾崩之后，用鬯酒洗浴其尸身，可较长时间地保持不腐烂，是酒运用于祭祀等仪式中的雏形。

【按语】

古人对酒的应用十分广泛，由于其特殊的气味特性，在祭祀等仪式中亦需要运用酒，而经过不断的演变，酒在祭祀仪式中的作用也越来越重要。首先，酒被视为一种表达敬意的祭品，用于供奉给天地鬼神以及祖先，以此来祈求风调雨顺、五谷丰登，并为来年带来好的收成。其次，酒也是身份地位的象征，它代表了一种尊贵的存在，并且在维护礼仪方面起着重要作用。此外，酒还被用来通神，尤其是在古代，酒被认为是能够沟通人与神之间的媒介。在古代中国，祭祀活动是一个重要的文化和社会实践，涉及对祖先和神的崇拜。在这些活动中，酒不仅是必需的祭品，而且在某些情况下，酒还用于特定的仪式中，如敬天、敬地和敬祖。酒的数量和品质也被看作是对祭者诚敬程度的体现。古代文献如《周礼》中提到，祭祀时使用的酒种类繁多，如"五齐""三酒"，这些都是为了表达对天的尊重和对祖的思念。

《周礼・天官冢宰》：酒正[1]掌酒之政令，以式法授酒材。凡为公酒[2]者亦如之。辨五齐之名：一曰泛齐[3]，二曰醴齐[4]，三曰盎齐[5]，四曰缇齐[6]，五曰沈齐[7]。辨三酒之物：一曰事酒[8]，二曰昔酒，三曰清酒。辨四饮之物[9]：一曰清，二曰医，三曰浆，四曰酏。掌其厚薄之齐，以共王之四饮三酒之馔，及后、世子之饮与其酒。凡祭祀，以法共五齐三酒，以实八尊。大祭三贰，中祭再贰，小祭壹贰，皆有酌数。唯齐酒不贰，皆有器量。共宾客之礼酒，共后之致饮于宾客之礼医酏糟，皆使其士奉之。凡王之燕饮酒，共其计，酒正奉之。凡给士庶子，给耆老、孤子，皆共其酒，无酌数。掌酒之赐颁[10]，皆有法以行之。凡有秩酒[11]者，以书契[12]授之。酒正之出，日入其成，月入其要，小宰听之。岁终则会，唯王及后之饮酒不会。以酒式诛赏。

酒人[13]掌为五齐三酒，祭祀则共奉之，以役世妇。共宾客之礼酒、饮酒而奉之。凡事，共酒而入于酒府。凡祭祀，共酒以往。宾客之陈酒亦如之。

浆人[14]掌共王之六饮，水、浆、醴、凉、医、酏，入于酒府。共宾客之稍礼。共夫人致饮于宾客之礼，清醴医酏糟，而奉之。凡饮共之。

【注释】

〔1〕酒正：负责酒的生产与供给的官员，后用以称朝廷的酒官。如《后汉书·马融传》云："酒正案队，膳夫巡行。"郑玄注："酒正，酒官之长。"

〔2〕公酒：因公事酿造之酒。郑玄注："谓乡射饮酒，以公事作酒者，亦以式法及酒材授之，使自酿之。"

〔3〕泛齐：酒的一种，因酒色最浊，上面有浮沫，故名泛齐。郑玄注："泛者，成而滓浮，泛泛然。"

〔4〕醴齐：为相对成熟的酒液，其特点是汁与渣滓均匀混合，类似于现代的甜酒。郑玄注："醴，犹体也，成而汁滓相将，如今恬酒矣。"

〔5〕盎齐：为白色的酒。郑玄注："盎（àng），犹翁也，成而翁翁然，葱白色，如今酇白矣。"

〔6〕缇齐：即红色的酒。郑玄注："缇者成而红赤如今下酒矣。"

〔7〕沈齐：即沉齐，指糟滓下沉的清酒。郑玄注："沉者，成而滓沉，如今造清矣。"《释名·释饮食》云："沉齐，浊滓沉下，汁清在上也。"

〔8〕事酒：指的是按照传统方法冬季开始酿造并在春季成熟的新酒，

如贾公彦疏："事酒，冬酿春成。"此处为在有重要事情发生时所饮用的酒，如郑玄注："事酒，有事而饮也。"

〔9〕四饮之物：四类饮品。贾公彦疏："一曰清，则浆人云醴清也。二曰医者，谓酿粥为醴则为医。三曰浆者，今之酨浆。四曰酏者，即今薄粥也。"

〔10〕赐颁：即赏赐。贾公彦疏："云赐颁皆有法以行之者，谓以酒颁群臣也。"

〔11〕秩酒：按常规赐予臣子的酒。贾公彦疏："秩，常也。谓若老臣年九十已上，常与之酒。"宋代王禹偁《求致仕第三表》云："俸禄锡齎，聚之则何啻万金；官爵阶勋，数之则无非一品。日有秩酒，月有餐钱，奉此一身，已踰二纪。"

〔12〕书契：指文字。《易经·系辞》云："上古结绳而治，后世圣人易之以书契。"

〔13〕酒人：掌管造酒的官员。

〔14〕浆人：负责管理君王的饮食，包括水和各种饮料等制作的官员。

【释义】

本段阐述周代主要的酒水种类以及相关官员职能，着重阐述周代祭祀、宴饮中酒的重要地位，设置有掌管酒相关政令的官员，并对酒加以区分归类，即泛齐、醴齐、盎齐、缇齐、沉齐；明确三种酒的名称，即事酒、昔酒、清酒，以及四种饮料的名称，即清、医、浆、酏。并提出对于不同身份等级的官员，其饮酒过程中的礼数有所不同。

【按语】

制酒业历来是为皇家服务的手工业体系中的一部分，关于酒官的设置，在多部古籍中均有所记载。如《汉书·王莽传》云："（建元）二年二月……置酒士，郡一人。"《后汉书·李业传》云："王莽以业为酒士，病之不官，遂隐藏山谷，绝匿名迹，终莽之世。"之后，在晋时设有酒丞，齐设有酒吏，梁曰酒库丞，隋曰良酝署令与良酝署丞，均见之于唐代杜佑《通典·职官七》。这进一步体现出酒在日常生活、宫廷宴饮及祭祀中的重要地位，也逐渐将酒与文化相联系，形成独具特色的酒文化。

三、《尚书》

《古文尚书·说命下》："尔惟训于朕志。若作酒醴[1]，尔惟曲蘖；若作和羹，尔惟盐梅。尔交修予，罔予弃，予惟克迈乃训。"

【注释】

〔1〕酒醴：亦泛指各种酒。《诗·大雅·行苇》云："曾孙维主，酒醴维醹。"晋葛洪《抱朴子·酒戒》云："宜生之具，莫先于食，食之过多，实结癥瘕，况于酒醴之毒物乎？"

【释义】

上古时代，曲蘖即为酒曲，作为酿酒的原料。随着生产力的发展，酿酒技术的进步，曲蘖分化为曲（发霉谷物）、蘖（发芽谷物），用蘖和曲酿制的酒，分别称为醴和酒。"若作酒醴，尔惟曲蘖"，从文字对应关系来看，可以理解为曲酿酒，蘖作醴。

【按语】

酒文化的发展与酿酒技术的不断提升与更新密切相关，古人用酒曲酿酒有着悠久的历史，在漫长的发展历程中，古人制造酒曲的工艺与技术不断改进。从商代以前的曲蘖共存，到周代发展成单用散曲酿制酒、醴，汉代到北魏时期，块曲成为酒曲的主要形式，酒曲的种类更加丰富。《齐民要术》中就记载了9种酒曲的详细制作方法，而且论述了酿酒的技艺，从原料选择、投料量、曲的用量及使用方式，到加水量和发酵方式等发酵工艺参数等方面进行了详细全面的描述。

四、《战国策》

《战国策·魏策二》："昔者帝女[1]令仪狄[2]作酒而美，进之禹[3]；禹饮而甘[4]之，遂疏[5]仪狄，绝[6]旨酒。曰：'后世必有以酒亡其国者。'"

【注释】

〔1〕帝女：指天帝之女瑶姬。《山海经·中山经》："又东二百里，曰

姑媱之山。帝女死焉，其名曰女尸，化为䔄草，其叶胥成，其华黄，其实如菟丘，服之媚于人。"《文选·江淹诗》："我惭北海术，尔无帝女灵。"

〔2〕仪狄：传说为夏禹时善酿酒者，如北魏崔鸿《十六国春秋·前秦录·赵整》云："秘书侍郎整以坚颇好酒，因为《酒德之歌》，乃歌云：'地列酒泉，天垂酒池。杜康妙识，仪狄先知。纣丧殷邦，桀倾夏国。由此言之，前危后则。'"后世亦用作酒的代称，如《平山冷燕》第一回："君尽臣欢，尊本朝故事，敕赐赋《醉学士之歌》；臣感君恩，择前代良谟，慷慨进疏仪狄之戒。"

〔3〕禹：传说中古代部落联盟领袖，又被称为大禹。《书·大禹谟》："曰若稽古大禹。"《尚书孔训传·大禹谟第三》云："禹称大，大其功。"唐代李白《公无渡河》诗："大禹理百川，儿啼不窥家。"

〔4〕甘：甘美。

〔5〕疏：疏远，如《韩非子·五蠹》云："非疏骨肉爱过客也，多少之心异也。"

〔6〕绝：停止，中止。如《礼记·杂记下》云："当祖，大夫至，虽当踊，绝踊而拜之。"亦可作杜绝；摒弃。如《论语·子罕》云："子绝四：毋意、毋必、毋固、毋我。"

【释义】

本文为梁惠王在范台宴集诸侯时，鲁共公在席间的一番祝酒辞，侧面反映早在大禹时期即有酿酒技术。

【按语】

本段是较为具有代表性的古代祝酒词，实则为鲁共公在酒席之间向梁惠王进谏。而祝酒词实际为饮酒过程中的重要组成部分，并且在历代诗词中均有所体现。如唐代著名诗人李白的《将进酒》："人生得意须尽欢，莫使金樽空对月。天生我材必有用，千金散尽还复来。烹羊宰牛且为乐，会须一饮三百杯。岑夫子，丹丘生，将进酒，杯莫停。与君歌一曲，请君为我倾耳听。"即是较为典型的代表。

五、《世本》

《世本》云："少康〔1〕作秫酒〔2〕。"

【注释】

〔1〕少康：即杜康，为中国古代传说中酿酒的发明者，夏朝国君。汉代许慎《说文解字·巾部》亦云："古者少康初作箕（jī）、帚（zhǒu）、秫酒。少康，杜康也。"

〔2〕秫酒：意思是用秫酿成的酒。苏轼《超然台记》云："撷（xié）园蔬，取池鱼，酿秫酒，瀹（yuè）脱粟而食之。"

【释义】

本段文字提出酒来源的一种，即杜康造酒。

【按语】

关于酒的发明者，流传较为广泛的是仪狄和少康（即杜康）。仪狄与禹同时，少康则晚于禹五代，亦为夏朝君主。如《世本》卷一有云："帝女仪狄始作酒醪，变五味；少康作秫酒。"《战国策·魏策二》有云："昔者帝女令仪狄作酒而美，进之禹，禹饮而甘之。"《古今图书集成》食货典卷 276 引晋人江统《酒诰》云："酒之所兴，肇自上皇，或云仪狄，一曰杜康。"

六、《礼记》

《礼记·月令》："秫稻〔1〕必齐，曲蘖〔2〕必时，湛炽〔3〕必洁，水泉〔4〕必香，陶器〔5〕必良，火齐〔6〕必得。"

【注释】

〔1〕秫稻：即糯稻。北魏贾思勰《齐民要术·水稻》云："有秫稻。秫稻米，一名糯米，俗云'乱米'，非也。"

〔2〕曲蘖：发芽的谷物颗粒。明代郎瑛《七修类稿·天地六·干支》云："乙，言万物初生，曲蘖而未伸也。"

〔3〕湛炽：亦作"湛熺"，指酿酒时浸渍、蒸煮米曲之事。孔颖达疏："谓炊渍米麹之时，必须清洁。"郑玄注："炊黍稷曰饎。"

〔4〕水泉：即泉水。《汉书·翼奉传》云："山崩地裂，水泉涌出。"

〔5〕陶器：用黏土烧制的器皿。《唐国史补·因话录》云："兵察帝主院中茶，茶必市蜀之佳者，贮于陶器，以防暑湿。"

〔6〕火齐：即火候。《礼记注疏》云："'火齐必得'者，谓炊米和酒

之时，用火齐，生熟必得中也。"

【释义】

强调酿酒的谷物及泉水的质量、容器的品质、浸泡的工艺、酿制中的火候均可影响酒的质量。

【按语】

酿酒技术作为古代重要的发明，对人类社会产生了深远的影响。通过发酵水果、谷物或其他植物原料制成酒精饮料，不仅提供了一种消费品，还为社会带来了经济、文化和宗教上的影响。

七、北京大学藏秦简

饮不醉，非江汉[1]也。醉不归，夜未半也。趣趣驾[2]，鸡未鸣也，天未旦[3]。

【注释】

〔1〕江汉：如长江和汉水一般。《尚书·禹贡》云："江汉朝宗于海。"

〔2〕趣趣驾：形容急忙驾车。

〔3〕旦：早晨，天亮。《诗经·郑风》云："女曰鸡鸣，士曰昧旦。"

【释义】

言饮酒酣畅，通宵达旦，直到天快亮才回家。该首诗可视作纯粹宴饮活动的记录。

【按语】

本段为秦汉时期民间流传的酒令，虽不及宫廷中官方酒令的大气磅礴，却别具几分趣味和江湖豪气。

八、武威汉墓医书

1. 伤寒[1]，治以逐风[2]，可与附子蜀椒散。

附子蜀椒散方

附子（三分），蜀椒（三分），泽㵼（泻）（五分），乌喙[3]（三分），细辛（五分），术（五分）。

凡六物皆冶合[4]，方寸匕[5]，酒饮，日三饮。

2. 石癃[6] 出石，血癃出血，膏癃出膏，泔癃出泔，此五癃皆同药治之，宜术姜瞿麦散。

术姜瞿麦散方

术、姜、瞿麦（各六分），菟丝实、滑石（各七分），桂（半分）。

凡六物皆冶合，以方寸匕，酒饮，日六七，病立愈，石即出。

3. 病□□瘕者，当归川芎散主之。

当归川芎散方

干当归（二分），芎䓖（二分），牡丹（二分），漏庐（二分），桂（二分），蜀椒（一分），虻（一分）。

凡□□皆冶合，以淳酒和饮[7]一方寸匕，日三饮。倍恖[8]者卧药中，当出血久瘕。

4. 金创[9]疼痛者，曾青长石散主之。

曾青长石散方

曾青（一分），长石（二分）。

凡二物皆冶合，和温酒饮一刀，日三，创立不恖。皆冶合和以方寸匕，酒饮，不过[10]再饮[11]，血立出，不不即大便血。令创中温方。良，禁。

5. 风气[12]百病，蜀椒附子膏主之。

蜀椒附子膏方

蜀椒（一升），附子（廿果）。

皆父[13]，猪肪三斤煎之五沸[14]，浚[15]去宰，有病者取大如羊矢，温酒饮之，日三四，与宰捣之，丸大如赤豆。心寒，气胁下恖，吞五丸，日三吞。

6. 伏梁[16]裹脓在胃肠之外者，大黄黄芩汤主之。

大黄黄芩汤方

大黄（一两），黄芩（一两），芍药（一两），消石（二两），桂（一尺），桑卑肖（十四枚），䗪虫（三枚）。

凡七物皆父且，渍[17] 以淳酒五升，卒时[18] 煮之三。

7. 金创内漏血不出者，宜大黄曾青散。

大黄曾青散方

大黄丹（二分），曾青（二分），消石（二分），䗪虫（三分），虻头（二分）。

凡五物皆治合[19]，和，以方寸匕一酒饮，不过再饮，血立出，不即从大便出。

8. 风痹[20]，手足雍种[21] 者，宜秦芁附子散。

秦芁附子散方

秦芁（五分），附子（一分）。

凡二物冶合，和。半方寸匕一，先餔饭，酒饮，日三，以愈为度。

9. 白水侯所奏治男子有七疾方，何谓七疾：一曰阴寒[22]，二曰阴□[23]，三曰苦衰，四曰精失，五曰精少，六曰橐下养湿[24]，剧[25] 不卒，名曰七疾。令人阴□小，橐下养湿，瀍之，黄汁出。□远行小便时难。溺所赤黄泔白□便赤脓，馀[26] 酒□苦悤。膝胫寒，手足热，上烦，卧不安床，涓目[27] 泣出，□丹下常悤，温温下溜旁急[28]。

10. □□□□□□□□者，可与吕功君方。

分人发（一分），烦之□焦一□□（二分），□（一分）。

凡八物冶合□□温酒饮方寸匕一，日三饮之。吕功君方。有农者，自为 □□□□□□□□□ 出，有血不得为农[29]。

【注释】

〔1〕伤寒：中医学上泛指一切热性病，又指风寒侵入人体而引起的疾

病。《伤寒杂病论》云："太阳病，或已发热，或未发热，必恶寒，体痛，呕逆，脉阴阳俱紧者，名曰伤寒。"

〔2〕遂风：疾风，极言风寒势盛。《诗·大雅·桑柔》云："大风有隧，有空大谷。"

〔3〕乌喙：形容人之嘴尖。《吴越春秋·勾践伐吴外传》云："夫越王为人长颈乌喙、鹰视狼步，可以共患难而不可共处乐。"乌喙，乌头的别称。

〔4〕冶合：以火制使药物混合。《史记·平准书》云："冶铸煮盐。"

〔5〕方寸匕：系古代量取药末的器具名，其形状如刀匕，大小为古代一寸正方。《千金要方·卷一》云："方寸匕者，作匕正方一寸抄散，取不落为度。"

〔6〕癃：泌尿系统疾病，指小便不通或淋沥点滴而出。《素问·宣明五气》云："膀胱不利为癃。"《素问·奇病论》云："有癃者，一日数十溲。"其中石癃指泌尿系结石，血癃指尿中带血，膏癃指尿液黏稠含有油脂，沘癃指尿液浑浊。

〔7〕以淳酒和饮：用美酒调和后服用。和，调和混合。贾思勰《齐民要术·养羊》云："作毡法：春毛、秋毛，中半和用。"醇酒：指味浓香郁的纯正美酒。《史记·曹相国世家》云："吏之言文刻深，欲务声名者，辄斥去之。日夜饮醇酒。"

〔8〕愿：即勇。《说文解字》云："愿，古文勇从心。"

〔9〕金创：即金属利器对人体所造成的创伤。《六韬·王翼》云："方士二人主百药，以治金疮。"

〔10〕不过：无差错。《易·豫》云："天地以顺动，故日月不过。"

〔11〕再饮：再次饮用，再，第二次。《周礼·司刺》云："再刺再宥再赦。"《左传·庄公十年》云："一鼓作气，再而衰，三而竭。"

〔12〕风气：泛指外邪。《素问·生气通天论》云："故风者，百病之始也，清静则肉腠闭拒，虽有大风苛毒，弗之能害，此因时之序也。"

〔13〕父：即咬，古代用口将药物咬碎，以便煎服。《伤寒杂病论》云："上五味，咬咀三味，以水七升，微火煮取三升，去滓，适寒温，服一升。"

〔14〕五沸：当为虚指，意在言久煮水以使水沸腾的程度盛大。陆羽《茶经》云："五之煮。"又云："其沸如鱼目，微有声，为一沸；边缘如涌泉连珠，为二沸；腾波鼓浪，为三沸。以上，水老不可食也。"

〔15〕浚：压榨，取出汁水或内含物。《国语·晋语》云："浚民之膏泽以实之。"滓，即滓（zǐ），液体里下沉的杂质。《说文解字》云："滓，淀也。"

〔16〕伏梁：指心下至脐部周围有包块（或气块）形成的病证。《素问·腹中论》云："人有身体髀股胻皆肿，环脐而痛，是为何病？岐伯曰：病曰伏梁，此风根也。其气溢于大肠，而著于肓，肓之原在脐下，故环脐而痛也。病有少腹盛，上下左右皆有根，病名曰伏梁。"

〔17〕渍：以中药炮制方法，用少量液体将药物湿润，让水分逐渐渗透入内，使之发软。《说文解字》云："渍，沤也。"

〔18〕卒时：度过时日。晋代张协《七命》云："乐以亡戚，游以卒时。"

〔19〕治合：即混合。《太上洞玄灵宝五符序》云："都合五物，皆令阴乾百日，各令二分，治合下筛。"

〔20〕风痹：中医学指因风寒湿侵袭而引起的肢节疼痛或麻木的病症，亦被称为行痹。《素问·痹论》云："其风气胜者，为行痹。"

〔21〕雍种：即臃肿。

〔22〕阴寒：阴部自觉寒冷。《金匮要略》云："夫失精家，少腹弦急，阴头寒，目眩发落，脉极虚芤迟，为清谷、亡血、失精。脉得诸芤动微紧，男子失精，女子梦交，桂枝加龙骨牡蛎汤主之。"

〔23〕阴口：当为阴痿之误写，即阳痿。《素问·五常政大论》云："太阴司天，湿气下临，肾气上从，黑起水变，埃冒云雨，胸中不利，阴痿气大衰而不起、不用。"

〔24〕橐（tuó）下养湿：即阴囊痒湿。橐，口袋，古代也指一种鼓风吹火器。《史记·田敬仲完世家》云："田乞盛阳生橐中，置坐中央。"此处指阴囊。

〔25〕剧：严重、过度。《汉书·扬雄传》云："口吃不能剧谈。"《汉书·赵充国传》："即疾剧，留屯毋行。"

〔26〕馀：多余的，剩下的。宋代王庭珪《和周秀实田家行》云：
"先输官仓足兵食，馀粟尚可瓶中藏。"或为残留的、将尽的。宋代方岳
《农谣》云："漠漠馀香著草花，森森柔绿长桑麻。"

〔27〕涓目：即睊目，眼部不自觉流泪的病症。《诸病源候论·卷二
十八》云："风气客于睑眦之间，与血气津液相搏，使目眦痒而泪出，目
眦恒湿，故谓之睊目。"

〔28〕下溜旁急：小便频急。《灵枢》云："胃中空则宗脉虚，虚则下
溜。"旁急，即膀胱急。

〔29〕农：即脓，疮口流出来的黄白色汁液，是死亡的白血球、细菌
及脂肪等的混合物。《聊斋志异·促织》云："脓血流离。"亦指腐烂。
《齐民要术》云："稻苗长七八寸，陈草复起，以镰水芟之，草悉脓死。"

【释义】

本段所列举的十个处方，或以酒送服药物，或以酒溶解药粉，达到调
和药性增强药效的作用，所涉及的疾病包括外感、内伤等多种杂病，说明
两汉时期酒的药用价值已经得到了较为深入的挖掘以及广泛的应用。

【按语】

《说文解字》认为"医之性然，得酒而使"，酒在中医理论中被认为
有重要的药用价值，并且常常用于辅助或者增强处方的作用。中国的饮用
酒和药酒没有截然的界限，一直到近代都是如此，古代的饮用酒多多少少
在生产过程中都使用了中药材。独立形态的药酒，是现代药政管理制度建
立以后出现的新事物。喝养生酒时，人们往往分不清也不介意喝的到底是
药还是酒，屠苏酒、艾酒、菖蒲酒、菊花酒、椒酒、柏叶酒、桑落酒等概
莫能外。中国人独创了节令酒的概念，在中国的酒史中占有特殊地位。节
令酒既是普通饮用酒，又是药酒，和气候有关，可见中医药的丰富内涵。

九、张家山汉墓医书

乳癰[1]，为[2] 醉[3]。

【注释】

〔1〕癰：即痈，为皮肤或者皮下组织的化脓性炎症。《战国策》云：
"夫疠虽癰肿胞疾。"

〔2〕为：因为，由于。《荀子·天论》云："天行有常，不为尧存，不为桀亡。"

〔3〕醉：饮酒过度。《说文解字》云："醉，卒也。卒其度量，不至于乱也。一曰，溃也。"

【释义】

本段意在阐述饮酒可引起痈脓类疾病的发作。

【按语】

酒性慓悍滑利，善酿湿酝热，加重体内湿热的积聚。《灵枢·痈疽》对痈脓的病机阐述为："寒邪客于经络之中则血泣，血泣则不通，不通则卫气归之，不得复反，故痈肿。寒气化为热，热胜则腐肉，肉腐则为脓。脓不泻则烂筋，筋烂则伤骨，骨伤则髓消，不当骨空，不得泄泻，血枯空虚，则筋骨肌肉不相荣，经脉败漏，熏于五藏，藏伤故死矣。"认为寒邪侵袭，入里化热，灼伤津血骨肉，进而发生痈脓。《金匮要略·肺痿肺痈咳嗽上气病》云："热之所过，血为之凝滞，蓄结痈脓。"可见火热内盛，津血生湿是痈脓的关键病机，而酒助湿热，过度饮酒会加重痈脓的病势。

十、《史记》

《史记·扁鹊仓公列传》："扁鹊[1] 曰：疾之居腠理[2] 也，汤熨[3] 之所及也；在血脉，针石[4] 之所及也；其在肠胃，酒醪[5] 之所及也；其在骨髓，虽司命[6] 无奈之何。今在骨髓，臣是以无请也。"

【注释】

〔1〕扁鹊：姓秦，名越人，战国时郑地人，医术高明。《史记·扁鹊仓公列传》云："扁鹊者，勃海郡郑人也，姓秦氏，名越人。"

〔2〕腠理：皮肤的纹理。西晋左思《魏都赋》云："膳夫有官，药剂有司，肴醑顺时，腠理则治。"

〔3〕汤熨：用热水敷烫皮肤，是中医的一种治疗方法，用热水熨帖患处以散寒止痛。汤，同"烫"，用热水焐（wù），熨，用药物热敷。《素问·玉机真藏论》云："当是之时，可汤熨及火灸刺而去之。"

〔4〕针石：金属针和石针，指用针刺治病。晋代葛洪《抱朴子·广譬》云："和鹊虽不长生，而针石不可谓非济命之器也。"

〔5〕酒醪：汁滓混合的酒，后泛指酒。《汉书·文帝纪》云："为酒醪以靡穀者多。"

〔6〕司命：掌管生命的神。《史记·天官书》云："斗魁戴匡六星曰文昌宫……四曰司命。"

【释义】

本段为扁鹊见蔡桓公时劝谏其及早就医，防止疾病的进一步恶化，体现了疾病的表里观念，随着病位从皮肤、血脉、肠胃最终到骨髓的逐渐深入，其治疗手段分别对应着汤熨、针石、酒醪以及无药可用，而病入胃肠使用酒醪，体现酒醪的涌泄荡涤之性。

【按语】

酒具有良好的药用价值。《本草纲目》云："酒，天之美酿也……少饮则和血行气，壮神御寒，消愁遣兴……"酒本身具有宣通涌泄之性，适量饮用或者合理辅佐药物，可以荡涤肠胃，祛除邪气。《黄帝内经》既有内服醪酒，又有外敷、外搽、药熨等法治疗疾病，体现出古人以酒疗疾的理论思想以及临床应用。

十一、《汉书》

《汉书·食货志》："酒，百药〔1〕之长。"

【注释】

〔1〕百药：泛指各种药物。《逸周书·大聚》云："乡立巫医，具百药，以备疾灾。畜五味，以备百草。"

【释义】

本段提出酒具有药用价值，对于治疗疾病，提升疗效具有重要的作用，是对酒药用作用的高度评价。

【按语】

医事活动从单纯用酒发展到酒与药相结合，从内服用药发展到内服与外治相结合，对疾病的治疗手段日趋综合化，治疗水平逐渐提高。

十二、《黄帝内经》

《素问·汤液醪醴篇第十四》："黄帝问曰：为五谷汤液[1]及醪醴[2]奈何？岐伯对曰：必以稻米，炊之稻薪，稻米者完，稻薪者坚。帝曰：何以然？岐伯曰：此得天地之和，高下之宜[3]，故能至完；伐取得时，故能至坚也。帝曰：上古圣人作汤液醪醴，为而不用[4]，何也？岐伯曰：自古圣人之作汤液醪醴者，以为备耳。夫上古作汤液，故为而弗服也。中古之世，道德稍衰[5]，邪气时至，服之万全。帝曰：今之世不必已[6]何也？岐伯曰：当今之世，必齐[7]毒药攻其中，镵石[8]针艾治其外也。"

【注释】

〔1〕汤液：由五谷酿造成的酒类，其中比较清稀淡薄的称为汤液。张景岳注："汤液醪醴，皆酒之属……汤液者，其即清酒之类欤。"

〔2〕醪醴：由五谷酿造成的酒类，其中比较稠浊味厚的称为醪醴。醪，浊酒；醴，甜酒。

〔3〕高下之宜：地势高低比较适宜，上可以接纳天之阳气，下可以接纳地之阴气。

〔4〕为而不用：酿成之后，用于祭祀和宴请宾客，却不作为药用。

〔5〕道德稍衰：讲究养生，遵循符合养生之道的生活方式的人逐渐减少。

〔6〕已：文中为治愈。柳宗元《捕蛇者说》云："已大风、挛踠、瘘、疠。"

〔7〕必齐（zī）：齐，通"剂"，配伍的意思。必，意为应当、必须。

〔8〕镵（chán）石：砭石。

【释义】

本段阐述了汤液醪醴的酿造方法和疗效。

【按语】

古代用五谷煎煮而成汤液，作为五藏的滋养剂。五谷熬煮后经发酵，便成醪醴，用作五藏的治疗剂。这种汤液醪醴，对后世医学发展有深远的意义。例如现代所用的汤剂，以及方剂中所用的粳米，剂型中的酒剂等，都是从汤液醪醴发展而来的。

《素问·玉版论要第十五》："容色[1] 见上下左右，各在[2] 其要。其色见浅者，汤液[3] 主治，十日已[4]。其见深者，必齐[5] 主治，二十一日已。其见大深者，醪酒主治，百日已。色夭面脱，不治，百日尽已。脉短气绝[6] 死；病温虚甚死。"

【注释】

〔1〕容色：面容色泽。《论衡·变虚》云："容色见于面。"

〔2〕在：诊察，审查。《大戴礼记》云："存往者，在来者。"

〔3〕汤液：五谷制成的汤液，此处并非药液。《史记·殷本纪》云："伊尹以滋味说汤。"

〔4〕已：停止，即疾病停止，身体痊愈。《后汉书·列女传》云："累寸不已，遂成丈匹。"

〔5〕齐：通"剂"，药剂。《礼记》云："凡齐，执之以右，居之以左。"

〔6〕脉短气绝：脉短，气不足；气绝，阳气已消散。短，不足，缺乏。《清稗类钞·战事类》云："西人长火器而短技击。"绝，竭尽，中断。《广雅》云："绝，断也。"

【释义】

本段阐述面部不同部位色泽状态与病情轻重的联系，并提出以汤液、药剂、醪酒进行针对性的治疗。

【按语】

以面容之色泽判断疾病情况，在《灵枢·五色》中亦有所提及："五色之见也，各出其色部。部骨陷者，必不免于病矣。其色部乘袭者，虽病甚，不死矣。""青黑为痛，黄赤为热，白为寒，是谓五官。"色泽不同则病性病位皆有差异，其治法亦存在着区别，醪酒作为病情深重时所运用的治疗方法，说明其药效更为迅猛。

《灵枢·寿夭刚柔第六》：黄帝曰：营卫寒痹之为病奈何？伯高答曰：营之生病也，寒热少气[1]，血上下行。卫之生病也，气痛时来时去，怫忾[2]贲响[3]，风寒客于肠胃之中。寒痹之为病也，留而不去，时痛而皮不仁[4]。

黄帝曰：刺寒痹内热奈何？伯高答曰：刺布衣者，以火焠[5]之；刺大人者，以药熨[6]之。

黄帝曰：药熨奈何？伯高答曰：用淳酒二十升，蜀椒一升，干姜一斤，桂心一斤，凡四种，皆㕮咀[7]，渍酒中。用绵絮[8]一斤，细白布四丈，并内酒中。置酒马矢煴中[9]，盖封涂，勿使泄。五日五夜，出布锦絮，曝干之。干复渍，以尽其汁，每渍必晬其日[10]，乃出干。干，并用滓与绵絮，复布为复巾[11]，长六七尺，为六七巾。则用之生桑炭[12]炙巾，以熨寒痹所刺之处，令热入至于病所；寒复炙巾以熨之，三十遍而止。汗出，以巾拭身，亦三十遍而止。起步内中，无见风。每刺必熨，如此病已矣。此所谓内热也。

【注释】

〔1〕寒热少气：寒热指寒热往来，少气指气短而不通畅。

〔2〕怫（fú）忾（kǎi）：气郁满貌，即气满郁塞的意思。杨上善注："怫忾，气盛满貌。"

〔3〕贲响：有气攻冲而鸣响，即肠鸣。

〔4〕不仁：指麻木、不知痛痒。《类经十二卷·疾病类四》云："若卫气受伤，虚而不行，则不知痛痒，是为不仁。"

〔5〕火焠：即火针等疗法。张介宾注："以火焠之，即近世所用雷火针及艾、蒜、针灸之类。"

〔6〕药熨：即将加热后的药物放在人体的某一部位或一定的穴位处慢慢滚动，使药力与热力纳入体内经络、血脉，进而收到温经通络、散寒止痛等疗效的外治法。

〔7〕㕮（fǔ）咀：嚼的意思。在古时因为没有刀锉等工具，只能将药物咬碎，这个过程就称为㕮咀。《伤寒论》桂枝汤方后注："上五味，㕮

㕮三味，以水七升，微火煮取三升，去滓，适寒温，服一升。"

〔8〕绵絮：在本文中指的是用蚕茧制成的丝绵。

〔9〕马矢煴（yūn）中：指用燃着微火的干马粪去煨。煴，微火。《苏武传》云："凿地为坎，置煴火，覆武其上。"

〔10〕晬（zuì）其日：一昼夜。《灵枢·上膈》云："下膈者，食晬时乃出。"

〔11〕复布为复巾：复布指的是双层布。巾指的是夹袋（古时的人们随身携带的、可以盛放零碎杂物的袋子）一类的东西。复巾指的则是用双层布制成的夹袋。

〔12〕桑炭：桑木炭。

【释义】

本段阐述寒痹病的治疗方法，提出药熨的操作方式以及药包的制作方法，阐述得极为详细，为后世药熨等外治法提供了参考。

【按语】

在中医外治法中，酒同样扮演着重要的角色。药酒外用可以发挥活血化瘀、祛风散寒、温经散寒、消肿止痛等作用，在皮肤顽疾、筋骨痹证等方面均有较多的运用。

《灵枢·经筋第十三》："颊筋有寒，则急引颊移口；有热则筋弛纵缓不胜收，故僻。治之以马膏，膏其急者；以白酒和桂以涂其缓者，以桑钩钩之，即以生桑灰置之坎中[1]，高下以坐等，以膏熨急颊，且饮美酒，啖美炙肉，不饮酒者自强也，为之三拊[2]而已。"

【注释】

〔1〕坎中：地坑中。坎，坑、穴。《礼记·檀弓下》云："其坎深不至于泉。"

〔2〕拊：抚摸。《汉书·外戚传上》云："主拊其背曰：'行矣！'"

【释义】

经筋分手足三阴三阳，合称十二经筋。这里仅举足阳明之筋感受寒邪后所发生的一系列症状为例。寒则收引，热则纵缓。阳明之经筋受病，或转筋，或急引，或㖞僻，或目不合，都是外邪入侵，经筋收引和纵缓所致，所以表现为一侧拘急、一侧纵缓的㖞僻、目不合等症状。由于经筋不与内在的脏腑直接相连，而广布体表，同时寒伤阳，治疗的原则应是补虚祛寒，壮阳抑阴，通络舒筋，调和气血。"急者缓之"，甘以缓急，故用马膏之甘平，以缓其急。"寒者热之"，"虚者补之"，故用马膏热熨急侧，桑炭火烤以祛寒，再食炙肉以补其虚。欲助阳消阴，调和气血，通经络，和肌表，则用白酒调桂末涂敷缓侧，并饮酒、拊摩。同时，用桑钩牵引，以正其㖞僻。

【按语】

本段重在阐述寒热邪气侵犯面颊经络可引发口角歪斜的症状，并提出以马的油脂、药酒外涂以及桑钩牵引的治疗方法。酒的外治方法在《黄帝内经》有所记载，治疗"口僻"所用之桂末等，皆属温热类药物，有温通经络、温阳散寒等功效，以酒和桂外涂患处，意在借助二者的辛温之性宣散风寒湿邪。

《灵枢·营卫生会第十八》："黄帝曰：人饮酒，酒亦入胃，谷未熟而小便独先下何也？岐伯答曰：酒者，熟谷之液[1]也。其气悍以清[2]，故后谷而入，先谷而液出焉。"

【注释】

〔1〕熟谷之液：指酒是谷物经过腐熟以后酿制而成的液体。

〔2〕清：应作"滑"，滑利之意。

【释义】

本段阐述酒具有慓悍滑利的特性。

【按语】

《素问·经脉别论》云："饮入于胃，游溢精气，上输于脾，脾气散精，上归于肺，通调水道，下输膀胱，水精四布，五经并行。"酒性辛温滑利，善于走窜通泄，因此可加快水液之输布流转。本段亦是《黄帝内经》生理观的体现。

《灵枢·论勇第五十》："黄帝曰：怯士之得酒，怒不避勇士[1]者，何脏使然？少俞曰：酒者，水谷之精，熟谷之液也，其气慓悍[2]，其入于胃中则胃胀，气上逆满于胸中，肝浮胆横[3]。当是之时，固比于勇士，气衰则悔。与勇士同类，不知避之，名曰酒悖也。"

【注释】

[1] 怒不避勇士：怯懦的人醉酒之后发怒，胆大、气壮，和勇士相去无几。避，去也，差别。《苍颉篇》云："避，去也。"

[2] 慓悍：轻疾之意。王冰注："慓，疾也。悍，利也。"

[3] 肝浮胆横（hèng）：此处是肝气浮动、胆气恣横的意思。横，恣也。

【释义】

本段阐述酒可以对人的情志产生影响，使人呈现亢奋的状态。

【按语】

情志的亢奋是饮酒后的重要的表现，历代文人墨客亦喜趁醉意泼墨抒情，如王羲之的《兰亭序》、李白的《将进酒》、苏轼的《临江仙》等传世之作，皆为醉意之下所成。

《灵枢·经脉第十》："经脉十二者，伏行分肉之间，深而不见；其常见者，足太阴过于外踝[1] 之上，无所隐故也。诸脉之浮而常见者，皆络脉[2] 也。六经络[3] 手阳明少阳之大络，起于五指间，上合肘中。饮酒者，卫气先行皮肤，先充络脉，络脉先盛，故卫气已平[4]，营气乃满，而经脉大盛。脉之卒然动者，皆邪气居之，留于本末[5]，不动则热。不坚则陷且空，不与众同，是以知其何脉之动也。"

【注释】

[1] 外踝：足太阴脾经属阴脉，走内踝，此处应为"内踝"，"外踝"应是误字。

[2] 络脉：指由经脉分出来的支脉，有别络、浮络、孙络之分。

[3] 六经络：指手、足六经的络脉。

[4] 平：在此作"满盛"解。

[5] 留于本末：指邪气滞留于经脉循行自本至末的通路上。

【释义】

饮酒之后，酒液会温升卫气走行于表位的皮肤肌腠，鼓动气血进而充盈经络血脉，使人呈现营卫充盈、经脉盈满的状态，提出适量饮酒有助于气血周流、营卫循行、通调经络血脉。

【按语】

酒为水谷之精气，其性慓悍轻疾、清纯滑利，可推动营卫的循行，进而使经络之气盈满充盛。酒独特的性质对于人体生理及病理状态均可产生独特的作用，这也让酒在医疗活动中发挥了巨大的作用。从汉字演化角度看，古代"殹"字，上半部"医"与"殳"，指针装医袋、竹刀，古医以刀、针为主，而巫医盛世，自是加"巫"了。后来，酒被大量使用并被推崇，由是"医"下，"巫"便为"酉"了。

《素问·缪刺论篇第六十三》："邪客于手足少阴太阴足阳明之络，此五络，皆会于耳中，上络左角[1]，五络俱竭，令人身脉皆动[2]，而形无知也，其状若尸，或曰尸厥[3]，刺其足大指内侧爪甲上，去端如韭叶，后刺足心，后刺足中指爪甲上各一痏，后刺手大指内侧，去端如韭叶，后刺手心主，少阴锐骨之端各一痏，立已。不已，以竹管吹其两耳，鬄其左角之发方一寸，燔治[4]，饮以美酒一杯，不能饮者灌之，立已。"

【注释】

〔1〕上络左角：向上通过络脉和左耳旁边的额角相联系。

〔2〕身脉皆动：指全身的经脉都受到影响。

〔3〕尸厥：突然昏厥，状如死尸一样，所以称为"尸厥"。《素问·本病论》云："神游失守其位，即有五尸鬼干人，令人暴亡也，谓之曰尸厥。"

〔4〕燔治：烧制成粉末。

【释义】

本段阐述了邪气侵犯手足少阴、太阴、足阳明之络脉引发的症状，并提出具体的针刺的位置，并强调通过饮酒辅助治疗效果。

【按语】

　　手足少阴、太阴和足阳明五络，皆会于耳，上于额角。若邪气侵犯，五络闭塞不通，因而突然神志昏迷，不知人事，名曰尸厥之症，但全身血脉皆在搏动。可剃其左角之发约一方寸，烧制为末，以美酒一杯同服。如口噤不能饮者，则灌之。

第二篇

学术传承

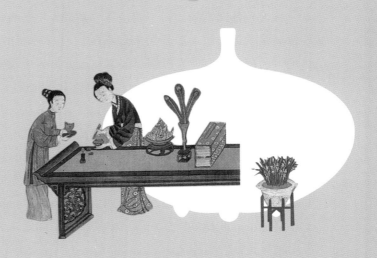

第三章　中华酒文化

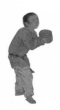

第一节　酒的起源

在中华民族悠久的历史长河中，酒历来是人们感兴趣的话题。酒含有矿物质、有机酸、糖类以及某些维生素，但这些成分都不是主要的，具有这些成分的饮料还不能称之为酒，还不能使人着迷。酒最关键的成分是酒精，可以这样给酒下定义：含有酒精的饮料。只要是酒，就或多或少带有酒精，并带有或浓或淡的酒精的气味和味道，否则就很难称之为酒。酒，是一种人人都知道的饮料，而且几乎是世界上所有民族都喜爱的饮料。酒不像其他饮料那样主要是用来解渴的，它有独特的魅力，它能使人兴奋、热情、迷醉，甚至使人沉溺。但事实上，世界上没有哪个民族比中国人更懂酒。有一位研究汉学的西方学者曾经深情地说："中国的文明史，几乎是蘸着酒写成的。"又如阎肃老先生写下的歌词："细想想酒文化渊源长久。谈古今，论掌故，酒韵悠悠。奇文妙事代代有，豪放委婉各千秋。上伴河山抒锦绣，上溯直达夏商周。"的确，中国的酒文化博大精深，在源远流长的华夏文明中，与国计民生密切相关的微生物酿造，尤其是利用霉曲糖化发酵的独特酿酒技艺，和四大发明一样同受世人青睐。古往今来，岁月悠悠，玉液琼浆俨然映射出中华民族的灿烂文化，醉味芬芳亦无不弥漫于炎黄子孙的璀璨文明之中。

一、传说故事

古籍中关于酒的论述很多。如秦代吕不韦《吕氏春秋》、西汉刘向《战国策》等认为是夏禹的臣属仪狄"始作酒醪";东汉许慎《说文解字》云"杜康作秫酒";晋人江统《酒诰》云"酒之所兴,肇自上皇,或云仪狄,一曰杜康。有饭不尽,委余空桑,郁结成味,久蓄气芳";而《本草纲目》却认为"酒自黄帝始";西汉刘安《淮南子》中云"清醠之美,始于耒耜";还有根据唐代李肇《唐国史补》、明代李日华《蓬栊夜话》等提出"猿猴造酒说";依《晋书》《周礼》等有关天上酒旗星的记载而流传的"天星造酒"等美丽传说。

(一)天星造酒

天星造酒,也有人称之为"上天造酒"。李白在《月下独酌·其二》一诗中有"天若不爱酒,酒星不在天"的诗句。东汉末年以"座上客常满,樽中酒不空"自诩的孔融,在《与曹操论酒禁书》中有"天垂酒星之耀,地列酒泉之郡"之说。经常喝得大醉,被誉为"鬼才"的诗人李贺,在《秦王饮酒》一诗中也有"龙头泻酒邀酒星"的诗句。此外如"吾爱李太白,身是酒星魄""酒泉不照九泉下""仰酒旗之景曜""拟酒旗于元象""囚酒星于天岳"等等,都有"酒星"或"酒旗"这样的词句。窦苹所撰《酒谱》中,也有酒是"酒星之作也"的话,意思是酒是天上"酒星"所造的。诚然,酒自"上天造"之说,并无科学论据,仅仅是文学作品里,诗客文人的浪漫想象罢了。古人往往将年代久远而无从查考同时又神妙玄奇的事物的起源之功归于上天,这正反映了人们对自然万物认识的浪漫主义情怀。

(二)猿猴造酒

最原始的"酒",是野生花果经过堆积,自然地发酵形成的花蜜果酒,称为"猿酒"。"猿猴造酒",听起来很荒唐,其实有部分科学根据。远古时代,天然的酿酒材料,就是野果,野果含糖分,可以直接发酵,生成酒精和二氧化碳等,散发出酒的气味来。关于"猿猴造酒"的记载,在古书中也屡见不鲜。明朝人李日华撰写的《紫桃轩杂缀·蓬栊夜话》中曾记载:"黄山多猿猱,春夏采杂花果于石洼中,酝酿成酒,香气溢发,闻数百步。野樵深人者或得偷饮之，不可多，多即减酒痕，觉之，众猱伺得人，必嬲死之。"《清稗类钞·学西偶记》中记载："粤西平乐等府，山中多猿，善采百花酿酒。樵子入山，得其巢穴者，其酒多至数百石。饮之，香美异常，名曰猿酒。"猿猴居深山老林中，有可能遇到成熟后坠落又经发酵而带有酒味的果子。它们就将果子采集放在"石洼"中，堆积的水果受到自然界中酵母菌的作用而发酵，在石洼中将一种被后人称为"酒"的液体析出。因而，猿猴采花果酝酿成酒是完全可能的，也是合乎逻辑与情理的。不过猿猴的这种"造酒"，充其量也只能说是"带有酒味的果汁"，与人类的"酿酒"是有本质区别的。

"猿猴造酒"的古代传说正是建立在这种天然果酒的基础之上。清代文人李调元在他的著作中记叙道："琼州多猿……尝于石岩深处得猿酒，盖猿以稻米杂百花所造，一石六辄有五六升许，味最辣，然极难得。"这些不同时代、不同人的记载，起码可以证明这样的事实，即在猿猴的聚居处，多有类似"酒"的东西发现。

猿猴是十分机敏的动物，它们居住于深山老林中，在枝叶间攀缘腾跃，出没无常，很难活捉到它们。后来人们经过细致观察，发现了猿猴有嗜酒的习惯。于是，人们在猿猴出没的地方，摆几缸香甜浓郁的美酒。猿猴闻香而至，先是在酒缸前踌躇不前，接着便小心翼翼地用指蘸酒吮尝，时间一久，没有发现什么可疑之处，终于经受不住香甜美酒的诱惑，开怀畅饮起来，直到酩酊大醉，乖乖地被人捉住。

猿猴虽然聪明，却经不起酒的诱惑。那么，我们可能提出疑问，猿猴第一次喝的酒是从哪里来的呢？显然是天然酿成的果酒，而且猿猴肯定喝过多次，成了"酒鬼"才会上人类的当。

这种类似"酒"的东西缘何产生，到底是猿猴生物学适应自然的本能性活动，还是其有意识、有计划的原始生产活动，是值得研究的。要解释这种现象，还得从酒的生成原理说起。

酒是一种发酵食品，是由一种酵母菌的微生物分解糖类产生的。酵母菌是一种分布极其广泛的菌类，在一些含糖分较高的水果中更容易繁衍滋生。当成熟的野果坠落下来后，由于受到果皮上或空气中酵母菌的作用而生成酒，是一种自然现象。日常生活中，在腐烂的水果摊位，常常能嗅到由于水果腐烂而散发出来的阵阵酒味儿。猿猴在水果成熟的季节，贮存大量水果于石洼中，堆积的水果受自然界中酵母菌的作用而发酵，在石洼中类似"酒"的液体析出。析出的液体"酒"，还有一种特别的香味。猿猴能"造"出酒，这是合乎逻辑的事情。当然，猿猴从最初尝到发酵的野果到主动去酝酿成酒，是一个漫长的过程。究竟漫长到多少年，还有待考究。

（三）仪狄酿酒

我国古代史籍中屡屡提到，人工酿酒产生于文明时代开始之前的远古传说时期。相传夏禹时期，有一个叫仪狄的女官发明了酿酒。公元前 2 世纪史书《吕氏春秋》中记载："仪狄作酒。"战国时期成书的《世本》也云："仪狄始作酒醪，变五味。少康作秫酒。"人们认为酒的最早发明者是仪狄。稍后的《战国策》云："昔者，帝女令仪狄作酒而美，进之禹。禹饮而甘之，曰：'后世必有以酒亡其国者。'遂疏仪狄而绝旨酒。"这段讲的是，大禹喝了仪狄造的美酒，觉得味道甘美，但是大禹清醒地意识到这种美味的酒会使人沉迷其中，终有一天会给人们带来祸患，于是疏远仪狄。根据以上的传说，我们不仅可以知道仪狄造酒的大概时间，而且看出大禹不愧是一代英明的君主，他能抵御美酒的享受，理智认识到沉湎于酒会误国误事。后世大部分文献中也一直沿用这种观点，将大禹厌酒与饮酒无度的夏桀、商纣形成对比，来劝诫人们不要过度饮酒。仪狄酿酒的传说，让我们了解到酒作为饮料及调味品，在大禹时已经出现并流行。现代学者朱冀中也认为仪狄首创酿酒，他说："酒之作尚矣，仪狄作酒醪，杜康作秫酒，以善酿得名，盖抑始于此。"

（四）杜康酿酒

人们将杜康奉为中国的酒祖，千百年来受人敬仰，历代的人们把杜康当成发明酒的鼻祖。根据史书的记载，杜康酿酒的过程是"有饭不尽，委之空桑，郁结成味，久蓄气芳，本出于代，不由奇方"。意思是偶然一次，杜康把没有吃完的剩饭放在空桑之中，过了一段时间之后，饭经过自然发酵，散发出一种芬芳的气味，并流出一种液体，杜康感觉很好奇，取其液体品尝后觉得味道甘美。杜康受到剩饭发酵的启发，发明了酒。

有很多人支持杜康酿酒的说法，宋朝张表臣在《珊瑚钩诗话》写道：

"中古之时，未知曲蘖，杜康肇造，爰作酒醴，可名酒后。"他也认为是杜康发明了酒，人们才有了可以享用的美味。再到后世，大诗人李白说过的"何以解忧，唯有杜康"更成为关于酒的名句。尽管传说中，发明酿酒主要是仪狄和杜康，但是后世对杜康崇拜远远高于仪狄，据推测原因也许是说到仪狄，人们会想到大禹所说的因酒误事，谈到酒始作者，人们更倾向于杜康。现在人们不仅用杜康来形容美酒，杜康一词也作为酒的名称了。

此外，在中医经典《素问·汤液醪醴论》中，曾记载了一段黄帝与岐伯的对话，较为系统地论述了古人酿酒、饮酒的文化源于何时。

> 黄帝问曰：为五谷汤液及醪醴奈何？
> 岐伯对曰：必以稻米，炊之稻薪，稻米者完，稻薪者坚。
> 帝曰：何以然？
> 岐伯曰：此得天地之和，高下之宜，故能至完；伐取得时，
故能至坚也。

从这段对话可以得知"五谷汤液"或"醪醴"，其实就是上古时期的甘浊的酒，当然也可以泛指所有酒类。但是时人却并没有将其当作饮品，而是用其治病，"饮者，精神焕发；药者，强身健体"，其实就从侧面证实了"醪醴"是药酒的说法，也就是正常饮用可以提振精神，入药则可以强身健体治病救人。

由上可知，无论是天星造酒、猿猴造酒，还是仪狄、杜康造酒，或是黄帝上古时期的"五谷汤液"或"醪醴"，均表明"酒"与我们人类文明史过程持续相伴随。

二、溯本求源

论酒之溯源，上述古人如此，今之学者又是如何呢？一个重要的背景，是今人掌握的知识远较古人渊博，文献查询更易，获取的信息更多。综合各家论述，对此问题大致具有以下三个特征：

一是对酿酒起源时期的争论，和古人一样依旧见仁见智，众说纷纭，无法统一，故在此不再赘述。

二是对于酿酒起源时期虽不乏曲折迁回，但总体上呈现时间上移趋

势。例如《中国化学史论文集》（1956 年）认为我国谷物酿酒的起源是始于仰韶文化与良渚文化之间；《中国酒曲集锦》中"曲蘖酿酒的起源与发展"（1985 年）一文认为谷物酿酒就是起源于仰韶文化；《中国科学技术史·化学卷》（1998 年）推断谷物酿酒可能源于新石器时代之前。综合上述专著论述，酿酒起源较早，可能与我们人类文明史同步。

三是关于蒸馏酒的起源，如《本草纲目》中明确记录"烧酒非古法也，自元始创其法"，李时珍博览群书，见多识广，且其生活年代距元朝并不远，故其观点有力地论证了烧酒的历史，充其量不过距今六七百年。据此可知，无论是孔子所喝的酒，还是曹操、李白、苏东坡所喝的酒，都不可能是今日所见的通过"蒸馏"而得到的白酒。

事实上，今人在考究酿酒起源上，也基于古人论述，并结合考古成果，有了进一步的认识。如《中国科学技术史·化学卷》中明确提出"特别是伴随新石器时代而到来的农业振兴，制陶术的出现，表明谷物酿酒的社会物质条件已经成熟了，谷物酿酒由此肇兴。到了仰韶文化时期……酿酒、喝酒已成为社会生活的重要内容。在龙山文化时期，粮食更多了，酿酒逐渐普及并初具规模"。并进一步断定"我国谷物酿酒时期，大约始于新石器初期；到了夏朝，已有了较大发展，而真正蓬勃发展的年代约始于春秋战国、秦汉初期"。

三、考古发现

随着人类文明的不断进步，科学技术的日新月异，我国考古事业也呈现出勃勃生机的局面。各类古代的酒器、丰富的谷物遗存、酿酒遗址，甚至古酒本身都从考古发掘中大量涌现。在距今七八千年的文化遗址中均有着古代酒文化的痕迹，如河姆渡文化晚期遗址中发现的陶盉；裴李岗遗址中发现的陶壶；偃师二里头早期遗址中已有爵、斝等组合酒器出现；三星堆遗址出土的杯、觚、壶等陶器和青铜酒器；大汶口文化墓葬中发掘的组合酒器，如发酵用的陶尊，滤酒用的漏缸，蒸煮具鼎、甗，以及贮酒用的陶瓮；而西安半坡村遗址再现了距今 7 000 多年的造型如"酉"字的陶器。

酿酒遗址的相继发现，为我国酿酒考古工作提供了最好实证。如郑州二里岗是商代酿酒作坊，河北台西殷代遗址酒坊，四川水井街酒坊遗址出土的各类遗迹、遗物，上至商代下延至今向人们展示了一幅我国传统酿酒工艺历程的生动画卷。此外还有列为 2002 年度"中国十大考古新发现"的江西李渡烧酒作坊遗址，堪称目前年代最早、时间跨度最长（元-明-清至今），且富有鲜明地方特色的大型古代烧酒作坊。酿酒遗址的发现，恰如一本本无字的史书，一部部无声的动画，向我们悄悄诉说和演示着远古岁月的制酒情景。

此外，还有考古发掘中保存完好的古代酒液，则又是研究酿酒起源的活化石，如河北平山中山王墓中出土的圆、扁壶中所存之战国古酒，打开壶盖仍散发出醉人的香气；而河南信阳蟒张店商墓中的铜卣中，还保存着我国目前所见的最早（距今约 3 000 年）的酒液；2003 年 6 月西安市北郊发掘到目前容量最多的青铜锺装西汉美酒。这些考古遗址、器物及实物的出现，为酒的起源提供了充足的客观证据，也进一步证明"酒"的源头很早，伴随我们文明进程的全程。但这些酒当均属于"酿造酒"，酿造酒是先秦人民集体智慧的结晶。结合我国古代文献中关于酒的记载，如《周礼》《礼记》《仪礼》等中有关于酿酒的原料、技术以及饮酒礼仪的介绍，周代时人们根据生产经验已经总结出酿酒的六个要领："秫稻必齐，曲糵必时，湛炽必洁，水泉必香，陶器必良，火齐必得，兼用六物，大酋监之，毋有差贷。"可以推断，至少在夏商周时就有酒了。

四、蒸馏酒产生

根据学者们研究，蒸馏酒产生的时间有唐代说、宋代说、元代说等，但可以确定先秦时期是没有蒸馏酒。蒸馏酒的制酒技术是随着当时生产力进步而产生的，先秦时期的生产技术还达不到生产"蒸馏酒"的标准。蒸馏酒也称之为"烧酒"。我国"烧酒"一词，最早在秦汉时期出现文字记载，即《神农本草经》中的"若得酒及烧酒服，则肠胃腐烂顷刻""亦可以汁熬烧酒，藏之经年，味愈佳"。基于《神农本草经》原书在传播过程中失传，现传版本属于辑复本，且《神农本草经疏》作者为明朝缪希雍，内容是否有改动无法确定，而且如果秦汉时期有"烧酒"，也和明代时期的"烧酒"意义不一样；且有学者考证唐宋文献中提到的"烧酒""烧春"应该是一种温酒的方法；前文也有提到，李时珍提出"烧酒非古法也，自元时始创"的说法，由此观之，至少在明以前有了"蒸馏酒"，即"烧酒"。但也有学者根据《后汉书》和《神仙传》的记载，认为蒸馏酒的上限为东汉，这与《神农本草经》等古籍记录具有一致性，也能吻合魏晋名士风流。且有实验证明，上海博物馆藏的东汉青铜蒸馏器，不仅可以用来蒸馏酒，还可以用来提取花露或某些药物的成分，为这一论断提供了实物支撑。

此外，"烧酒"在唐代应该比较常用，如陈藏器《本草拾遗》中"甑气水""以器承取"等记载，唐代永泰公主墓中的青瓷小酒杯以及《西南彝志》第十五卷"播勒土司"中第十节"论宏伟的九重宫殿"中记道"酿成醇米酒，如露水下降"，这就正如同李时珍所记载"用器承取滴露"，与今时之"蒸馏"技术吻合。北宋苏轼在《物类相感志》中有"酒中火焰，以青布拂之自灭"的记载，佐证蒸馏酒技术在当时已经具备，因为酿造酒很难达到燃烧等境地，且河北省承德地区发现一套金代铜烧酒锅，用这套设备进行蒸馏实验证明了蒸馏的可能。

李时珍在《本草纲目》中云："烧酒非古法也，自元时始创其法，用浓酒和糟入甑，蒸令气上，用器承取滴露……味极浓烈，盖酒露也。"又云："烧酒，纯阳毒物也，面有细花者为真，与火同性，得火即燃，同乎焰硝。"这说明，明代以前已经具备与今时相似的"蒸馏酒"技术。

综上所述，至少元代我国人民已经掌握了完备的蒸馏酒制作方法。通过古文献可以查证到蒸馏酒制作的详细记载，加上发现了江西李渡烧酒作坊遗址，证明了蒸馏酒至少是起源于元代，但从《外台秘要方》《本草拾遗》可以证明，最晚在唐代，我国劳动人民即知道了蒸馏设备和蒸馏方法。

第二节　酒的故事举隅

一部中华文明史，也是酒的历史。有关酒的记载和故事数之不尽，本节摘取其中极少部分内容以飨读者。

一、最早记载药酒制作工艺的书——《养生方》

酒，有"百药之长"之称，入药历史悠久。将强身健体的中药与酒融为一体，称之为"药酒"。药酒不仅配制方便，而且因为酒精是一种良好的溶剂，使得中药的难溶于水的有效成分可易溶于酒中，药借酒力、酒助药势充分发挥其效力，提高疗效。目前有关药酒最早的炮制生产工艺的记载，是马王堆汉墓出土的《养生方》。《养生方》主要记载了养生药方，其中，就包括了中国最早的药酒酿方。

《为醴》篇中提到："为醴，取黍米、稻米……稻醴熟，即每朝厌歠。"《为醪酌》讲道："为醪酌：以美酒三斗渍麦……成醪饮之。以称醴煮蘁。"这些都是酿造药酒的方式，但遗憾的是，酿方有所缺失。《养生方》"醪利中"的第二方有记载用漆（泽漆）、节（地节）、黍、稻、乌喙等原料酿制成的药酒，而这也是现存关于药酒工艺的最早最完整记录。既有药酒制作过程："为醪，细斩漆、节各一斗，以水五浚，以汁煮紫威。""取乌喙三颗，干姜五，焦，凡三物，甫投之。"又包含了使用方法："先置罋中，即酿黍其上，汁均沃之，又以美酒十斗沃之，勿挠，涂之。""已饮，身体痒者，摩之。"还有功能效用描述："服之百日，今目明耳聪，末皆强，病及偏枯。"

二、记载酒的最早文字

我国最早可考的文字即"甲骨文"，其次便是"金文"，也称之为"钟鼎文"或者"铭文"。事实上，在甲骨文、金文中早就出现了酒字以及与酒有关的醴、尊、酉等一系列文字。经过甲骨文（商）→金文（周）→大篆（战国）→小篆（秦）→隶书（汉）→楷书（魏晋）的演变（图3-1），最终形成现代"酒"字。

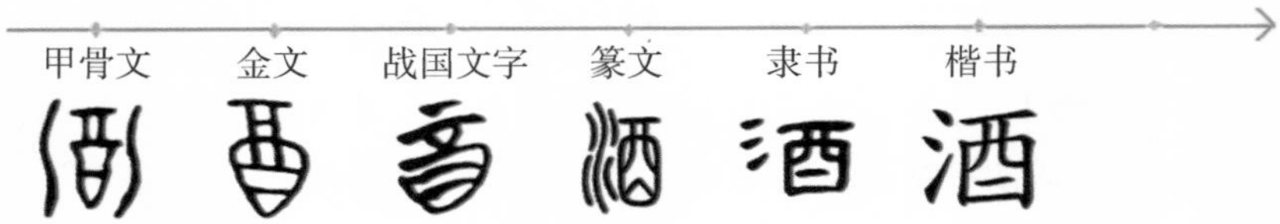

| 甲骨文 | 金文 | 战国文字 | 篆文 | 隶书 | 楷书 |

图3-1 "酒"字演变

人们用坛子盛酒，于是最早的酒字就是酒坛的象形——"酉"字。酉字，象形兼会意字。甲骨文、金文字形像酒坛。酉字下面是"西"，上面是"一"。"西"本指"西方"。在我国古文化中，西方应"秋季"。"秋季"意味着"庄稼成熟"。故"西"转义指"谷物成熟"，其字形像酒坛。"一"指"酒坛里的内容物"。

由于西字还表示时间（酉时）和方位（西方），为了不混淆，后来"酉"字加三点水成了"酒"字。酒，会意字，从水，从酉。"酉"本义就是酒；"酉"亦兼表字音。酒的本义：用高粱、大麦、大米、葡萄或其他水果发酵制成的饮料。

《汉书·食货志》中云："酒，百乐之长。又，酒者，天下之美禄。"可见自古美酒就被看作好东西。《说文解字》中也云："酒，就也。所以就人性之善恶。"故酒字起源与酉字同，也足见"酒"在我们文化传承中的重要性。

三、最早的酿酒规章——"造酒六必"

最早的酿酒规章出自《礼记》，原有《大戴礼记》与《小戴礼记》。《大戴礼记》称为《大戴礼》，《小戴礼记》即常谓之《礼记》，据传为孔子的七十二弟子及其学生们所作，西汉戴圣所编。《汉书》云："《记》百三十一篇，七十子后学所记。"书中记述个人修身、教育、教学之法、学制、政治、以教化政、大同社会、礼制与刑律等。其中有《月令》一篇，按一年十二月，逐月记载每月的天象特征和天子所宜居处、车马、衣服、饮食及所当实行的政令等；在《月令》中提出："乃命大酋，秫稻必齐，曲糵必时，湛炽必絜，水泉必香，陶器必良，火齐必得。兼用六物，大酋监之，毋有差贷。"

"乃命大酋"——命令酒官之长（殷周时期，称酒官之长为"大酋"）。

"秫稻必齐"——精选和辨别高粱、水稻等酿酒原粮；"齐"可以包括两层含义，即精选籽粒饱满、整齐划一的谷物，而且要数量充足、齐备。《齐民要术》卷七《笨曲并酒》记载的河东颐白酒法云："日西，淘米四斗，使净，即浸。"

"麴蘖必时"——选择在适当的时节加入曲蘖以酿酒；曲在酿造过程中能使"糖化"与"酒化"同时进行，互相催化，所得到的酒精浓度高，可以酿出度数较高的酒品；"蘖"所造的酒，酒化力弱，酒精浓度较低且酒味较薄，故后人用"蘖"来生产麦芽糖或饴糖，而把主要精力用在制麴方面；宋应星《天工开物·麴蘖》："古来麴造酒，蘖造醴，后世厌醴味薄，遂至失传，则并蘖法亦亡。"酿酒的关键是制作酒麴。

"湛炽必絜"——指在用生水浸泡谷物和加热或炊熟谷物的过程中，必须保持用水、用具的清洁。

"水泉必香"——酿造过程中必须用优质且香的泉水。

"陶器必良"——指酿造发酵过程和盛酒、储酒过程中所用陶器必须是完好无缺，没有渗漏。

"火齐必得"——在发酵蒸煮过程中必须掌握好火候，温度要适宜。

"兼用六物"——强调酿酒过程必须按照以上六大操作规范进行，缺一不可。

"大酋监之"——由酒官之长负责监督酿造生产。

"毋有差贷"——不得出现任何纰漏和差错。

这就是名垂后世的《礼记·月令》"造酒六必"原则，直到现在仍被认为是造酒技术的精华。可以看到，其中对于造酒的时间、原料的准备及其选择标准、大酋对造酒事务的严格监管等，都进行了明确的规定。其中"秫稻必齐""麴蘖必时""水泉必香"是造酒的核心。有人将"秫稻"比喻为酒之"肉"；将"麴蘖"比喻为酒之"骨"；将"水泉"比喻为酒之"血"。这一比喻形象地道出了酿酒技术的关键。

四、最早的禁酒令——《酒诰》

收录在《尚书·周书》中的《酒诰》，被认为是最早的禁酒令之一，它是周公旦所著。《尚书》记录了距今 4 000 年到 2 600 年间虞、夏、商、周时期，涉及政治、宗教、思想、哲学、艺术、法令、天文、地理、军事等诸多领域，包括《商书》《周书》《虞书》《夏书》等四部分五十八篇，是上古文化《三坟五典》遗留著作，是儒家经典之一，在我国历史上具有重要地位。《酒诰》是《尚书·周书》中的一部分，记录了周公命令康叔在卫国宣布戒酒的告诫之词。起因背景是殷商贵族嗜好喝酒，王公大臣酗酒成风，荒于政事，周公担心这种恶习会造成天下及政事大乱，所以让康叔在卫国宣布戒酒令，不许酗酒，规定了禁酒的法令。具体内容主要包括以下几点：限制饮酒时间，只有在祭祀时才能饮酒；规范饮酒行为，饮酒时应保持道德自制，避免醉酒；减少酿酒活动，鼓励减少酿酒以节约粮食资源；处罚违规行为，对随意聚众饮酒的行为持严厉态度，严重者甚至会受到死刑。

此外，大盂鼎上也有关于禁酒的记载，但这些内容更多的是对历史经验的总结和对未来行为的劝诫，而不是具有法律效力的禁酒令。因此，虽然大盂鼎上的铭文也反映了当时的社会风俗和政治理念，但它并不等同于正式的法律条文。故最早的禁酒令当属于——《酒诰》。

五、帝辛的酒池肉林

酒池肉林是中国商朝最后一位君主帝辛——"商纣王"所创的一种享受方式。纣王不仅残暴，而且因声色犬马臭名远扬。纣王镇压有苏氏暴乱，有苏氏兵败只好献出自己国色天香的爱女妲己，并叮嘱妲己一定要报这个丧国之仇。妲己长得天姿国色，美丽脱俗，受父亲安排后只好入宫陪伴纣王，以换取父母的平安。纣王沉迷于妲己美色，对妲己言听计从，妲己想方设法怂恿纣王做伤天害理的事情。纣王为了讨妲己的欢心，对她的要求是百依百顺。他在商都附近建了一座豪华壮丽的"鹿台"，还因为妲己喜欢歌舞，就令乐师师涓创作柔靡的音乐，在宫中彻夜欢歌以供妲己取乐。妲己伴着"靡靡之音"起舞，妖艳迷人，于是纣王不理朝政，日夜宴游。纣王还让人挖了一个十丈长、五丈宽、两丈深的大池子，池中倒满了酒，又让人宰杀了数百头牲畜、飞禽，把它们身上最鲜嫩的肉切下来，精心烤炙，然后悬挂在周围的树枝上，这就是中国历史上的酒池肉林。纣王的纵欲无度，奢侈无道，激起了人民的反抗。周武王趁机发动各路诸侯伐纣，在牧野战，一举灭商，纣王无处可逃，便在鹿台穿着珠宝彩衣自焚。

《史记·殷本纪》中记载，商纣王"以酒为池，悬肉为林，使男女倮，相逐其间，为长夜之饮"。此事亦见《韩非子·说林》及《语衡·语增》。"酒池肉林"原指统治者荒淫腐化、极端奢侈的生活，后世用来比喻某些人的生活极度奢侈，纣王也因此变成了暴君的代表。酒池肉林成为荒淫奢侈生活的代名词，成为后世君王引以为戒的教训。1999 年有考古学家在偃师商城内发现大型人造水池，长约 130 米，宽约 20 米，现有深度为 1.5 米，可能是"酒池肉林"之原型。

六、鲁酒围邯郸

"鲁酒围邯郸"堪称我国历史上第一场有历史记录的因酒而引起的战争。最早出自《庄子·胠箧》："鲁酒薄而邯郸围。"根据古书记载有两种说法。

《淮南子》云："楚会诸侯，鲁赵俱献酒于楚王，鲁酒薄而赵酒厚。楚之主酒吏求酒于赵，赵不与，吏怒，乃以赵厚酒易鲁薄酒，奏之。楚王以赵酒薄，故围邯郸。"这记录的是战国时，楚国最强。有一次楚王在郢都会见诸侯，各国都带着礼物进贡讨好，鲁国和赵国都带来自己酿制的酒献给楚王。楚国管酒官品尝后发现，这两个国家酿酒的品质实在差距太远，赵国的酒味美醇厚，而鲁国的酒滋味寡淡，出于私心向赵国使臣讨酒，使臣因带的酒少，婉言拒绝。管酒官怀恨在心，竟把两国的贡酒换了坛子。楚王早听说赵酒好，可品尝后发现没味道，以为是赵王有意戏弄他。大怒，立刻派兵包围了邯郸。

另有记录是唐代陆德明释文："楚宣王朝诸侯，鲁恭公后至而酒薄，宣王怒，欲辱之。恭公不受命，乃曰：'我周公之胤，长于诸侯，行天子礼乐，勋在周室。我送酒已失礼，方责其薄，无乃太甚！'遂不辞而还。宣王怒，乃发兵与齐攻鲁。梁惠王常欲击赵，而畏楚救。楚以鲁为事，故梁得围邯郸。言事相由也，亦是感应。"

其大意是说有一日，战国霸主楚宣王召集各路诸侯会盟，鲁恭公迟到，楚宣王对此本就颇有微词，再到尝到鲁恭公带来的酒时，更是怒火中烧，对其指责有加。鲁恭公回说道，我是周公后代，爵位也是王爵，来此献酒已是自贬身价，你现在居然还指责其滋味寡淡，实在是欺人太甚。鲁恭公说完便启程回国了。楚宣王闻后大怒，下令楚国军队助齐攻打鲁国。而此时的魏惠王一直想发兵攻赵，可是又怕赵国的盟友楚国会干预而久久不敢实施，现如今楚军正发兵攻打鲁国，可谓是分身乏术，必定无暇顾及赵国，于是魏惠王便立即借故回国，下令发兵伐赵，果然很快就包围了邯郸。

这个典故本意是说"鲁酒味淡薄"与赵国本不相干，可赵国的国都邯郸反而因此被围，后遂用"鲁酒围邯郸"比喻无端蒙祸或莫名其妙受到牵扯株连。

仔细揣摩这个故事后会发现，无论是说法一还是说法二，邯郸城的被围都是有其间接或者直接的原因。虽然并不是好的结局，但其实还是有因果联系的，所以在生活中我们还是要"勿以恶小而为之，勿以善小而不为"。

七、曹操青梅煮酒

《三国演义》中原文为：操执玄德手，直至后园，曰："玄德学圃不易！"玄德方才放心，答曰："无事消遣耳。"操曰："适见枝头梅子青青，忽感去年征张绣时，道上缺水，将士皆渴；吾心生一计，以鞭虚指曰：'前面有梅林。'军士闻之，口皆生唾，由是不渴。今见此梅，不可不赏。又值煮酒正熟，故邀使君小亭一会。"玄德心神方定。随至小亭，已设樽俎：盘置青梅，一樽煮酒。二人对坐，开怀畅饮。

这一幕，大家都非常清楚，两位千古英雄围炉夜话，青梅煮酒，有了酒的衬托与润滑，曹刘两人的互动不再显得那么生硬，而平添了一股豪杰气、英雄气和浪漫气，外看似刀光剑影，场景却雅致调和。

很多人望文生义，认为"青梅煮酒"似乎应该就是"用青梅来煮酒"。事实上，这里的"青梅"和"煮酒"是两个并列的名词，青梅就是"青梅"，煮酒就是"煮酒"，是两件不同的事情，或指两件事物，并不是指把青梅放酒里煮。真实场景应该是：青梅和煮酒是分开来食用的，喝一口酒，吃一颗梅。真正出现青梅酒，是在明代中后期以后的事了。青梅只是喝酒时的下酒菜，刘备和曹操喝的酒，在当时叫做"煮酒"，也就是加热后的浊酒。

前文中提到了，汉朝时的酿酒工艺，还是发酵为主的酿造酒，尚无大规模的蒸馏酒，因为没有过滤技术，所以酒、水、酒渣混出来的酒，看起来有点浑浊，也叫"浊酒"，我们现在也称之为"米酒"，这种酒自然度数不高，在加热后就成为"煮酒"，因为挥发的作用，酒精度数更低。

因此，汉朝在喝"浊酒"之前，必定有两种加工的程序：筛酒和加热。"筛酒"就是将酒水和酒渣、米酒虫分离的步骤，三国时是用布作为筛酒的工具，这样可以将部分酒渣、米酒虫留在布上面，浊酒就变成了"清亮一些的酒"，不论口感还是外观，都有很大提升。筛酒是普通人家常用的过滤手法，而大家最熟悉的筛酒出现在《水浒传》里，武松在景阳冈对店小二云："端的好酒，主人家，我吃一碗还你一碗酒钱，只顾筛来。""煮酒"则更为讲究一些，在筛完酒之后，再将温度加热到约 70 ℃，"浊酒"经过加热以后，会让酒糟、酒虫沉淀，并挥发有害物质，使口感变得更好。"煮酒"在当时是只有贵族（如士族、官员、将领等）才可以享用的饮品，东汉末年，当时老百姓是喝不起煮酒的，粮食不够，连吃饱肚子都成问题，酒在当时属于奢侈之品。

煮酒论英雄有试探的成分，但更多的是经典的"中国式"酒局，也为"酒文化"的繁衍注入了"最为丰富的内涵"——曹操想拉拢刘备，刘备在吹捧曹操，一来一回之间都蕴含了丰富的说话艺术，因为酒局设计之巧妙、说话艺术很高，后来被奉为经典。尤其是结尾曹操以手指玄德，后自指云："今天下英雄，惟使君与操耳！"话音未落，天边一声惊雷，刘备赶忙让手中筷子落地，表现出"怕雷"是称不上英雄的，用一个临场应变，赶紧找个台阶下以自保，酒局上的推杯换盏，背后的刀光剑影跃然纸上。此次酒局堪称双龙聚会，从曹操"说破英雄惊杀人"到刘备"随机应变信如神"，可谓步步玄机。曹操的睥睨群雄之态，雄霸天下之志表露无遗；而刘备随机应变，进退自如，也表现出了一世豪杰所应有的胆识和城府。这一场政治交心，双方都是赢家。

八、宋太祖杯酒释兵权

"杯酒释兵权"堪称代价最低的政治博弈。杯酒释兵权是一个著名的酒局，也是历史上一个重要的历史事件。宋太祖赵匡胤自从陈桥兵变后黄袍加身，坐上龙椅之后，他却一直惴惴不安。非常担心历史会重演这一幕，也就是以后若是手握重兵的部下也效仿他当年的作为，自己的江山也就易主了。赵匡胤想解除手下一些大将的兵权，于是在 961 年，安排一次酒局，召集禁军将领石守信、王审琦等武将饮酒。

初，太祖谓赵普曰："自唐季以来数十年，帝王凡十易姓，兵革不息，生灵涂炭，其故何也？吾欲息兵定长久之计，其道何如？"

普曰："此非他故，方镇太重，君弱臣强而已。今所以治之亦无他奇巧，唯稍夺其权，制其钱谷，收其精兵，则天下自安矣。"

语未毕，上曰："卿勿言，我已谕矣。"

顷之，上与故人石守信等饮，酒酣，屏左右，谓曰："我非尔曹之力，不得至此，念汝之德，无有穷已，然而为天子亦大艰难，殊不若为节度使之乐，吾今终夕未尝安枕而卧也。"

守信等曰："何故？"

上曰："是不难知，居此位者，谁不欲为之？"

守信等皆惶恐顿首，曰："陛下何为出此言？"

上曰："不然，汝曹虽无心，其如麾下之人欲富贵何？一旦以黄袍加汝身，虽欲不为，不可得也。"

守信等乃皆顿首，泣曰："臣等愚不及此，唯陛下哀怜，指示可生之路。"

上曰："人生如白驹过隙，所欲富贵者，不过多得金钱，厚自娱乐，使子孙无贫之耳，汝曹何不释去兵权，择便好田宅市之，为子孙立永久之业，多置歌儿舞女，日饮酒相欢，以终其天年。君臣之间，两无猜嫌，不亦善乎？"

皆再拜曰："陛下念臣及此，所谓生死而肉骨也。"

明日皆称疾，请解兵权。

大意就是，酒席上赵匡胤假借醉酒之态，效小儿女情状，像失恋了一般唉声叹气个不停。众人问明白了，才得知太祖皇帝担心他们手握重兵日后会造反，这真是吓得大家大气不敢出，他们只好告老还乡以享天年，并多积金帛田宅以遗子孙，他们的兵权从此被彻底解除了。在969年，又召集节度使王彦超等宴饮，解除了他们的藩镇兵权，这也开启了宋朝数百年重文轻武的国家体制。

其实历史上与"酒"相关的著名故事还有很多，如温酒斩华雄、兰亭会、贵妃醉酒、钟会偷酒、貂裘换酒、武松打虎等等，各有其趣，各有其意，值得我们如品美酒一般，回味深长。

第三节　酒的文学

哲学与美学思想中，酒可以催发灵感，产生创造欲望，发挥人体潜力，正是艺术创造的最佳助力。在中国，自古以来酒以道家哲学为源头，合参庄周主张，"物我合一，天人合一，齐一生死"。2 500 年前的庄周高唱绝对自由之歌，倡导"乘物而游""游乎四海之外""无何有之乡"。追求自由，忘却利禄及荣辱，是酒的傲气所在。因微醺而获得艺术的自由状态，这是艺术家解脱束缚获得艺术创造力的重要途径。

杜甫一首"李白斗酒诗百篇，长安市上酒家眠，天子呼来不上船，自称臣是酒中仙"（《饮中八仙歌》），称赞了"酒中仙"的傲气与才气；苏轼一首"俯仰各有志，得酒诗自成"（《和陶渊明〈饮酒〉》），写尽颠沛流离之后的释然与淡泊；杨万里一首"一杯未尽诗已成，诵诗向天天亦惊"（《重九后二日同徐克章登万花川谷月下传觞》），因酒醉而成传世诗作。这样的例子在中国诗史中俯拾皆是。不仅为诗如此，丹青写意、粉墨春秋、余音绕梁、笔走龙蛇、曼舞翩跹、百戏杂耍的中国文化的方方面面，酒的"精灵"活泼万端，无处不在。

一、酒与诗歌

唐人刘禹锡诗云："终朝对尊酒，嗜兴非嗜甘。"一方面，诗人饮酒，用酒的能量亢奋了大脑，激起诗人的灵感，觅得心灵与现实相融合的佳境；另一方面，诗人在诗中常常吟诗写酒、颂酒，酒成了诗歌的重要题材。

（一）诗酒渊源——《诗经》和《楚辞》

诗酒风流，实际上可以追溯到先秦时代的《诗经》和《楚辞》。《诗经》是中国古代诗歌的开端，最早的一部诗歌总集，收集了西周初年至春秋中叶（前 11 世纪至前 6 世纪）的诗歌，共 311 篇，反映了周初至周晚期约五百年间的社会面貌；其中与酒相关的占有 48 篇，占总篇幅的 15.7％，也反映了当时的酒对诗歌、对生活的浸润已经相当广泛。《楚辞》写酒虽然不如《诗经》那么多，但更多的是对酒的赞赏，反映出当时楚国酒文化已具备相当的水平。我有旨酒，以燕乐嘉宾之心——《小雅·鹿鸣》。蕙肴蒸兮兰藉，奠桂酒兮椒浆——《九歌·东皇太一》。操余弧兮反沦降，援北斗兮酌桂浆——《九歌·东君》。

从屈原的诗句中，已经看到在酒中还可加入"桂""椒"等香料，说明酒的品种变得丰富，且更具有地方的特色。屈原的诗篇，影响深远，著名诗人宋玉步其后尘。"《招魂》者，宁玉之所以作也。"这篇作品数次见酒，更富有楚地风情。

（二）诗酒结缘——两汉魏晋诗酒

汉代开始，我国的传统酿酒业有了较快的发展。酒的普及，使酒文化的发展有了深厚的基础。汉魏时期也是我国历史上社会动荡不安的时期，连年的战争和朝代的更迭使人们借酒浇愁、感慨良多。

曹操的《短歌行》中一句"何以解忧，唯有杜康"最为有名，体现了这个时代的诗酒风骨。魏晋之际，政局更为不稳，文士动辄得咎。为逃避祸患，他们沉湎酒曲之中。如果说饮酒是乐事，那么他们这一杯酒则饮得很痛苦。当时文人"结社集会"，少谈政治，而是以酒解愁。魏末风流名士"陈留阮籍，谯国嵇康，河内山涛，河南向秀，籍兄子咸，琅琊王戎，沛人刘伶"相与友善，常宴集于竹林之下，时人号为"竹林七贤"。他们一个个都是大酒徒，蔑视礼法，放浪形骸。嵇康与阮籍，在文学史上齐名。嵇康是个憎恨虚伪、反对俗礼、不满黑暗统治的名士。他颇知言论不慎会招灾惹祸，但生性耿直，而酒后尤甚，故不免遇害，他的诗作虽然不多，但我们都看到他饮酒时欢乐的赞颂。

晋代的陶渊明是实现诗酒真正结缘的第一人，归隐田园的他虽有"饮酒避世、借酒洗愁"的思绪，但更多的却是通过饮酒来实现物我两忘、回归自然、超然脱俗的境界。享受美酒，体会酒趣，酒成了他诗中的最主要的题材，他的现存 142 篇作品中就有 56 篇涉及酒，真是"未言心先醉，不再接杯酒"。诗人用酒唤出内心的情感并形成诗篇，历史流光千载，这些作品因"酒气"可生发出自由的追求，不羁的精神。

短歌行

曹 操

对酒当歌，人生几何！譬如朝露，去日苦多。

慨当以慷，忧思难忘。何以解忧？唯有杜康。

青青子衿，悠悠我心。但为君故，沉吟至今。

呦呦鹿鸣，食野之苹。我有嘉宾，鼓瑟吹笙。

明明如月，何时可掇？忧从中来，不可断绝。

越陌度阡，枉用相存。契阔谈讌，心念旧恩。

月明星稀，乌鹊南飞。绕树三匝，何枝可依？

山不厌高，海不厌深。周公吐哺，天下归心。

饮酒二十首（其九）

陶渊明

清晨闻叩门，倒裳往自开。问子为谁与？田父有好怀。

壶浆远见候，疑我与时乖。褴褛茅檐下，未足为高栖。

一世皆尚同，愿君汩其泥。深感父老言，禀气寡所谐。

纡辔诚可学，违己讵非迷！且共欢此饮，吾驾不可回。

（三）诗酒巅峰——唐诗与酒

如果说魏晋南北朝时期的"酒"，只有贵族可以饮用，那么到了大唐时期，则可谓"飞入寻常百姓家"。唐代经济繁荣、国力强盛，酿酒业空前发展，酒已不再是奢侈品。唐代的诗人又把饮酒聚会、吟诗作赋两项活动融为一体，文人们常常借酒激发诗歌创作热情。唐代诗酒最相连，真正做到了诗酒交融，形成了无酒就无诗、有诗必有酒的独特文化。赞美酒的诗歌更是不计其数。

山水诗人王维、孟浩然等人以田园山水诗表现出盛唐时代的和谐宁静，反映出诗人喜山好水、淡泊宁静的思想状态。很多作品都写出了诗人饮酒游赏、把豪放的诗情合着酒意融入自然，达到令人神往的境界。豪侠诗人王翰、王昌龄、崔颢等更是以一种豪情壮志，用酒与诗抒发诗人心中的英雄豪气。豪侠诗酒充满着高昂的信念，坦荡的胸襟，强劲的激情，浪漫的情趣，充分反映出盛唐时期士人极其开朗的心情和豪健的气格。边塞诗人高适等人诗酒豪放，以酒诗咏心中之志！边塞诗酒，高扬着为国出征的雄壮激情，蕴含着诗酒抒发的豪迈情怀，成为盛唐的一道特殊风景线。

营州歌

高　适

营州少年厌原野，狐裘蒙茸猎城下。

虏酒千钟不醉人，胡儿十岁能骑马。

李白是盛唐文化孕育出来的天才诗人，其非凡的自信和自负，狂傲的独立人格，豪放洒脱的气度和自由创作的浪漫情怀，被后人誉为"诗仙"。李白不仅是"诗仙"，还是名副其实的"酒仙"，"李白斗酒诗百篇，长安市上酒家眠，天子呼来不上船，自称臣是酒中仙"，便是其诗酒生活的真实写照。李白一生常饮酒放歌以言其志，其中一首《将进酒》更成为酒与诗的千古绝唱！诗酒交融，或是以酒咏志，或是以诗咏志，把诗酒文化推向了历史的巅峰！一个后人难以超越的顶峰！

将进酒

李　白

君不见，黄河之水天上来，奔流到海不复回。君不见，高堂明镜悲白发，朝如青丝暮成雪。人生得意须尽欢，莫使金樽空对月。天生我材必有用，千金散尽还复来。烹羊宰牛且为乐，会须一饮三百杯。岑夫子，丹丘生，将进酒，杯莫停。与君歌一曲，请君为我倾耳听。钟鼓馔玉不足贵，但愿长醉不愿醒。古来圣贤皆寂寞，惟有饮者留其名。陈王昔时宴平乐，斗酒十千恣欢谑。主人何为言少钱，径须沽取对君酌。五花马，千金裘，呼儿将出换美酒，与尔同销万古愁。

酒是诗词最好的催化剂，酒入李白豪肠，秀口一吐便是半个盛唐。苏东坡"明月几时有，把酒问青天"借酒言思。辛弃疾"醉里挑灯看剑，梦回吹角连营"借酒咏志。"一壶浊酒喜相逢，古今多少事，都付笑谈中"。酒使人欢与狂，也能使人回归安静。

二、酒与戏曲

一部中国诗歌史，堪称半部"酒史"。那么，酒之于戏曲，犹如饭之于国人。饮酒在戏曲中，与吃饭几乎是同义词。在戏曲舞台上，吃饭的器皿不是饭碗、菜盘（除去极少的例外，如《鸿莺禧》《朱痕记》《铁莲花》等剧，因剧情的特殊需要才使用饭碗），而是用酒壶、酒杯来代替。请客吃饭，不说请用饭，而是云"酒宴摆下"。不管多么隆重盛大的场面，例如《鸿门宴》《群臣宴》《功臣宴》等剧，在舞台上表示丰盛筵宴席的道具，也只有几个酒壶和酒杯，由此可见酒在戏曲中的地位。

（一）醉酒为戏

在中国传统的戏曲中，有许多曲目就是以酒或醉酒构成全剧的主要情节的。尤其是以醉酒构成戏的主要内容的剧目最为引人入胜，较有代表性的有《贵妃醉酒》，是说杨贵妃备受唐明皇宠爱，曾约共饮于百花亭。明皇爽约，杨贵妃久候不至，问高力士，始知明皇已宿西宫梅妃处，心生怨窟，饮酒独酌，自遣愁烦。《醉皂》是昆曲《红梨记》的一折，是说一名皂隶奉县令差遣，邀请赵公子饮酒赏月，不料皂隶醉酒，引出一段喜剧。《刘伶醉酒》，是说刘伶嗜酒，自夸从来不醉，遇酒仙杜康，饮以仙酒，竟大醉不醒的故事。《酒丐》是说侠士范大杯，隐于酒，做了许多锄强扶弱的侠义之举。如此故事，皆以"醉酒"为戏，实则是演绎尘世百态，可堪细品。

（二）借酒传神

酒是"五谷之精"，它的这一特性不仅仅体现在药用之上，也在戏曲传递尤神。有些戏曲虽然不是以饮酒、醉酒作为贯穿全剧的主要情节，但却是剧中某一片段中的一个关键性的细节，用这一细节塑造或深化人物性格，使之更加鲜明突出；或是用以作为强化戏剧冲突，解决戏剧矛盾，推进戏剧情节发展的一种催化剂，或是渲染戏剧氛围的一种有力的表现手段，这样的戏非常多。

如《草船借箭》，通过诸葛亮和鲁肃在船上饮酒的一段戏，鲜明地刻画出两个人迥然不同的情绪与心态：诸葛亮是从容镇静，成竹在胸；而忠厚诚朴的鲁肃却是惊惶失态，手足无措。如《白蛇传》中，许仙听信法海的怂恿，强劝白素贞在端午节饮下雄黄酒，致使白素贞酒醉现出白蛇原形，将许仙吓死，引发了《白蛇传》后半部一系列的激烈斗争和悲剧。如《智取威虎山》中杨子荣与群匪喝酒的场面，实际是杨子荣显示自己的"土匪"身份，取信于座山雕的一种手段，又寓意双关地表达自己消灭群匪的决心和信念。

（三）以酒抒情

当然，也有一些与酒相关的富有诗情画意的抒情戏。唐代杜牧有一首《清明》诗："清明时节雨纷纷，路上行人欲断魂。借问酒家何处有？牧童遥指杏花村。"戏曲中有一出《小放牛》，这出载歌载舞的用山歌曲调演出的抒情小戏，把杜牧诗中用文字表现得非常含蓄隽永的诗情画意，用绚丽的戏剧形象和优美的音乐、舞姿，在舞台上展示出来，这是戏剧对于诗词的丰富和具象化，也是二者巧妙的结合。

为了表现醉酒的形象和神态，戏曲演员创造了许多生动逼真的表演程式。最常用的是形容酒醉时步履踉跄的"醉步"。醉步分为男女两式。

男式醉步的表演方法是：双臂微蜷，手松握拳，两腿稍蹲，大八字步。起步时，左脚向右脚前棚步，落地后，右脚向右前方上一步。左腿稍拖起，身体稍向右倾，顺势左脚向左前方迈半步仍成大八字步。随即右脚向左脚前方阔步，姿态同前。两脚交换不停前行。

女式醉步的表演方法是：双手下垂，起步时，左脚向右脚右方斜跨一步，同时双臂向左侧斜摆动。顺势右脚向右方迈出一步，同时双臂从左侧稍向右摆动。随即左脚向前跟上一步，趁势右脚向左方迈出一步，同时双臂从右侧稍向左摆动，就势右脚向前跟上一步。依此两脚不停踉跄行走。走醉步时，须两眼微醺无神，身上松弛，摆动自然。

表现醉酒神态最重要的是眼神，因为喝醉酒的人，首先是从眼睛上反映出来。酒醉者在舞台上的眼睛称为"醉眼"。"醉眼"的特征是半睁半闭，半明半昏，看人看物都是迷离恍惚，很少正面直视对方，如果注视，常是似见未见，熟视无睹；而真正注视对方时，却又是眼珠乜斜，用斜视的余光打量对方。

戏曲舞台上所用的传统酒器道具，有这样几种：

【酒盘】有两种，一为铜质镀白翻边的酒盘，为剧中贵族角色所用。

一为木制漆红、方形立沿的酒盘，为剧中平民角色所用。

【酒壶】分为旋术提把（贴锡）和高脚端把（贴金）两种样式，分别为剧中平民角色和贵族角色所用。

【酒斗】纸胎刷漆，长方形，左右各一方耳与口齐平，贴金矮龙。剧中贵族人物所用。

【酒皿】一色贴锡，图形带座。剧中平民所用的一般酒具。

【酒坛】竹条编织成小口大肚的坛形，外塑纸浆，漆成黑青袖色，多有酒字，剧中表示盛酒的酒瓮。

三、酒与小说

宋代苏轼"花间置酒清香发，争挽长条落香雪"，"东堂醉卧呼不起，啼鸟落花春寂寂"，都传为佳话。朱肱写的一篇《酒经》的文章，寥寥数字，由制饼曲以至酿酒，无不备述，与今天南方的酿酒方法很相似。宋代著名女词人李清照在她的名篇中也有不少带"酒味"的佳品。一如"沉醉不知归路""浓睡不消残酒""东篱把酒黄昏后，有暗香盈袖"等，显示一个封建贵族闺秀休闲、风雅、多愁善感的生活的品位。而陆游的《江楼吹笛饮酒大醉中作》想象力之丰富、艺术手法之夸张，达到了登峰造极的地步，堪称历代酒诗文学之冠。

（一）情感交融

在古代文学中，酒是表达情感的一种媒介，前文已有讲述，类似戏曲。酒可以让人陶醉、放松，进而表达自己的情感和心情。如《红楼梦》中的贾宝玉和林黛玉，通过喝酒表达了自己的相思之情；《水浒传》中的宋江和好汉们，也常常喝酒来缓解压力和表达感情。

譬如《红楼梦》被称为是古代社会的百科全书，从某种意义上说，它更是一部文化小说，其中蕴含着丰富的服饰文化、茶文化、风俗文化等等，而尤其复杂且经典的就是《红楼梦》中的酒文化。"酒"在书中不仅仅是一种饮料，更是对历史文化与世俗风情的具体反映。曹雪芹在小说中对酒的描写着实全面，不论是酒器、酒俗、酒礼、酒令，还是酒与养生、酒与作诗的关系都有详细描写，其中蕴含着丰富深邃的酒文化，展现了酒的历史性、艺术性，反过来，酒也对小说人物的深度刻画起到了关键作用，将真情实感融入作品中。

（二）社会写照

在古代社会中，饮酒是人们建立社交关系、维系人际关系的一种重要方式，也是社会现实的真实写照。在古代文学中，人们常常在喝酒的过程中交流情感，加深感情，建立友谊。如《红楼梦》中贾宝玉、林黛玉和众姐妹们常常一起喝酒，这种酒加深了他们之间的感情，也成了他们之间交往的一种方式。

而最为突出的莫过于《水浒传》中"酒"的描写，仅七十回本就出现了一千五百多个"酒"字。平均每回用"酒"字达二十次之多，"酒"的密度之多，恐怕在中国古典长篇小说中是绝无仅有的，堪称是一部浸泡在酒中的文学，全书无处不在写酒，故著名学者金圣叹评点《水浒传》云："奇绝妙绝之文，无一笔不在酒上出色。"

《水浒传》中的酒店都以自己独具特色的方式来吸引顾客眼球：城市里规模较大的酒店都把一面气派的酒旗插在竿子的顶端，酒旗在空中迎风飘扬，十分醒目；如景阳冈酒店的酒旗上写着"三碗不过冈"，以此来宣扬其优良酒质；而乡村的小酒店，虽没有大酒店气派，但也有自己独特的营销策略，往往挂出一把草帚来充当酒旗。《水浒传》中的酒有浓薄和荤素之分；从浓薄上讲，王公贵族享用御酒，而村野乡民则饮用村醪；大酒楼里有好酒，如玉壶春、透瓶香等；而乡野中多卖一些浑白酒、村酒、老酒和黄米酒等；从荤素上讲，喝酒吃荤就是荤酒，喝酒吃素就是素酒。《水浒传》中的酒具有等级地位之分：王公贵族们喝酒都有一定讲究，富贵人家和规模大的酒店一般用金银玉器制作酒器，冬天喝酒有热酒的习惯；而梁山英雄们粗枝大叶，饮酒更是没有太多讲究，最常见的酒器是角碗、瓶桶；一般都是有好酒、有好肉尽管上，彰显了英雄们豪爽直率的性格。塑造人物性格以反映社会现实：林冲面喝下去的是酒，吐出来的却是怨，发泄了"空有一身本事，不遇明主，屈沉在小人之下"的郁郁不得志，正所谓"曾闻酒色气相连，浪子醋寻花柳眠"，这番醉酒描写集中表现了林冲内心深处痛苦的思想斗争，反映了林冲由忍让苟安到挺身反抗的性格转变过程；武松在"三碗不过冈"的酒肆里，一连吃了十八碗酒，使武松在面对猛虎时，激发出旺盛的斗志，不但发挥出不凡的气力和身手，而且还一鼓作气打死了令人畏惧的猛虎,借助酒力使武松这一英雄形象更加鲜活,诚可谓"酒壮英雄胆"。

此外,在古今中外文学作品中,许多小说有关于酒的情节。譬如蒲松龄的《聊斋志异》中就有《酒狂》的故事,写缪永定酗酒死了,在阴司仍嗜酒如命,喝得酩酊大醉,靠了阴司里当酒店老板的舅舅行贿,得以复生,且缪永定还阳后,又因为花钱买酒喝而舍不得给阴司里的舅舅花几两银子买纸钱,最后又被揪回阴司。除此之外另一篇《酒友》,描述了一段关于酒的友情,其结局让青年的生命早去阴间以解脱人世的悲惨,反映了作者对现实的不满。

现代文学作品中,以酒言情或以酒铺垫的情节描写更是数不胜数。酒启发了我国文学家的思维,点燃了他们创作的灵感,使中国小说文苑韵味非凡。

四、酒与酒星

在"二十八宿"中,有"酒星"或"酒旗星"之说。我国古代天文学中"二十八宿"的提法颇早,至少是在殷周之际就已经形成了,周公制《周礼》就提到了这几颗星。"二十八宿"的说法,始于殷代而确立于周代,是我国古代天文学的伟大创造之一。在当时科学仪器极其简陋的情况下,我们的祖先能在浩渺的星汉中观察到这几颗并不明亮的"酒旗星",并留下关于酒旗星的种种记载,这不能不说是一种奇迹。至于因何而命名为"酒旗星",不仅说明我们的祖先有丰富的想象力,而且也证明酒在当时的社会活动与日常生活中,确实占有相当重要的位置。

《晋书·天文志上》记载:"轩辕右角南三星曰酒旗,酒官之旗也。主宴餐饮食。"今天的天文学知识告诉我们,轩辕星十七颗,其中十二颗属西人所谓"狮子星座",古代所谓"酒旗三星",就是狮子星座的三星。南边紧挨着的是二十八宿中的柳宿八星。柳宿八星即西人所谓"长蛇座"的八星。

晴朗的夜晚我们仰望星空,对照星图仔细在天空中搜寻,比较容易发现的是狮子座的 a 星和长蛇座的 a 星,酒旗三星则因亮度太小或太遥远,如果没有专门设备,单凭肉眼是看不见的。

既有酒星在天，后世酒徒因此平添了一大乐趣，当然还有借口。三国名士孔融是孔夫子的嫡系后裔，一向自诩"座上客常满，樽中酒不空"，他反对曹操禁酒，列举的理由就有"天垂酒星之耀，地列酒泉之郡"《与曹操论酒禁书》。

唐人李白学他的口吻，也云"天若不爱酒，酒星不在天；地若不爱酒，地应无酒泉"《月下独酌·其二》。李贺则云"龙头泻酒邀酒星"（《秦王饮酒》），踵其后者纷纷吟咏"吾爱李太白，身是酒星魄""酒星不照九泉下""仰酒旗之景""拟酒旗于元象""囚酒星于天岳"，等等。天上酒星与地上酒徒，也来了一把"天人合一"。

五、酒与《周易》

伏羲书八卦是中华文化史上的一件大事，天水伏羲庙的匾额就是"一画开天"，标志着人文肇始。后世解释八卦的易学著作主要有三种：《连山》《归藏》和《周易》，称为"三易"。据说《连山》是夏代的易学，由艮卦始，取"山之出云，连绵不绝"之意。《归藏》是殷商易学，由坤卦始，为"万物莫不归藏其中"之意。《周易》则是周代易学，由乾、坤二卦起始，象征"天地之间，天人之际"。《连山》《归藏》已经失传，亦有人认为其遗学后来演变成汉魏以后的象数易学。现存《周易》据说是周文王推演伏羲氏八卦所作，被誉为"大道之源""众经之首"，也被当代学者列为中华民族最早的"忧患之书"。

太史公云："孔子晚而喜《易》，序《彖》《系》《象》《说卦》《文言》。读《易》，韦编三绝。"《史记·孔子世家》说明孔子在《周易》上狠下过功夫，颇有心得，因此《易经》成为后来儒、道两家的宝典。

宋儒研究《易经》，发现一个问题："《易》惟四卦言酒，而皆险难时：《需》，需于酒食；《坎》，樽酒篇贰；《困》，困于酒食；《未济》，有孚于饮酒。"易学是专学，争论歧异历来不少，我们不妨顺着他的思路，按照《易传》大体演绎一下：

"需卦"是阐释草创初期动荡不安时应遵循的原则，"九五，需于酒食，贞吉。象曰：酒食贞吉，以中正也。"是指虽然居于九五之位，可享酒食，本是安全之象，但仍然应居安思危，执守正中，谨慎戒备。

"坎卦"是阐释物极必反、涉艰履险时遵循的原则，"六四，樽酒，簋贰，用缶，纳约自牖，终无咎。象曰：樽酒簋贰，刚柔际也。"有人认为此句最费解，大意为"六四"接近"九五"之位，本是吉象，但在艰险处境中应当通权达变，就像樽酒盘餐用瓦缶盛放，从窗户送进去吃一样，省去繁文缛节，可保无咎。

"困卦"是阐释艰难竭蹶时刻遵循的原则，"九二，困于酒食，朱绂方来，利用享祀；征凶，无咎。"大意是说，被丰盛的酒食困扰时又意外地取得了高贵的地位，这种锦上添花并非好事。丰厚酒食应当用于祭祀，所以谨守本分，才会没有凶灾。

"未济"是阐释事务完满以后再发展的情态下遵循的原则。《周易》六十四卦，三百八十四爻中的最后一爻就是"上九：有孚于饮酒，无咎；濡其首，有孚失是。象曰：饮酒濡首，亦不知节也"。"上九"被认为是极不安定之象。大意是说，当此境遇如果处之泰然，饮酒自若，是没有凶象的；如果失去节制，饮酒无度，连头也湿了，那么就危险了。

这四种情况大致概括了正人君子饮酒时面临的不同处境，四爻中两爻是说身处顺境时应当惕厉，另外两爻是说身处逆境时应当通达。总括说来是主张饮酒，应慎重，有节制。当然，《周易》里也有描述欢宴宾朋情景的，如"中孚"卦象是中心诚信，"九二，鹤鸣在阴，其子和之；我有好爵，吾与尔靡之。象曰：其子和之，中心愿也。"是说朋友欢聚，有酒共享，彼此沟通，自然是人生一大乐事。可见，《周易》也不持绝对的禁酒主义。

中国造字，虽有"六书"之说，但是声形结合还是"象形"的根本。"礼（禮）"和"醴"字声同形近，表意部分都有把曲（酒曲）放在豆（容器）里的意思。这就是"以酒制礼"的联系。所以有"礼之用，和为贵"的解释，也就是理想的结局。

酒与文学的关系还表现在酒与警句，如"酒里乾坤大，壶中日月长""酒逢知己千杯少，话不投机半句多""醉翁之意不在酒"等，借酒喻理，意在酒外，读后使人回味无穷。"读一篇散文、长诗是需要酒来助兴的。太清醒对于读诗来说是一种障碍。很多好的诗，是绝对很难在特别理性的情况下写出来的。同样，用微醺的状态去理解挺好。"酒量很好的长沙城里的历史学家谭伯牛如是说，如是写，如是读，自然可悟得真谛。

第四章 马王堆酒疗的应用

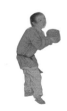

第一节 马王堆酒疗与养生保健

一、马王堆酒疗的养生理念

《礼记·射义》云："酒者，所以养老也，所以养病也。"而后梁《春秋纬》一书指出："酒者，乳也。王者酒旗以布政，施天乳以哺人。"正因为古人认为酒可以扶衰延寿，故酒成为养生的重要部分。马王堆酒剂作为古代医学的珍贵遗产，与中医养生理念深刻契合。养生是我国自古以来的文化之宝，是根据生命发展的规律和劳动人民的智慧最终得出来的具有一定科学性质的规律总结，能够帮助身体处于平衡状态，减少疾病发生的概率，维护身体上和心理上的健康，从而达到延年益寿的目的。

中医的养生理念基于阴阳平衡和气血畅通的核心概念。这一基石反映在马王堆酒剂的制作中，就是强调食物药用的平衡，追求身体内外的和谐。以下是中医养生理念的一些核心要点。

（一）阴阳平衡

中医强调身体阴阳平衡的重要性。《易传·系辞上》云："一阴一阳之谓道。继之者善也，成之者性也。"自然界万事万物都是阴阳一体，也必须阴阳一体才能生存，才是和谐。所谓：孤阴不长，独阳不生。阴阳在对立统一的过程中变化和生长。

　　首先，马王堆一系列酒剂原料的酿造显示了阴阳的平衡，有助于促进整体身体的平衡和稳定。据考证，马王堆医书《养生方》所载药酒制作是最古老的药酒酿造工艺。《养生方》"为醪酌""为醴""醪利中"，篇中记载若干酒渍、酒煮药物的药酒，有的是将某些药物配合造酒原料、酒曲，再加一定量酒类所酿造的医用药酒。如《养生方》云："为醪，细斩漆、节各一斗，以水五□□□□浚，以汁煮此【威】□□□□□□□□，又浚□□□麹、□麦麹各一斗，□□□，卒其时，即浚□□□□黍稻□□□各一斗，并□，以麹汁潃之，如恒饭。取【乌】喙三颗，干薑五，焦□□，凡三物，甫□□投之。"其中的"醴"即米酒。《玉篇·酉部》云："醴，甜酒也。"醪醴，为五谷所酿成，古以为培养元气，及治病之用，后世之药酒。通常是将药物或食物按照一定比例浸泡在黄酒、白酒、米酒或葡萄酒中，使药物的有效成分溶解于酒中，经过一段时间后去掉药渣所得的口服酒剂，也有一些药酒是通过发酵等方法制成的。马王堆酒剂多以五谷粮食为原料发酵蒸馏而成，这是一个阴阳互补相互转化的过程。

　　《素问·汤液醪醴论》中记载："黄帝问曰：为五谷汤液及醪醴奈何？岐伯对曰：必以稻米，炊之稻薪，稻米者完，稻薪者坚。帝曰：何以然？岐伯曰：此得天地之和，高下之宜，故能至完，伐取得时，故能至坚也。"经文中指出，醪醴的酿造"必以稻米"。因黍稻生长在高下得宜的平地，上受天阳，下受水阴，而能得"天地之和"，故效用纯正完备；春种深秋收割，尽得秋金刚劲之气，故其薪"至坚"，所以必以稻米作为最佳的原料。诗人苏轼《麦黍说》也论道："黍稻之出穗也必直而仰，其熟也必曲而俯，麦则相反。此阴阳之物也。"由此，醪醴的原料就具备了阴阳调和的特性。

　　其次，酒剂酿成后，酒剂本身和其作用于人体时也显示了可以调和阴阳的特性。仍以《养生方》中的"醪"为例，当醪与水作为对立的双方时，则醪属阳，水属阴。因为酒性炎上，具有运行气血的作用，而水性润下，具有滋润人体的作用。当醪与更为烈性的白酒作为对立的双方时，则醪属阴，白酒属阳。虽然酒均具有共同的炎上性质，但白酒运行气血的作用要明显强于醪，故当醪与白酒作为对立的双方时，白酒属阳，醪属阴。从上述中我们可以看到，醪本身既有阳性的一面，也有阴性的一面。而当酒剂以养生和治疗疾病为目的作用于人体时，可以借其本身的阴阳属性来纠正人体阴阳的偏盛偏衰，使之达到"阴平阳秘"的状态，这正是酒剂能够起到养生保健的根本所在。

（二）气血畅通

中医认为，气血通畅是维持健康的关键。马王堆酒剂的药物配伍和酿制过程中注重活血化瘀，有助于保持气血的流畅。

《难经·二十二难》指出："气主煦之，血主濡之。"《难经·八难》指出："气者，人之根本也。"气在人体的生命活动中具有推动、温煦、防御、固摄和气化的作用；血液循环于脉管之中，循环往复，运行不息，濡养五脏。血液充足则面色红润、肌肉壮实、毛发秀丽、关节滑利；当血液的濡养作用减弱时，会出现面色萎黄、毛发枯燥、四肢麻木、运动不灵活的现象。《灵枢》云："五脏安定，血脉合利，精神乃居。"养生的根本目的是使五脏坚固、气血平和、百节通利。

酒本身具有通行血脉、活血止痛、散寒助阳等功效，古时便有"酒为百药之长"之说法。少量饮酒利于"润肌肤，益颜色"，和利营卫气血，辟秽恶，正如《养生要集》云："酒者，少饮则和血行气，壮神御寒。"

例如在《养生方》中记载："为醴，用石膏一斤少半，槁本牛膝……二斗，上□其汁，淳……"另外《养生方》中还有一益寿之方："取刑马脱脯之。段乌喙一斗，以淳酒渍之，（毋）去其滓，□□□□□□□□□□舆、虋冬各□□，萆薢、牛膝各五□荚、桔梗、厚□二尺，乌喙十颗，并冶，以淳酒四斗渍之，毋去其滓，以□□□尽之，□□□以韦橐裹。食以二（三）指撮为后饭。服之六末强，益寿。"《养生方》中还有不少加入乌喙的酒剂，如"一曰：乌喙五，龙慨三，石韦、防风、伏兔各□，阴干，□□□□□□□□去其□□蠹（冶）五物，入酒中一日一夜，浚去其滓，以汁渍潃饭，如食【顷】，□□干，干又复□□干，索汁而成"。

在上述的药酒方中，不难发现马王堆系列的酒剂善用牛膝、乌喙等活血的药物。牛膝有逐瘀通经、引血下行之效；乌喙可破血行气、逐瘀消癥，可辅助治疗气滞血瘀导致的经闭、痛经、产后瘀滞腹痛、癥瘕积聚、跌打损伤等疾病。同时，这些酒剂会根据实际应用，配合其他具有解表、胜湿止痛功效的药材，从而达到活血止痛、散寒助阳等治疗目的。

（三）中和为度

古人早已发现，酒有养生的功能，适量饮酒，有利于养生。马王堆一号墓竹简《十问》"黄帝问于容成"一节中，记载黄帝问容成生死夭寿、民气赢屈弛张之故，容成答曰："治气有经，务在积精，精盈必泻，精出必补。补泻之时，于卧为之，酒食五味，以志治气。"

"度"是质和量的统一，是事物保持其质量的界限、幅度和范围，在界限范围之内，量变不会引起质变，但是一旦超过界限，量变就将引起质变，使事物不再保持平衡状态。

饮酒需有度，过分沉溺其中，酗酒成性，于百姓会伤身、误事，于君王则会误国。《上博二·容成氏》第 42 号简曰，"纣不述其先王之道……又为酒池，厚乐于酒，溥夜以为淫，不听其邦之政。于是乎九邦叛之"。周武王会诸侯之师于牧野，"武王于是乎素冠冕，以告闵于天曰：'纣为无道，昏者百姓，至约诸侯，绝种侮姓，土玉水酒，天将诛焉！吾虑力天威之。'"商纣王酒池肉林的腐败生活，是激起诸侯、百姓反对的一个重要原因。

在古代，曾有"尧舜千锺，孔子百觚"之说。这出于《孔丛子》中的"平原君与子高饮，强子高酒曰：尧舜千锺，孔子百觚，子路嗑嗑，尚饮百，古之圣贤无不能饮，子何辞焉？子高曰：以予所闻，古之圣贤以道德兼人，未闻饮酒"。孔融的《难曹操禁酒书》云："尧不千锺，无以建太平。孔不百觚，无以堪上圣。"这可能是汉晋时人的杜撰。因为高允《酒训》中云："子思有云：夫子一饮，不能一升。"可见孔子并不善饮。而且孔子讲过"唯酒无量，不及乱"，是反对过量饮酒的。《上博简五·弟子问》记载了孔子与弟子子贡的一段对话："（子曰：）'食肉如饭土，饮酒如淆，信乎？'子贡曰：'莫亲乎父母，死不顾生，可言乎其信也？'"可见孔子反对像商纣王那样穷奢极欲的生活，也不赞同把酒当成水一样，不加节制地饮用。

马王堆出土的系列医书不仅提倡饮酒适度，也对解酒的方面有相关记载。亲朋聚会，酒酣耳热之际，饮酒过量之事亦难避免。饮酒过量之后，如何解酒？马王堆帛书《养生方》中就有解酒方，"如（茹），湿磨，盛之，饱食饮酒半年者嗅之。""茹"，即茹草，《名医别录》云为柴胡别名。

《神农本草经》谓柴胡"主心腹，去肠胃中结气，饮食积聚，寒热邪气，推陈致新，久服轻身明目益精"。可见在汉代时，人们就对如何解酒的问题有所研究。

在中医养生理念中，食物被认为是维持人体阴阳平衡、促进气血运行的重要因素。马王堆酒剂在传统中医养生理论的引导下，可以为人体提供一种促进健康、调理阴阳平衡的天然方式。

二、马王堆酒疗的养生应用

（一）滋补强身

酒味甘能补，具有"厚肠胃，养脾气"的功能，饮入之后，"过于肺，入于胃，然后微温，肺得温中之意，可以补气。次得寒中之温，可以养胃"，故"少饮则和血行气，壮神御寒，消愁遣兴"。

《养生方》采用天门冬制酒，饮之以提高老年性功能，即"刌颠棘长寸□节者三斗。以萑坚稠节者纂，大沸，止火，沸定，复纂之……居二日而□浆，即已。近内而饮此浆一升……"另外，《养生方》和《杂疗方》记载："有恒以旦毁鸡卵入酒中，前饮。明饮二，明饮三；有（又）更饮一，明饮二，明饮三，如此【尽】二卵，令人强益色美。"连续将鸡蛋加入温酒饮，可补虚益气、通利中焦。古人认为鸡善行易动为阳，多食鸡蛋可滋阴温阳，提高人的视力和听力。酒为体阴用阳之物。至今江南地区仍有饮用甜酒冲蛋以滋补气血的习俗。

酒本身即是营养剂，各类酒主要成分是酒精，即乙醇，尚有多种有机酸、氨基酸、酯类、糖分、微量高级醇和较多的维生素等人体所必需的营养物质。

（二）健步益行

《养生方》云："以五月望取莱、兰，阴干冶之。又冶白松脂之……各半之，善裹以韦。日一饮之。每饮，三指撮入酒中……力，善行。"既采集藜草和兰草，混合阴干后研末。又取白松脂研末，用拇指、食指、中指三个指头用力合拢，撮取药末放入酒中饮用，能增强体力。

（三）补益元气

在马王堆医书中，记载一则令人费解的原文，即"以猪膏大如手，令蜂……醇糟四斗，善冶□"。指取一块如手掌大小的猪肥肉，让蜜蜂（此处缺字，疑似将猪肥肉放置蜂窝旁边让蜜蜂螫刺，蜜蜂尾针所含蜂毒刺入猪肥肉之中），将含有蜂毒的猪肥肉与酒糟四斗捣烂混均，焙烤干燥后，研成细末，服用这种含有蜂毒的油脂酒糟粉，有补益元气的作用。用猪肥肉作为收集蜂毒的载体，是古人智慧的体现，与后人发明的电击取蜂毒、低温匀浆取蜂毒的方法，有异曲同工之效。但服用后是否能补益元气，则尚存疑。

（四）祛邪辟秽

酒气芳香，性热而烈，故能辟除寒湿秽浊、疫疠之气，"杀百邪"而安正气。正如《本草纲目》所载："博物志云：王肃、张衡、马均三人冒雾晨行，一人饮酒，一人饮食，一人空腹。空腹者死，饱食者病，饮酒者健，此酒势辟恶，胜于他食故也。"

闻药物气味来防治疾病，是《养生方》的特色之一。如"如（茹），湿磨，盛之，饱食饮酒□□者嗅之"。指采集柴胡的地上茎叶部分，趁着新鲜含有水分揉碎研磨，盛入容器里。在饱食饮酒（此处缺二字）取出放在鼻孔下，吸入新鲜柴胡叶的气味。这种借助酒的挥发性，吸入新鲜柴胡气味的方法，后世归属于芳香疗法。芳香疗法是指利用药物或香花的自然香气治疗疾病的一种方法。认为药物的挥发气味具有祛邪辟秽、开窍醒神、解郁化滞、宁神清心的功效。本条为防疫用品的开发提供参考与借鉴。

（五）益气壮阳

《十问》又有文执（挚）见齐威王一节，对酒与养生的关系做了进一步的诠释。齐威王问道于文挚，君臣之间有这样一段对话："（文挚答）曰：'臣为道三百编，而卧最为首。'威王曰：'卧时食何是有？'文挚答曰：'淳酒毒韭'……威王曰：'善。子之长酒何也？'文挚答曰：'酒者，五谷之精气也，其入中散流，其入理也彻而周，不胥卧而究理，故以为百药由。'"春秋战国时期的人认为"酒""韭"与"久"谐音，长生及"久视"，都与酒和韭有关。文挚以韭为"百草之王"，而酒为"五谷之精气"，这与中医理论认为韭可以益气壮阳的说法是相符合的。

文挚认为酒是五谷之精气所酿成，入中散流，入理周彻，所以可以为百药由。马王堆帛书《养生方》中有关于制酒的方法，如《为醴》云："为醴，取黍米、稻米……稻醴熟，即每朝厌歠。"《为醪酌》云："为醪酌：以美酒三斗渍麦……成醪饮之。男□□□，以称醴煮鏊。"这里所说的"醴"和"醪"，应当是类似今天的酒酿的米酒。此外还有许多可以养生、治病的药酒之方，可惜的是有些方残缺太甚。如《麦卵》云："有恒以旦毁鸡卵入酒中，前饮。明饮二，明饮三；又更饮一，明饮二，明饮三，如此尽二卵，令人强益色美。"

在汉代，人们认为除了酒和韭之外，鸡蛋也是养生的重要食物之一。在《十问》文挚见齐威王一节中，文挚就说道："夫鸡者，阳兽也，发明声聪，伸头羽张者也。复阴三月，与韭具彻，故道者食之。"将酒与鸡蛋同饮的方法，又见马王堆帛书的《杂疗方》："益内利中：取淳酒半杯，温之勿热。毁鸡卵，注汁酒中，挠，饮之。恒以旦未食时饮之。始饮，饮一卵，明日饮二卵，明日饮三卵；其明日复饮二卵，明日饮一卵。恒到三卵而【却】到一卵复【益】，恒以八月、二月始服，饮□□□□□。【服】之二时使人面不焦，口唇不干，利中益内。"将鸡蛋打入酒中同服，被认为可以滋补内脏。

可见，酒在养生保健方面应用广泛。古人对饮酒的温度也有讲究，如贾铭在《饮食须知》中云"饮冷酒成手战"，认为经常饮用冷酒容易得病。穆世赐提出"凡饮酒宜温不宜热"，饮酒时，可适当温酒，但温度不宜过热。马王堆出土的古籍中就有相关记载，"温酒一杯中饮之""以醇酒半斗……煮之""以温酒一杯和，饮之"。不难看出，在秦汉时期就有用温酒的习惯。

不能饮冷酒是因为：通过沸水加热，可以将酒中有害于人体健康的物质如乙醛、甲醇等蒸发掉，导致醉酒的因素即是乙醛，而乙醛的沸点仅为21 ℃，甲醇对人的视觉神经有害，而甲醇的沸点则是 64.7 ℃。但酒加温太热，又会使酒的主要成分乙醇（沸点为 78.3 ℃）大部或全部挥发掉，这样酒也就不成其为酒了。古代有"温酒""暖酒"之名，说明酒在不冷不热时才是适宜的。

第二节　马王堆酒疗与疾病治疗

　　酒应用于医疗卫生领域有着悠久的历史，从古"醫"字中可见一斑。对于"醫"字的解释，《说文》云："（醫）治病工也。殹，恶姿也；醫之性然。得酒而使，从酉。"从字形分析可见，"醫"由"医""殳""酉"三部分组成，"矢"和"殳"皆为武器，"酉"就是酒。由此推测，古代的医生常常需要治疗外伤。酒外用可以消毒，内服可通经活络，是治疗外伤必备之药。

　　酒有养生治病之功效，文献中多有所载。《礼记·射义》云："酒者，所以养老也，所以养病也。"《素问·血气形志》云："经络不通，病生于不仁，治之以按摩醪药。"醪药即药酒。《汉书·食货志》云："酒者，天之美禄，帝王所以颐养天下，享祀祈福，扶衰养疾。"又云："酒，百药之长，嘉会之好。"马王堆汉墓出土医书中亦有诸多此方面的记载。

一、治病酒剂

（一）癃闭病

　　癃闭这一病名最早记载于《黄帝内经》。癃闭，即小便不通，是以小便量少，点滴而出，甚则下窍闭塞不通为主要临床特征的病症。在马王堆医书中，酒剂应用较多的当属治疗癃闭。如"酒煮蜗牛、薤白而饮之"；"酒煮石韦饮之"。记载较详细的有"取景天长尺，大围束一，分以为三，以醇酒半斗，三污煮之，熟，浚取其汁，歠之"。用酒煮景天治癃病（排尿困难）的方法，即将长约一尺的一把景天，均分为3份，用醇酒半斗浸泡后煮沸3次，滤渣留汁而口服。这种将药物溶解于酒的煎煮法，酒液在加热煮沸时有所挥发，实际酒精度不高。而且对饮酒量亦有所控制，如"醇酒盈一中杯……不者，酒半杯"。善饮者可喝药酒一中杯，不善饮酒者则喝半杯即可。说明古人已经认识到饮酒量的个体差异，并非统一剂量而无变通。

（二）跌打损伤

　　《五十二病方·诸伤》云："□□膏、甘草各二，桂、姜、椒……毁一丸，杯酒中，饮之，日一饮。"将各种药物按比例配制成丸药后，使用时捏碎一粒药丸，放入一杯酒中饮用，治疗各种跌打损伤。现在人们无论口服药末、药丸或药片，多用水送服。而马王堆医书所载服药方法多以酒送服。古人以酒送药，可能是当时酿酒工艺处于初级水平，酒的酒精度偏低。

（三）痉证

痉是由筋脉失养所引起的以项背强急、四肢抽搐，甚至角弓反张为主要特征的临床常见疾病。《说文·疒部》云："痉，强急也。"《玉篇·疒部》云："痉，风强病也。"强调了痉是具有筋脉肌肉强直特点的疾病，古人观察发现痉病发作与风邪关系密切，并且其抽搐、拘急的症状就如风的动象，所以论痉时多联系风邪。张景岳也认为："痉，风强病也。"即风邪所致的强直性疾病。

在马王堆汉墓出土的医书中记载："伤痉者，择薤一把，以醇酒半斗煮沸，饮之。即温衣夹坐四旁，汗出到足，乃已。"用一把葱白放在醇酒半斗里，煮沸后趁热饮服。喝完酒后应当立刻穿上棉衣，将身体四周严密地包裹起来，使之全身出汗，即可痊愈。

"痉者，伤，风入伤，身信（伸）而不能诎（屈）。治之，爤（熬）盐令黄，取一斗，裹以布，卒（淬）醇酒中，入即出，蔽以市，以熨头。热则举，适下。为□裹更以尉（熨）寒，更爤（熬）盐以尉（熨），尉（熨）勿绝。一尉（熨）寒汗出，汗出多，能诎（屈）信（伸），止。"病名"痉"，病因"风寒"，症状"伸而不能屈"，治疗方法"汗法"。详细分析治疗方法：将盐炒黄，取一斗，用布包好，放入酒中，再立即取出，用熟牛皮制成的蔽膝包裹后，热熨头部，汗出后，可屈伸则停止治疗。

以上两条原文是痉病治疗方，两方均采用汗法，目的是使风寒之邪随汗而解。其酒性温热，味辛善散。在这两方中使用，取其辛散温通助发汗、祛风散寒之意。

（四）皮肤病

《五十二病方》设"干骚（瘙）"专篇，一般认为此即皮上无渗出物之干疥。该篇无一字具体症状记载，对治疗方法的描述却颇为详细，有内服、外敷、外涂、浴洗之分，且未见祝由条文，表明当时人们对皮肤病已有较为成熟的认识，为后世认识、治疗瘙痒性皮肤疾病提供了重要的史料。

马王堆医书记载了治疗皮肤病干痒症的酒剂用法，如"煮桃叶，三□，以为汤。之温内，饮热酒，已，即入汤中，有（又）饮热酒其中，虽久骚（瘙）【已】"。意为将熬好的桃叶汤置于温暖室内，患者浴前先饮热酒，入浴盆后，再饮热酒，即使是骚（瘙）症日久亦能痊愈。此法不仅以桃叶药浴止痒，浴前浴中皆服以温酒，内饮外洗，表里兼治，里外夹攻。通过桃叶煎汤进行熏洗、浸渍，则浴液中的药物离子可通过皮肤黏膜吸收、扩散，避免肝脏首过效应。同时药液的温热效应，加上内服温酒，更能提高组织局部的温度，改善血液循环，抑制并减少生物活性物质的释放，从而达到治疗疾病的目的。"取茹卢本，蓄之，以酒渍之，后日一夜，而以涂之。"将茜草根捣碎后，放在酒中浸泡一日一夜，再用这种茜草根浸泡酒液涂敷患处，即用酒泡药而后外敷，能收敛止痒。治疗皮肤干痒，使用醇酒煮菱角。

（五）痔疮

酒作为液体辅料，应用于中药的制剂过程中。《五十二病方》第157条云："冶麤芜本、防风、乌喙、桂皆等，渍以醇酒而丸之，大如黑菽，而吞之。"将4种药按同等比例，研成细末，用醇酒浸泡后，搓成如黑豆大小的药丸而吞服，治疗痔疮。与当代水丸的制作相似，即将研成细粉的中药与酒或药汁混匀，制成圆形颗粒。不过酒在《五十二病方》中的应用有与目前中医药学理论及临床实践不相符之处，如酒内服用于"脉痔""牝痔"的治疗。中医学认为，痔的病机内责于脏腑虚弱，外归于风湿燥热，治法以泻火、凉血、除湿、润燥为主，酒乃大热之品，并不适合痔的治疗。

（六）动物咬伤

《五十二病方》第32条云："犬所啮，令毋痛及易瘳方。令啮者卧，而令人以酒财沃其伤。"治疗被狗咬伤的患者，医师用适量的酒水反复冲洗伤口，而且伤口冲洗后不能立即擦干，须让酒液自然干燥挥发。如治"蚖"（蛇咬伤）一方，"蓄兰，以酒沃，饮其汁，以滓封其痏"，即是将兰草捣烂后用酒浸泡，口服该溶液，同时将药渣涂在伤口上。

《本草拾遗》云："酒，本功外杀百邪，去恶气。"《食疗本草》亦云："酒主百邪毒。"从现代医学角度分析，酒有杀菌、消毒、麻醉的作用。在毒蛇咬伤方中以酒入药，取其杀蛇毒之功。犬咬伤方中运用酒冲洗伤口，杀犬毒去恶气，局麻伤口止疼痛，内服与外用并举，以期收到解毒效果。用酒冲洗被咬的伤口，进行消毒的方法，与现在外科对伤口初步处理有类似之处。

（七）疝气

在马王堆医书中有采用湿敷法治疗疝气的记载，酒作为外用消毒剂使用。如"颓，先上卵，引下其皮，以砭穿其脏佳旁，□□汁及膏□，浇以醇□。又灸其痏。勿令风及，易瘳"。先将患者的睾丸用手向上推，把阴囊的外皮向下拉，同时用砭石将阴囊后部（即臀侧）的外皮刺破（此处为"□□汁及膏□，当刺破外皮后应用某种药液及油剂之类外敷伤口者），用醇酒浸润消毒，还可在伤口部用灸法。但不要受风，容易治好。古人用酒作为药液及油脂的调和剂外敷伤口，消毒以防感染，说明湿敷法具有消肿止痛、清热凉血、促进伤口愈合等功效。

（八）助产生育

在《胎产书》中有采用酒洗净胎盘，或用酒作为溶剂服药以助产，或用"九宗之草"泡酒，夫妻共饮，以图生育的记载，说明古人认识到用酒浸渍药物，一方面可以促进药材药用成分溶解，另一方面酒行药势，还可以促进药效发挥。

二、用法与用量

马王堆出土的医书中用酒治病方法很多，大体可分为内服、外治及辅助治法三类。

内服法中以酒制药丸、药饼吞服相当普遍。方法是药物研粉，酒溃后再成饼或丸。后世多用水或蜜制成丸，而《五十二病方》中却无此记载，看来以酒制丸更为古老。内服法还可将药丸研碎成粉末，或以现成药末入酒饮服。用酒与药同煮更是《五十二病方》常用之法，多达十余处（包括外用）。治瘿病，用蜗牛、韭与酒同煮，治石瘿以酒煮石韦，且"三温煮"。《本草纲目》谓酒有"制小便"之功,《汤液本草》更注明:酒"若味淡者则得小便而速下"。《五十二病方》的"三温煮"是使酒味变淡。以酒沃药多用于内服治法,沃者,浸泡之谓也。治毒蛇咬伤,用碎兰草,以酒沃,饮其计。还有一种特别的沃法,是在以药加热后的"淬酒中,沸尽而去之,以酒饮病(者)"。

外治法在《五十二病方》中占相当大比重。其一是以酒直接敷外伤。"犬所啮,令毋痛及易瘳方,令〔啮〕者卧,而令人以酒财沃其伤。"酒有清创、消毒、杀菌、杀虫、止痛之功用,外敷有一定疗效。书中还载用碎茜草根浸酒中取汁外涂,治疗疥癣类的干骚(瘙)病。还有外涂取其壮阳之用的药酒,《□巾》云:"一曰:治巾,取杨思一升、赤蚁一升、螺蝐(蛰)廿,以美□(酪)半升渍之,掩□□□□其汁,以渍细布一尺。已渍,旸之,干,复渍。汁尽,沸取穀、椅桐汁□□□□□塗所渍布,干之,即善藏之。即用之,操以揗玉策,马因惊矣。杨思者,状如小□□而蚍人。""一曰:赢四斗,美酪四斗,天牡四分升一,桃可大如枣,牡蝼首二七,□□□□□□□半升,并渍酪中。已,取汁以□□□布□□渍,汁尽而已。□用之,湿□□操玉策,则马惊矣。所谓天牡者,□□□食桃李花者也。桃可者,桃实小时毛也。牡蝼者,颉蠷□□□□□□□□□□□□者也。□□者,状如赣皮。"

《五十二病方》中对熬盐淬酒外熨法的记载较详细。"痉者,伤,风入伤,身信(伸)而不能诎(屈)",乃以盐炒一烫发黄,"裹以布,卒(淬)醇酒中,入即出,蔽以市,以尉(熨)头",反复多次,令"寒汗出,汗出多,能诎(屈)信(伸)"方止。《诸病源候论》卷二十六《金疮中风痉候》云:"夫金疮者,此由血脉虚竭,饮食未复,未满月日,荣卫伤穿,风气得入,五藏受寒则痉。"伤痉(类破伤风)先因于伤,后为风寒所苦,治疗祛风散寒。炒盐淬酒熨头,目的正在于斯,而《本草经解》谓酒可"通血脉,御寒气,行药势。治风寒痹痛,筋脉挛急"。此法符其意。

《五十二病方》除直接用酒制剂内服或外用外,尚在治病时同用酒,辅助药力,以达疗效。如治痂除用药外用和灸外,先饮好酒令身温。酒通血脉,身暖而毛窍开,与药外敷且灸可相得益彰。再如治干骚(瘙),煮桃叶为药汤置暖屋中，患者先饮热酒再入药汤洗，再边洗边饮热酒，虽久病也能治愈。饮酒配合治疗，目的还在加强药效。

《五十二病方》中用酒不仅方法多样，而且在量之大小、时间之先后、不同患者的不同用法上也十分讲究。

注重剂量大小变化。方中酒之用量，少者半杯、一杯，多者半斗、一斗，皆明文注出。有时还提示逐次加量：牝赛方以乌像等药以淳酒丸之，丸虽只如黑葱大小，但有毒，不能多服，此方先始食一粒，无疗效再加一粒。如此谨慎小心，不能不使人联想到《伤寒论》中承气汤类、抵当汤（丸）、十枣汤等的用法也极类此。当然也有"不伤人"的药可不限量。治蛇咬伤的药酒，饮量可多，有时饮酒到"极厌而止"，剂量视病情和药力及有无毒性而定。

强调时间之先后。以药入酒，有的强语诊治中饮，有的规定不怎么严格，饭前饭后都可以，有的则很严格："先莫（暮）毋食，旦饮。"还根据病情轻重缓急处之。病缓则缓药之，如病蛊者是无法立即见效的，就采取持久性服法，每日早晨以药入酒服一次。有的病需急用，如治诸疽初发，急用大菽、醇酒各一斗淳之。再如采取药入酒"日五六饮之"或"恒服药二十日"。这些都是根据不同病情规定的。

三、酒剂在疾病治疗中的其他作用

马王堆的系列酒剂不仅广泛应用于内科、外科、皮肤科、肛肠科等多科疾病的治疗，也在其他疾病的诊治过程中发挥辅助作用。

（一）消毒

《养生方》："（去毛方）以五月拔，而以称醴傅之。""去毛"即去除阴毛，"称醴"就是指好酒、上等酒。此处讲的是先拔除阴毛，然后用"称醴"傅之，这就是以酒消毒拔毛之方，与现代医学用酒精消毒原理是一样的。古代的酒酒精浓度低，因此强调用"称醴"也就是上等酒来消毒。

（二）助药力

《五十二病方》："【诸伤】：□□膏、甘草各二，桂、（姜）、椒□□□□（□□□□□□□□□□□□□□□□□）毁一垸（杯）酒中，饮之，日【壹】饮，以□其。"

《五十二病方》："令金伤毋痛，取荠孰（熟）干实，（熬）令焦黑，冶一；（尤）根去皮，冶二，凡二物并和，取三指最（撮）到节一，醇酒盈一衷栖（杯），入药中，挠饮。不者，酒半栖（杯）。已饮，有顷不痛。复痛，饮药如数。不痛，毋饮药。藥先食后食次（恣）。治病时，毋食魚、彘肉、马肉、龟、虫、荤、麻洙采（菜），毋近内，病已如故。治病毋时。壹冶药，足治病。药已冶，裹以缯臧（藏）。治（尤），暴（曝）若有所燥，冶。令。"

《五十二病方》："痉者，伤，风入伤，身信（伸）而不能诎（屈）。治之，燔（熬）盐令黄，取一斗，裹以布，卒（淬）醇酒中，入即出，蔽以市，以尉（熨）头。热则举，适下。为□裹更以尉（熨）寒，更燔（熬）盐以尉（熨），尉（熨）勿绝。一尉（熨）寒汗出，汗出多，能诎（屈）信（伸），止。尉（熨）时及已尉（熨）四日内，□□衣，毋见风，过四日自适。尉（熨）先食后食次（恣）。毋禁，毋时。令。"

《五十二病方》："伤脛（痉）者，择薹（薤）一把，以敦（淳）酒半斗者（煮）（沸），歙（饮）之，即温衣陕（夹）坐四旁，汗出到足，乃□。"

《五十二病方》："一，犬所齧，令毋（無）痛及易瘳方，令齧者臥（卧），而令人以酒财沃其伤。已（已）沃而□越之。尝试。毋（無）禁。"

《五十二病方》："疽（疽）病：冶白蔹（蔹）、黄蓍、芍乐（药）、桂、（姜）、林（椒）、朱（茱）臾（萸），凡七物。骨疽（疽）倍白蔹（蔹），【肉】疽（疽）【倍】黄蓍，肾疽（疽）倍芍药，其余各一。并以三指大宛（撮）一入音（杯）酒中，日五六歙（饮）之，须已（已）……"

用酒浸渍药物，一方面可以提高药材中药用成分的溶解度，另一方面酒行药势，还可以促进药力的发挥。

(三) 麻醉

在外科治疗和手术中，酒有消毒、散热、去腐止痒、止痛止血的功效，有时医师为了解除患者的痛苦，往往采取以酒冲服麻沸散或干脆让病者饮酒至醉，待患者失去痛觉后再施行手术。《五十二病方》讲到熨法，其中有一种就是用炊盐淬酒熨治伤痉。

第三节　其他应用

汉代农业生产技术不断进步，粮食的积累与酿酒技术的提高使汉代酿酒有了长足发展，酒的种类众多。汉代建国后，实际垦田数目一直在不断增加，农业生产技术也逐步提高，粮食的单产和总产不断提高。《汉书·食货志》记载"岁数丰穰，谷至石五钱，农人少利"的情形，粮食储备的丰富为酿酒业的发展奠定了基础。我国酿酒技术在先秦时期就已成熟，其"六必"原则仍是今天酿酒技术的精髓，即"秫稻必齐，麹蘖必时，湛炽必洁，水泉必香，陶器必良，火齐必得"。对酿酒的原料、酵母、浸泡、用水、器具、火候都有了较为系统的认识。汉代继承先秦的酿酒技术，并在制曲工艺上有长足进步，将散曲发展为饼曲，进一步提高了酒的品质。西汉时期我国酿酒工艺已经很成熟，谷物酒、配制酒、果酒、乳酒等种类众多，酿酒成为一个重要手工业，不仅有家用自酿、小酒肆、大酒家等私营酒业，还有一套从中央到地方的庞大严格的酒业管理体系，设置了专门的管理机构，负责官营酒业，出现了以时间、产地、酿造方法、造酒原料不同命名的酒类。马王堆汉墓为西汉初期长沙国丞相及其家属的墓葬，其一号墓出土遣策中记酒名者凡十四简，三号墓出土遣策中记酒名者凡二简，将简文所记酒的品类加以归纳，共得四种，即白酒、温酒、助酒与米酒，可以体现当时酒业的发展。汉墓随葬品的配置既是旧礼制的延续，也是新风尚的呈现，其中一些随葬品或购置于市场，或来自他人赠送助丧，都服从于礼制与时代风习。马王堆汉墓出土大量关于酒剂的文物，反映出酒在当时社会的盛行，并体现出酒剂的应用之广。除了养生保健与疾病治疗，酒剂也渗透到各阶层人们生活的每个层面，成为上至皇室贵族下至平民百姓礼仪、社交和生活中不可缺少的物品。

一、在日常生活的应用

在马王堆汉墓出土的 90 件漆耳杯中，有 50 件书有"君幸酒"。得益于汉代酿酒业的繁荣，从皇室贵族、士大夫官员到豪强地主、普通民众以及周边的少数民族，莫不饮酒。汉代开国皇帝汉高祖刘邦在打败项羽后，即"置酒雒阳南宫"与功臣们饮酒庆贺，后来刘邦回故乡沛县"置酒沛宫，悉召故人父老子弟纵酒"。并在酒酣之时击筑吟诵那首著名的《大风歌》："大风起兮云飞扬，威加海内兮归故乡，安得猛士兮守四方！"相对于皇室贵族，士大夫官员对饮宴的喜好也毫不逊色，达官贵人饮酒的记载随处可见。如汉惠帝的丞相曹参就"日夜饮醇酒"。各地方的豪强地主，虽是平民身份，但生活富足，喜欢通过宴饮来享受奢侈生活、夸耀财富，《盐铁论》记载了饮宴在饮酒的同时还要"歌舞俳优、连笑伎戏"。平民饮酒也是普遍现象。如刘邦为平民时，嗜酒好肉，在酒席上被吕公赏识，并将女儿吕雉也就是后来的吕后许配给他。《后汉书·李充传》载李充分家时"当酤酒具会，请呼乡里内外，共议其事"。家中有客人来访也要到酒肆酤酒招待，"舍中有客，提壶行酤"。《汉书·杨敞传附子恽》记载，即使最贫困的农民也要饮酒自劳，"田家作苦，岁时伏腊，亨羊炰羔，斗酒自劳"。两汉时期，诏书"赐女子百户牛酒"共有 23 次，其中西汉占绝大部分，另有对鳏寡孤独者的赐酒赐帛，以示朝廷抚恤之意。酒令、投壶、六博和歌舞等饮宴娱乐活动也十分丰富和繁荣。总之，从宫廷皇室贵族到普通平民，饮酒之风兴盛。

二、在婚丧随葬中的应用

（一）婚丧活动

在汉人观念中，婚姻的目的在事宗庙，继后世。因此，婚姻涉及的不唯两人，而是两个家庭，甚至两个家族，所谓"合二姓之好"（《礼记·昏义》）是也。婚前男女不得见面，相互不知其名。在父母之命、媒妁之言主导下，经历纳采、问名、纳吉、纳徵、请期等程序，方可举行婚礼。婚礼过程中，要祭天、告祖，以酒食招待亲朋好友。婚礼为大喜，宾客饮酒为祝贺，为合欢。新婚夫妇在婚礼期间要共食合饮，所谓"妇至，婿揖妇以入，共牢而食，合卺而酳，所以合体同尊卑，以亲之也"（《礼记·昏义》）。新媳妇进门，与夫婿"共牢而食，合卺而酳"，表达"合体同尊卑"之义。"合卺而酳"相当于我们今天所说的"交杯酒"。饮酒让原本不相识的男女迅速消除陌生感，而相互亲近。第二日早晨，新媳妇要拜见公婆，公婆将醴酒赐给儿媳妇。儿媳妇要用醴酒祭饮食之神（"赞醴妇，妇祭脯醢，祭醴"）。第三日早晨，公婆先后献酒给儿媳妇，儿媳回敬公婆（"舅姑共飨妇以一献之礼，奠酬"）。这就完成了"成妇礼"。以后，媳妇侍奉公婆，每日要早起恭敬地进上美食与酒醴。可见，汉人成婚的各项仪式均离不开酒。

丧礼为至哀之礼，按儒家礼仪规定，服丧之人不得饮酒食肉，特别是国丧期间，全国都要停止娱乐活动，禁进酒肉，汉代国丧期间大抵如此。但民间丧葬，仍有对吊丧宾客"娱之以乐，飨之以酒肉"的风俗，《盐铁论·散不足》云："今俗因人之丧以求酒肉，幸与小坐而责辨，歌舞俳优，连笑伎戏。"

（二）随葬

酒一直都是重要的随葬品。大约从距今六七千年的新石器时代起，墓葬中即已出现陶质酒器，如尖底瓶、双联壶、盂、杯等，之后陶尊、斝、盉、爵、觚陆续出现。到商周时期，青铜器爵、角、觚、斝、尊、觥、觯、卣等一整套酒器成为贵族墓葬随葬品中不可或缺的礼器，平民墓中也常见一觚一爵等最简单的酒器组合随葬。很多随葬品是遵守古礼依照丧葬制度的规定，根据墓主人所处社会阶层、经济实力、生死观念、风俗习尚等因素，为其死后的地下世界安置的程式化、符号化、商品化的物品。酒也是汉代丧葬中重要的随葬品，江西南昌西汉海昏侯墓、河北满城汉墓、洛阳烧沟汉墓等均有大量出土酒器。汉代人多迷信侍死如侍生，安葬时"厚资多藏，器用如生人"。西汉初期出现"正藏""外藏"系统之分，前者包括"明堂""梓宫""便房""黄肠题凑"等的正藏系统，后者则为各类陪葬坑及随葬品，即所谓"婢妾藏也""厮厨之属"。此时，大型贵族墓往往在不同功能的墓葬随葬品分区中专辟有酒房或酒器库。王侯贵族墓葬中除了黄肠题凑、金缕玉衣等特殊的由皇帝赐予的象征等级地位的标志物外，仍以随葬车马、庖厨用具以及酒器、乐器、武器等传统的礼器作为身份的标志。汉代随葬酒器活动十分盛行且有扩大的趋势，不仅在贵族墓中流行，平民墓中也不罕见，不仅男性墓随葬酒器，女性和儿童墓葬也同样随葬酒器。很明显，后者大多不是出于好酒，而只是从众，与社会流行的丧葬习俗保持一致，这些出土的大量酒器反映墓主人所在的那个阶层共有的某些礼仪特征。马王堆一号汉墓遣策记酒器者凡十八简，三号汉墓遣策记酒器者凡十一简，归纳之，马王堆汉墓遣策所记酒器共十一种，即：橦、枋、壶、斗卮、七升卮、二升卮、小卮、大柕、供中幸酒杯、小具杯和椑。对其用途加以考查，则可归为盛酒器与饮酒器二大类。其中，盛酒器有橦、枋、壶、大柕、椑五种；饮酒器则有斗卮、七升卮、二升卮、小卮、供中幸酒杯、小具杯六种。马王堆汉墓出土的精美漆器中，仅漆耳杯就有 90 件之多，其中 50 件书有"君幸酒"。

汉代随葬的酒器种类及数量是衡量墓主人社会等级地位的标志，是遵从丧葬习俗的普遍规则，是风气使然，也是时代审美特征的反射。当然也可能是墓主个人意志的反映，但未必仅仅因为好酒，也有可能仅仅是把酒作为养生的偏方和药引，这在重视养生的汉代社会并不稀奇。

三、在礼仪活动上的应用

酒一直是社会文化的重要载体，酒剂的文化礼仪功能也不容小觑，在我国风俗礼仪起源与固化的重要时期扮演了非常重要的角色，形成了汉代独具特色的饮酒风俗。《说文·酉部》云："酒，就也，所以就人性之善恶。"《左传》云："酒以成礼。"《汉书·食货志》云："酒者，天之美禄，帝王所以颐养天下，享祀祈福，扶衰养疾。百礼之会，非酒不行。"饮酒涉及所有的礼仪，具体说，酒参与诸礼的展开、完成，诸礼对饮酒皆有规定。以酒祭祀、以酒随葬现象成为常例，在朝觐礼、籍田礼、射礼、冠礼等重要礼仪活动中，酒都扮演了不可或缺的角色，在社日、上巳、夏至、伏日、重阳、冬至、腊日等节日中，酒是人们必备之物。

（一）祭祀

祭祀是汉人生活中极其重要的事情，从皇室贵族到平民百姓都十分重视对神祇、山川和祖先的祭祀。祭祀之礼离不开酒。祭祀时总把人间最好的祭品献上以降上神、先祖，酒被认为是"天之美禄"，是各种祭祀必备之物。条件允许时，各种酒都要献上。所谓"玄酒在室，醴醆在户，粢醍在堂，澄酒在下……以降上神与其先祖"。皇帝"上酎祭宗庙"，"酎"便是一种经过多次复酿而成的上等美酒。除祭祀宗庙外，皇帝还要以酒祭天地、祭四方、祭山川、祭五祀等；汉代官员为了求雨、祈福，经常祭祀名山大川。《后汉书·明帝纪》载"自春以来，时雨不降，……二千石分祷五岳四渎"。祭品主要是"旨酒欣欣，燔炙芬芬"。此外，汉代官方还有常祭，如祭祀日神："朔前后各二日，皆牵羊酒至社下以祭日。"汉代平民也有祭祀神灵的风俗，《盐铁论·散不足》记载了民间社日富人、平常人家和贫民祭祀情景。

祭祀用酒有着严格的礼仪规范，各等级的祭祀用酒基本都包括备酒、献酒和酹酒三个环节。重大祭祀活动用的酒需要提前八个月酿造，由太官、汤官主管，对酒的品质与数量也有严格要求，官员和百姓祭祀备酒也都采用自己所能承受的高品质的酒类，酒有厚薄，酒味越薄，出现越古，放置的位置越尊贵。水没有酒味，但被认为是酒之本，其地位最尊贵，被放在最尊的室内，甜酒其次，白色糟渣很多的酒再次，渣子少、酒色清的酒被放在最低贱的堂下；重要祭祀中献酒要用"三献"之礼，也就是要献酒三次，君臣按等级、家族以辈分依次献酒，即先献上最尊贵的玄酒，再献上次一等的醴醆。一般的祭祀活动虽无需三次献酒，但也一定要献酒。酹酒即洒酒于地，是祭祀的最后一个环节。酹酒由尊者或长者进行，"唯尊长者以酒沃酹"。酹酒者须仪态恭肃，先将杯中酒分倾三点，后将余酒洒一圆弧形，用酒在地上酹成"心"字形。酹酒结束，祭祀仪式完成。

（二）其他礼仪活动

除了祭祀，在其他礼仪活动中，酒也不可或缺。朝觐礼为诸侯王、文武百官、番邦属国朝贺皇帝的大礼，班固《东都赋》描述了"庭实千品，旨酒万钟。列金罍，班玉觞，……皇欢浃，群臣醉"的朝觐饮宴场景。籍田礼为皇帝亲耕大礼，汉代自西汉汉文帝开始到东汉汉献帝一直在举行，旨在表明天子重农，敦促力耕之意。籍田礼中，皇帝率王公大臣躬耕之后，在大寝举行酒宴，名曰"劳酒"。汉代射礼按主持人身份和规模不同分大射、宾射、燕射、乡射四种，内容都为通过射箭比赛，胜者敬酒、负者饮罚酒，以示谦恭、揖让之礼，来实现"教民礼让、敦化成俗"，历来为统治者所重视。以酒成礼是各种射礼中的必有环节，在《礼记·射义》中有详细记载，如对乡射礼的记载，"卿、大夫、士之射也，必先行乡饮

酒之礼"。冠礼是男子成人之礼，冠礼仪式中也同样离不开酒，主要包括
"宾醴冠者"和"醴宾"，宾醴冠者由参加冠礼的主宾为加冠者赐酒祝福，
加冠者饮酒后拜谢正宾，这样加冠才算完成。"醴宾"，为冠礼之后，加冠
者的父亲或尊长宴请宾客，向宾客献以"一献之礼"，包括献、酢、酬各
一次，至此冠礼才算圆满结束。

第五章　马王堆酒疗的学术传承

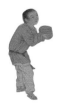

第一节　医著中酒疗的应用

马王堆医书与酒疗相关的记载，集中在《五十二病方》《养生方》《胎产书》《十问》《杂疗方》《杂禁方》等著作中。马王堆医书中酒剂的应用包括养生和治病两大方面，养生包括滋补气血、祛邪辟秽等方面；用于治病的酒剂主要应用于癃闭、跌打损伤、痉证、皮肤病、痔疮、动物咬伤、疝气等疾病。这个时期的人也已经认识到了过量饮酒的危害。在《五十二病方》中，对于用酒的剂量大小也有着明文规定。其方中酒之用量，少者半杯、一杯，多者半斗、一斗，根据病情及药性而定。通过对马王堆医书酒剂有关文献的整理，可以了解在当时的诊疗活动中，把酒作为药引或溶媒，较多地应用于临床治疗或养生方面，说明在西汉以前，人们对酒的治疗作用及养生作用已有较多的经验积累。

一、《黄帝内经》

一般认为，马王堆医书的成书年代大多比《黄帝内经》要早。有研究者将马王堆医书与《黄帝内经》进行比较，不论其托名立说方式，还是内在的具体思想，都有相关性和一致性，二者都包含有天人相应、形神合一、气化思想、阴阳思想等基本理论。

《黄帝内经》中对酒疗的应用有系统论述，其中有专篇论酒，即《素问·汤液醪醴论》。《黄帝内经》的记载中，既有内服醪酒，又有外敷、外搽、药熨等法用于治疗尸厥、不仁、口僻、寒痹、鼓胀等疾病。其治疗疾病多属经络病，多配合温热类药物以发挥温经散寒之功效，并且在酒疗的基础上配合针刺按摩等方法，促进疾病痊愈。《素问·缪刺论》记载治疗"尸厥"，"鬄其左角之发方一寸，燔治，饮以美酒一杯，不能饮者灌之，立已"。酒性温热，可温经散寒，活血通络，对于由气机逆乱、血瘀气阻而致之尸厥病，配合左角发，可获良效。《灵枢·九针论》云："形数惊恐，筋脉不通，病生于不仁，治之以按摩醪药。"用醪药酒局部外搽按摩法，以治肌肤麻木不仁之症。《灵枢·经筋》云："颊筋有寒则急，引颊移口；有热则筋弛纵缓，不胜收，故僻。治之以马膏，膏其急者，以白酒和桂，以涂其缓者，……且饮美酒，……不饮酒者，自强也，为之三拊而已。"此处饮美酒和用白酒调和肉桂末以治口僻，乃酒具有温经通络之功效。《灵枢·寿夭刚柔》云："寒痹之为病也，留而不去，时痛而皮不仁……用淳酒二十升，蜀椒一升，干姜一斤，桂心一斤，……如此病已矣。"此处详论药熨疗法，酒作为辅剂，可温通经脉，以助药力，此以药渍酒中一法对后世药酒、酒炮中药具有启发、指导意义。《素问·腹中论》以"鸡矢醴"治疗鼓胀病，鸡矢醴的制作及服法，《本草纲目》引何大英云："用腊月干鸡矢白半斤，袋盛，以酒醅一斗，渍七日，温服三杯，日三；或为末，服二钱亦可。"可见在《黄帝内经》中，酒既可以单独治病，亦可入方，更用于药物的浸渍。自《五十二病方》到《黄帝内经》产生的中药浸渍技术，对于后世中药炮制技术的发展具有指导作用，为后来酒制中药的应用并扩大奠定了基础。

酒可用于养生治病，《黄帝内经》中多处提到了过度饮酒的危害。如《素问·上古天真论》云："以酒为浆，以妄为常，醉以入房，以欲竭其精，以耗散其真。"《素问·生气通天论》云："因而大饮，则气逆。"《素问·风论》云："饮酒中风，则为漏风。"《素问·病能论》云："有病身热解㑊，汗出如浴，恶风少气。"《素问·厥论》云："此人必数醉若饱以入房，气聚于脾中不得散，酒气与谷气相薄，热盛于中，故热遍于身内热而溺赤也。"《灵枢·邪气脏腑病形》云："若醉入房，汗出当风，则伤脾。"《灵枢·百病始生》云："醉以入房，汗出当风，伤脾。"

可见，无论是马王堆医书，还是《黄帝内经》，对酒在防病治病中的应用以及过量或不适当饮酒的危害都有比较系统的认识，这为后世酒疗理论的应用与传承创新都奠定了重要的基础。

二、《神农本草经》

《神农本草经》成书于东汉时期，集东汉以前药物学之大成，系统地总结了秦汉以来医家和民间的用药经验，不仅为我国古代药物学奠定了基础，还对后世药物学的发展有着重要影响。魏晋以后历代诸家本草学都是在该书已有成就的基础上发展起来的。书中所载药物大多疗效确切，其所述药物学理论、药物功效主治及用药原则方法，至今仍有相当一部分内容是值得继承和发扬的。全书分三卷记载了我国古代早期的中药，在药材的炮制和临床用药上涉及酒的应用共计 13 处，其中用于炮制 5 处，酒煮入药 2 处，用酒浸渍药材 5 处，还有 1 种药材用酒服用。《神农本草经》继承了马王堆医书以来以酒入药的传统。

三、《伤寒杂病论》

《伤寒杂病论》原文中出现的酒包括酒、白酒、清酒、苦酒，用法有煎煮药物、炮制药物和送服丸散药等。

酒与清酒为同一物，是古代黄酒或米酒中质地纯净者。张仲景在煎药、洗药、浸渍药、送服药时多用此酒，以活血通经，散寒扶阳，及引药入血分。《伤寒论》记载炙甘草汤与当归四逆加吴茱萸生姜汤，均用"清酒"数升与水等比例混合煎药。前者用清酒可以增强补益气血、活血通脉的作用，以酒的走动之性佐制方中滋补阴血药的呆滞；后者治疗营血虚寒的手足厥寒证，用清酒能加强养血活血祛寒之功效。在《金匮要略》中以芎归胶艾汤治疗妇女阴血亏虚、冲任损伤的崩漏、胞阻或胎动不安，"以水五升，清酒三升，合煮"药物，可以加强温经养血的作用。用酒炮制药物，则可引经行药势。调胃承气汤中用"清酒"浸大黄，大小承气汤亦用"酒"洗大黄，均是取酒制引经行药势，加强大黄走窜泻下的作用；鳖甲煎丸也用"清酒"浸"锻灶下灰"，以增强活血化瘀、软坚散结之力。用酒来送服丸、散，可以助行药力。送服丸药，如肾气丸"炼蜜和丸，梧子大，酒下十五丸"，可增强温阳之功；薯蓣丸"炼蜜和丸，如弹子大，空腹酒服一丸"，可增强健脾除风的作用；大黄䗪虫丸"炼蜜和丸小豆大，酒饮服五丸"，可增强活血生新之力。送服散剂，如当归芍药散诸药"杵为散，取方寸匕，酒和，日三服"，用酒可活血止痛；白术散"杵为散，酒服一钱匕，日三服，夜一服"，用酒可活血安胎；土瓜根散"杵为散，酒服方寸匕，日三服"，用酒以助活血调经。

白酒，即米酒之初熟者，将初熟之米酒过滤即得到乳白色液体，性味甘辛热，属于低度酒。以"白酒"煎煮药物集中在《金匮要略》胸痹心痛短气病脉证治篇，栝蒌薤白白酒汤和栝蒌薤白半夏汤两方均用"白酒"，直接入药，与其他几味药"同煮"。用白酒煎药，使药力直达上焦，加强诸药温通阳气之功效。

苦酒被认为是醋，梁代陶弘景认为"酢酒为用，无所不入，愈久愈良，以有苦味，俗呼苦酒"。由于汉代酿酒浓度低，容易发酸而成醋，故又称醋为苦酒，其味酸，功能收敛止痛，引药入肝经。苦酒被应用于乌梅丸、苦酒汤、黄芪芍药桂枝苦酒汤、救卒死方（其三）、饮食中毒烦满治之方（其一）共计5个经方中。乌梅丸中苦酒用于炮制乌梅，"以苦酒渍乌梅一宿"，用苦酒更增乌梅酸苦之性，以利于安蛔止痛。苦酒汤以鸡子壳为容器，以苦酒、鸡子白为溶媒，煎煮半夏，取药汁"少少含咽"，以治少阴病咽中生疮，用苦酒合半夏，辛开苦泄，加强涤痰敛疮之力。黄芪芍药桂枝苦酒汤中"以苦酒一升，水七升"合煎诸药，用治黄汗，用苦酒以行药势于肌腠，有助于和营卫，散水湿。救卒死方（其三）中将苦酒、猪脂"煮沸，灌喉中"，饮食中毒烦满治之方（其一）将苦酒、苦参煮沸，服之取吐，二方皆用于急救。

《伤寒杂病论》中用酒的方剂有28首，酒被用来治疗内伤杂病及外感热病，同时常用来治疗虚劳病和妇女病，所治妇女病证大多由于血虚或血瘀，发挥了清酒温经散寒、引药上行、活血化瘀、引药入血分、引药入阳明的作用。仲景所用之酒，具有补养气血、活血通脉、温通阳气、驱除寒邪、助行药力的作用。仲景对酒的使用，灵活多变，理法精妙，对后世影响深远，至今仍有临床指导意义。

酒的使用对于治病是一把双刃剑，既能治病，又会致病。张仲景认为表证、内热、实证、痒疹、阳亢、津伤等证均应禁用酒，阴虚、失血、血热内盛者不宜用酒。《伤寒论·辨太阳病脉证并治》强调服用桂枝汤"禁生冷、黏滑、肉面、五辛、酒酪、臭恶等物"。饮酒时有诸多禁忌，如饮食方面，勿食韭、苍耳、猪肉及甜腻的食物，醉后勿饱食；行为方面，醉后不得洗冷水澡等。《金匮要略·果实菜谷禁忌并治第二十五》云"饮白酒，食生韭，令人病增""饮酒，食生苍耳，令人心痛""饮酒大忌，灸腹背，令人肠结""夏月大醉汗流，不得冷水洗着身，及使扇，即成病""醉后勿饱食，发寒热""饮酒食猪肉，卧秫稻穰中则发黄""食饴，多饮酒大忌"。因饮酒致病，如《金匮要略·中风历节病脉证并治第五》云："盛人脉涩小，短气，自汗出，历节痛，不可屈伸，此皆饮酒汗出当风所致。"《金匮要略·黄疸病脉证并治第十五》云："心中懊恢而热，不能食，时欲吐，名曰酒疸。"《金匮要略·惊悸吐衄下血胸满瘀血病脉证治第十六》云："夫酒客咳者，必致吐血，此因极饮过度所致也。"

四、《肘后备急方》

东晋葛洪所著的《肘后备急方》（原名《肘后救卒方》，简称《肘后方》），是中国第一部临床急救手册。该书主要记述各种急性病症或某些慢性病急性发作的治疗方药、针灸、外治等法，并略记个别病的病因、症状等。书中所载酒疗方法及药酒种类较前人都有了突破性的进展。《肘后备急方》总共记录方剂 1 060 首，酒疗方剂就有 270 首，其中酒服方剂 119 首，酒煎方剂 11 首，酒和方剂 27 首，酒渍方剂 54 首，酒煮方剂 41 首，酒沃、酒洗和酒淬分别 1 首，药酒方剂 15 首。其中出现了新的酒疗方法，如酒沃、酒淬。

五、《名医别录》

《名医别录》，药学著作，辑者佚名（一作陶氏），约成书于汉末。原书早佚，梁代陶弘景撰注《本草经集注》，在收载《神农本草经》365 种药物的同时，又辑入本书的 365 种药物，使本书的基本内容保存下来。《名医别录》中记录了对酒的功效的认识："味苦甘辛，大热，有毒。主行药势，杀百邪。有上行巅顶，旁达四肢，外至肌肤之功。"

六、《本草经集注》

《本草经集注》是南北朝梁代陶弘景所著，从《名医别录》中选取365 种药与《神农本草经》合编，用红、黑二色分别写《神农本草经》与《名医别录》的内容，名之为《本草经集注》。《本草经集注》共 7 卷，载药 730 种，分玉石、草木、虫兽、果、菜、米食、有名未用 7 类，这是药物分类的一个进步，但每类之中仍分三品。《本草经集注》记载用酒炮制中药，以改变药物的性能，从而使疗效更佳，这种酒炙方式对后世影响深远。"大寒凝海，唯酒不冰，明其性热独冠群物，药家多须以行其势"，酒性刚烈大热，可以借酒以调和凉寒药物，如："水萍，味辛，寒。主暴热身痒，下水气，胜酒，长须发，止消渴。久服轻身。"

七、《敦煌医学卷子》

敦煌医学卷子在 1900 年夏天出土于敦煌莫高窟藏经洞当中，是隋唐年间的地方写本医书，到目前为止公布的医学卷子高达 100 余种，是我国已知出土医学卷子种类最为丰富的。敦煌出土的医学卷子当中共载酒剂 31首，多应用于男子阳痿、腰膝冷痛等疾病，主要分为浸酒法、酒服法、酒煎法三种形式。

八、《新修本草》

《新修本草》（又称《唐本草》）由唐代苏敬等编撰，是我国第一部官修本草，被称为我国第一部药典，也是世界上最早的国家药典，比《纽伦堡药典》要早出近 9 个世纪。《新修本草》共记载药物 844 种，用酒炮制或服用的药物 112 种，其中酒服 23 种、酒和 5 种、酒渍 35 种、酒淬 4 种、酒沃 1 种、酒煮 5 种、酒洗 1 种、药酒 26 种。酒疗占到全书的 11.8%，与前代医书相比，在数量上有了极大的突破。

九、《备急千金要方》

药王孙思邈是唐代医学的集大成者，他不仅利用药酒治愈形体之疾，还开辟了摄生保健药酒之先河。《备急千金要方》为孙思邈所作，他认为：

"人命至重，有贵千金，一方济之，德踰于此，故以为名也。"《千金翼方》是孙思邈晚年医学经验的总结，以弥补早年《备急千金要方》之不足。

对酒性的认识上，《备急千金要方·食治》云："酒，味苦、甘、辛，大热有毒，行药势，杀百邪恶气。"在酒疗的应用上，孙思邈将酒用于妇科、内科、外科等多种疾病。例如，妇科病在临床上多表现为阴气不足，但补阴却容易滞气，故将补阴剂与水酒同煮，用酒之性以通药性之滞。孙氏还将酒疗引入中医美容，如书中的"桃花酒"就是其中的实例。在药酒的发展上，《备急千金要方》记载药酒63种，《千金翼方》记载酒方20首，枸杞酒、菖蒲酒、松醪春、松花酒、人参酒、松叶酒、乌麻酒、菊花酒等，这些酒方在唐朝甚为盛行。随着饮酒的盛行，酗酒等现象此起彼伏，酒后饮食、起居不合理，孙氏还记载了醒酒之方，包括治疗饮酒后头痛、中毒、酒胀等，如"大麻仁，黄芩上二味，为末，蜜和丸含之"以治疗酒后诸症。这是对以往医学药酒的总结和发展。药酒不但可以治病，还可以预防疾病，并且药酒在口味上优于传统煎服中药，能做到有病治病、无病健体，充分体现了孙氏的疾病在于预防的理念。在对酒行药势理论的发展上，书中以酒服药多例，发展了酒行药势理论，进一步改变了人们对中药见效慢的看法，缩短患者的病痛时间。总之，孙氏的酒疗无论是思想上还是实践应用上，都比前人走得远。

十、《太平圣惠方》

北宋时最重要的医典莫过于《太平圣惠方》，其收录的方剂是当时最全的，而且它编修于北宋初，一定程度上反映了宋及以前的最高医学水平。《太平圣惠方》中酒服2 443例、酒渍135例、酒煎174例、酒煮78例、酒和87例、酒沃14例、酒蒸2例、酒洗1例、酒炒2例、酒拌3例、酒制药材751种、药酒种121种，合计3 811个关于用酒疗疾的方子。这体现了酒疗到这一时期的发展。冷酒因为含有一定的有害物质，对身体是有害的，而加热后就会使之挥发，进而减少对身体的危害。《太平圣惠方》对这一点的认识较前人进步，因为以往的医书很少说明酒服药物中的酒是热服还是温服，由此可见，此时大多数医家已经开始重视酒的温度高低对于疗效的影响。其次该书中对酒制药材的炮制明显比以前各代都要先进，用酒炮制的药物达到几百种，而且不只是浸渍药物，还出现了酒炒、酒拌和酒蒸药材，使药材应用更广。最后，该书中的药酒是历代医书中记载最多的，共计121种，也是承袭唐代先进技术的继续发展，更是《太平圣惠方》对北宋以前历代医典的总结。

十一、《易牙遗意》

本书为元明之际的韩奕所撰，共二十卷，分为十二类，共记载了一百五十多种调料、饮料、糕饼、面点、菜肴、蜜饯、食药的制作方法。《易牙遗意》是一本食疗专书，该书中也结合了部分酒疗思想，主要体现在其酿造类之中。酿造类记载了七种酒的酿造方法，其中五种都是加药酿造而成的药酒，并不是浸渍类药酒，酿造类药酒在技术上要比浸渍类药酒难，且难以把握火候。因此，元代酿造类药酒的增多也是药酒技术普遍发展的结果。

十二、《本草纲目》

《本草纲目》为本草学集大成之作，明代李时珍撰于嘉靖三十一年（1552年）至万历六年（1578年）。李时珍的长子李建中在任蓬溪知县期间，帮助李时珍编辑修订了《本草纲目》，并助该书出版。达尔文在其著作中亦多次引用《本草纲目》内容，并称之为"古代中国百科全书"。英国李约瑟称赞李时珍为"药物学界中之王子"。本书刊行后，很快流传到朝鲜、日本等国，后又先后被译成日、朝、拉丁、英、法、德、俄等文字。

1. 《本草纲目》对酒性和功效的认识　《本草纲目》主要归纳了米酒、糟笋节中酒、东阳酒、烧酒、葡萄酒等五种酒类的药性。"大寒凝海，惟酒不冰，明其性热，独冠群物。"热、苦、甘、辛是酒的共同特点。而在毒性（偏性）方面，除糟笋节中酒和东阳酒无毒外，其余酒类凡大热者均有毒。无毒可能与前二者特殊的酿造工艺、原料及水质有关。《本草纲目》在酒的"附诸药酒方"项下记载了愈疟酒、屠苏酒、逡巡酒等共69首药酒方，重点介绍了各类酒的养生保健功效。李时珍汇集百家对酒的专论，同时又博采众长，去粗取精，详尽且系统地阐释了酒的多重功效。例如，来源于《本草拾遗》的蝮蛇酒、蚦蛇酒等有通血脉、浓肠胃、润皮肤、散湿气、消忧发怒、宣言畅意的功效。

2. 《本草纲目》对酒的多样化分类　首创当时世界先进的药物分类法，并融入了科学的生物进化的思想，不仅采用"析族区类，振纲分目"的分类法，而且在部类贯穿了"从微至巨，从贱至贵"的原则。由于酒的类别比较复杂多样，所以李时珍根据其酿制法、品色、药用价值等方面的不同，结合常饮和入药两大用途，分别在释名、集解及附方等模块中进行分类。例如，按酿造原料，分为秫、黍、粳、糯、粟、曲、蜜、葡萄等酒类；按酿造时间，分为糟底酒、老酒、春酒；又按药用配方，分为五加皮酒、薏苡仁酒、牛膝酒、枸杞酒等诸多酒类。正如《饮膳正要》所述，"酒有数般，惟酝酿以随其性"，李时珍对酒的系统分类，为后来酒在食用、医疗、药用价值方面提供了较科学的应用标准。

3. 《本草纲目》对酒的危害的认识　李时珍认为，"盖此物损益兼行，可不慎欤？""酒，天之美禄也。面曲之酒，少饮则和血行气，壮神御寒，消愁遣兴；痛饮则伤神耗血，损胃亡精，生痰动火"。认为过量饮酒会伤神耗血，损伤胃阴，生痰动火，进一步明确了过量和不当饮酒的危害性。在饮酒禁忌上，《本草纲目》列出了饮酒时具体的食忌，例如，饮酒忌甜食、奶制品、牛肉、芥菜、辛辣之品，否则会出现气结、生虫、筋骨疲软等毒性反应。尤为重要的是，酒后忌茶饮，特别是浓茶，否则会出现膀胱冷痛、腰脚沉重等肾损害的反应，现代医学亦证明了其科学性。此外，《本草纲目》详述醉酒后，应避免停留在有风之处，忌讳冷水浴，否则会被六淫的风邪、寒邪、湿邪所侵袭，造成二次伤害。另外，《增广贤文》有云"莫饮卯时酒，昏昏醉到酉"。李时珍引用《食物本草》所述"人知戒早饮，而不知夜饮更甚。既醉既饱，睡而就枕，热拥伤心伤目"，告诫人们，入夜饮酒比早晨更具危害性。

在解酒理论上，《本草纲目》根据中医五行理论"酒得咸而解者，水制火也，酒性上而咸润下也"，解释了适量的食盐可化解酒毒。另外，根据"寒者热之"的原理，枳椇子、葛花、赤豆花、绿豆粉等可以解酒毒。这些记载为人们提供了科学可行的解除酒毒的思路和方法。

十三、《医宗金鉴》

《医宗金鉴》作者是清代吴谦，此书刊行于乾隆七年（1742年），是当时政府编纂的一部医学丛书。到清代酒疗理论更加完善，药酒品种更加丰富，并不断得到发展和提高。《医宗金鉴》载有何首乌酒、麻黄宣肺酒等药酒方剂。此外，王孟英著《随息居饮食谱》、汪昂著《医方集解》、程钟龄著《医学心悟》、叶天士著《种福堂公选良方》等书，均收录有多种药酒方，对药酒的配方、制作、使用方法、功效、适应证等均有较详细的论述，药酒作为中医的一种治疗剂型，到这时已发展较为完整。

马王堆医书的酒疗理论是早期医学文献中关于酒的治病和养生应用的重要成果，其酒疗实践对于后世酒疗理论与实践产生了深远的影响。

第二节　医家对酒疗的应用

马王堆酒疗，源自中国古代的医学宝藏——马王堆医书。酒不仅自身即是一种药物，可以内服和外用，也是药物炮制过程中常用之物，还可作为方剂的溶媒以增强药效。这一古老而卓越的治疗用药方法，临床应用非常广泛。而且，由于酒还是一种饮品，和药结合后在养生保健方面应用也非常普遍。具有肇源作用的马王堆医学在后世医家与学术流派中发挥着深远的影响，为后世酒疗的发展提供了重要指导。

一、后世医家对酒疗的应用

古人云"酒为百药之长"。酒的发明，促进了医药学的发展。药酒治病养身，历史悠久，源远流长，是祖国医学的一大特色。在马王堆汉墓出土的《五十二病方》中，有我国现存可见最早的药酒记载，为后世医家提供了丰富的医学经验和智慧，如张仲景、孙思邈、李时珍等，在其著作中也对酒疗进行了深入的讨论和运用，将其融入中医的治疗体系中。

东汉医家张仲景的名著《伤寒杂病论》中，涉及酒水合煮之剂就有三个：甘草汤用酒七升水八升，当归四逆加吴茱萸汤酒水各六升，芎归胶艾汤酒三升水五升。即此可见，补阴剂中以此通药性之迟滞，散寒剂中以此破伏寒之凝结，而用之有轻重差矣。炙甘草汤中生地黄、麦冬滋补心阴，然有碍滞脾胃之弊，与清酒合煎通药性之迟滞，补而不滞。当归四逆加吴茱萸生姜汤中清酒防当归滋腻之功，后世用当归多喜加酒，大概与仲景此法有关，今天可以直接使用酒炙当归。酒水合煎三方中皆用清酒，蒸馏酒味苦甘辛、大热（《名医别录》），清酒则仅是微温而已，且微酸、微甜，则清酒有温行气血，以助通脉，甚至补虚扶弱之功。炙甘草汤主治气虚血弱之脉结代、心动悸。方中炙甘草、生地黄、麦冬、阿胶、人参等物为益气补血、通阳复脉之品，借清酒之温行气血、补虚扶弱之功，使气血充实，经脉畅通，心神得养，则悸可止，而脉得复。当归四逆加吴茱萸生姜汤主治血虚寒凝之厥证，方中当归四逆汤养血通脉，佐清酒温通血脉。芎归胶艾汤亦为补血之剂，诸药补养气血，清酒增其补虚之效。酒煎药以瓜蒌薤白白酒汤为典型。瓜蒌薤白白酒汤为治疗胸痹的代表方。《本经疏证》云"遂凿然为阳壅于脾而不布，阴凝于肺而不宣，用瓜蒌以踞脾而流动凝结之阴，用薤白以踞肺而招来壅滞之阳，尤妙在白酒之为物……为自脾入肺，流动不羁之品，使于脾肺之间疏通浚沦，令阴阳相巽而相入"。胸痹的病机为胸阳不振，阴邪上乘；阴邪上据，自当引药上行而祛之，白酒具有辛散上行之力，可以载药直达病所，因此既能增强瓜蒌豁痰宽胸，又能辅助薤白行气通阳之功。《金匮要略》中，还有多个浸渍法和煎煮法的实例，如"鳖甲煎丸方"，以鳖甲等二十多味药为末，取煅灶下灰一斗，清酒一斛五斗，浸灰，候酒尽一半，着鳖甲于中，煮令泛烂如胶漆，绞取汁，内诸药，煎为丸。《伤寒杂病论》云："妇人六十二种风，腹中血气刺痛，红兰花酒主之。"红兰花行血活血，用酒煎更增药效，使气血通畅，则腹痛自止。

唐代孙思邈的《备急千金要方》载药酒方80余首，涉及补益强身及内、外、妇、五官科等几个方面。在《备急千金要方·风毒脚气》中有"酒醴"一节，共载酒方16首，《千金翼方·诸酒》载酒方20首，卷十二设"风虚杂补酒煎"专节。王焘所著的《外台秘要》卷三十一设"古今诸家酒方"专节。我国第一部药典《新修本草》则有"作酒醋须曲""诸酒醇醨不同，唯米酒入药"之规定。由此可知，当时的药酒是以曲酿造的米酒。宋代官修的方剂巨著《太平圣惠方》所设的药酒专节达六处之多，用药味数较多的复方药酒所占的比重明显提高，是当时的显著特点，其中有采用糯米、生地黄酿出的地黄醴酒，常饮可益气和中，养血滋阴，延年益寿。

元明清时期，药酒在整理前人经验、创制新配方、发展配制法等方面都取得了新的成就。蒙古族营养学家忽思慧所著《饮膳正要》中关于饮酒避忌的内容，具有重要的价值。明代李时珍《本草纲目·谷部》药酒之品名多达 69 种，如人参酒，可以"补中益气，通治诸虚"；羊羔酒，"大补元气，健脾胃，益腰肾"；花蛇酒，"治诸风，顽痹瘫缓，挛急疼痛，恶疮疥癞"。清代的药酒品种更加丰富，《医宗金鉴》载"何首乌酒""银苓酒""麻黄宣肺酒"等。

明代《普济方》中所载的方剂，常常用到酒，在《普济方·服饵门》中，专门有一篇附论是对药酒的记载。"夫酒者，谷药之精，和养神气，性惟彪悍，功甚通变，能宣利肠胃，善导引药势。今则兼之名草，成彼香醪，莫不采自仙方，备乎药品，疴恙必涤，功效可凭，故存于简编耳。"可见其对酒的应用的重视。尤其在《普济方》的众多美容方剂中，无论是美容治疗方面，还是美容保健方面，都常常使用酒。通过对《普济方》中美容方剂的统计分析，发现含有酒的方剂多达 496 首，其中属于美容治疗的方剂 51 首，属于美容保健的方剂 445 首，包含内服外用两类。如治疗须发黄白的胆矾丸，方用："土马鬃、石马鬃、半夏、川五倍子各一两，生姜二两，胡桃十个，真胆矾半两。右为末，和作一块，绢袋子盛，如弹大，热酒水各少许，浸药绞汁，淋洗头发，一月神效。"又如变白轻身的枸杞酒："枸杞子三斤，生地黄汁三升，每以十月壬癸日，面东采枸杞子，先以好酒二升，于瓷瓶内浸二十日了，开封再入地黄汁，不犯生水者，同浸，勿搅之，却以纸三重封头。至立春前三十日开瓶，空心暖饮一盏。至立春后髭发黑。"

此外，明代王肯堂的《证治准绳》，清代汪昂的《医方集解》、程钟龄的《医学心悟》等书，均收录有多种药酒方。马王堆酒疗作为古代中医学的一部分，承载着深厚的历史文化底蕴。

二、现代对酒疗的应用

马王堆汉墓出土的医书之酒剂精华，延续 2 000 余年而不衰，终究有其存在的理由，后人结合现代酿酒工艺技术，提升酒剂在疾病防治、亚健康调理的应用效果，仍有借鉴和开发价值。以下从现代用酒的不同运用形式与方法阐述马王堆酒疗在现代医学流派中的运用与变革。

现代用酒有多种应用形式与方法，可用于单用、药酒、酊剂、调和稀释剂、药引等，与马王堆出土的以《五十二病方》为代表的医书中酒的运用有许多联系。

（一）单纯用酒

酒精有消毒灭菌作用，此外还具有穿透性强、易于挥发的特性。所以医疗上普遍采用酒精进行常规皮肤消毒灭菌，现代医学还用酒精进行物理降温，中医临床治疗中也以酒精为燃料进行闪火法拔罐治疗。目前单纯用酒而不添加其他药物治疗疾病亦有报道，如钟为贵报道用火酒推拿治疗股外侧皮神经炎。而早在马王堆医书中就有采用湿敷法治疗疝气的记载，酒作为外用消毒剂使用。如"㿗，先上卵，引下其皮，以砭穿其脏佳旁，□□汁及膏□，浇以醇□。又灸其痏。勿令风及，易瘳"（《五十二病方》第 141 条）。先将患者的睾丸用手向上推，把阴囊的外皮向下拉，同时用砭石将阴囊后部（即臀侧）的外皮刺破（此处为"□□汁及膏□"，当刺破外皮后应用某种药液及油剂之类外敷伤口者），用醇酒浸润消毒，还可在伤口部用灸法。但不要受风，容易治好。又如《五十二病方》第 32 条记载："犬所啮，令毋痛及易瘳方。令啮者卧，而令人以酒财沃其伤。"治疗被狗咬伤的患者，医师用适量的酒水反复冲洗伤口，而且伤口冲洗后不能立即擦干，须让酒液自然干燥挥发。用酒冲洗被狗咬的伤口，进行消毒的方法，与现在外科对伤口初步处理有类似之处，说明古人早已用酒作为药液及油脂的调和剂外敷伤口，消毒以防感染。

（二）药酒、酊剂

药酒的历史源远流长，在上文中已做详细阐述，此处不再赘述。而酊剂的出现则是近代随着酒精的大量生产而产生的。配剂多为外用涂擦之剂，所用之酒多为石油中提取的乙醇。

现代医家也多用药酒、酊剂来治疗疾病，如朱克俭报道口服龟蛇酒治疗慢性腰腿痛，刘旭报道用百部酊外擦患处治疗疥疮，段庚长报道用平乐展筋酊以直流电离子导入方式治疗骨关节病，鹿诗建报道用中药酊以纱布浸透外敷患处配合红外线治疗肋软骨炎等。

（三）调和稀释剂

酒作为调和稀释剂是指将白酒或酒精加入事先备好的药粉中，进行充分搅拌调和，再根据临床需要制成糊状、软膏状、硬膏状外涂或外敷患处及相应穴位。此法以外用为主，所用之酒多为酒精，因其浓度较高，更有利于穿透作用的发挥，从而增加药物的吸收。从近年报道来看，此法的应用大有增加之势，所主治的病证多为外科、皮肤科及病位在体表的疾病。例如，徐文星报道用跌打丸加白酒或酒精加热成糊状，外敷患处治疗肋软骨炎，赵明利报道用珠矾散以白酒调和外敷患处治疗下肢溃疡等。此种方式用酒，既可发挥酒本身消毒灭菌、活血通络作用，同时药可借助酒力更好地发挥作用。由于制备方法简便，临床疗效明显，适应病证较多，副作用较少，在中医临床治疗中的应用极为普遍。《五十二病方》第157条云："冶蘼芜本、防风、乌喙、桂皆等，渍以醇酒而丸之，大如黑菽，而吞之。"将4种药按同等比例，研成细末，用醇酒浸泡后，搓成如黑豆大小的药丸而吞服，治疗痔疮。与当代水丸的制作相似，即将研成细粉的中药与酒或药汁混匀，制成圆形颗粒。不过目前临床多以辛凉解毒之药治痔疮，已少用辛温之品。

（四）药引

酒作为药引是指在服用某些主治药物的同时，服用少量的黄酒或白酒，或直接用黄酒、白酒送服主治药物。其目的：一是引导主治药物直达病所，起到"引经报使"的作用；二是发挥酒本身散寒通经活血的作用。近年报道，以黄酒为药引者较普遍，用白酒为药引者则相对较少。例如，杨述先报道用颈椎消痛散以黄酒为饮治疗颈椎病；胡仁杰报道外敷牵正膏，内服活血通络、祛风止痛药物白酒为饮治疗面神经麻痹等。此方式用酒以口服的形式出现，与口服中成药酒似同而实非，药酒中的"酒"多为白酒，浓度相对较高，且多以"君臣"的身份出现，而药引之"酒"多为黄酒，浓度相对较低，充当着"佐使"的角色。而在《胎产书》中有采用酒洗净胎盘（原文第13条），或用酒作为溶剂服药以助产（原文第24条），或用"九宗之草"泡酒，夫妻共饮，以图生育（原文第28条）的记载，说明古人认识到用酒浸渍药物，一方面可以促进药材药用成分溶解；另一方面酒行药势，还可以促进药效发挥。

马王堆酒疗作为传统医学宝库中的珍品，丰富的治疗作用和历史积淀为其在学术界的研究和应用提供了广阔的空间。未来，应通过进一步的研究和临床实践，更好地挖掘马王堆酒疗的潜力，为人类健康事业做出更大的贡献。

第六章　使用酒的经典名方

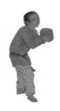

在中医药理论中，酒味甘辛，性大热，能通血脉，行药势。因此，在很多方剂中均含有酒。现代研究表明，酒不仅能促进药物成分溶解，增强药效，也能改变药物化学成分，降低毒性。本章内容为古代医籍中记载的含酒的经典方剂，根据各方中使用酒的方式不同，按以酒煎药、以酒制药、以酒浸药、以酒服药和以酒敷药进行分节，在同一节中则依其年代远近进行排序，同名方剂予以备注。古方中使用的酒有多种类型，部分酒名与今不同，将在其首次出现的方剂备注处予以说明。以遵循古方为原则，本章内容的方剂组成、用法、功用、主治，尽量使用原文，忠实原意，然而受时代限制，部分古方的用法、功用和主治与现代存在差异，在实际应用中需加以斟酌。本章方剂均含有酒精成分，特殊人群慎用。

第一节　以酒煎药

以酒煎药，指以酒或酒与水的混合物作为溶媒煎煮药物。酒是良好溶媒，药材中的脂类、挥发油、苷类及部分生物碱都易溶于酒，以酒煎煮有助于药物有效成分的溶出，促进药效发挥；同时增加酒的辛散特性，加强温经散寒、活血通络之功；在煎煮过程中酒会逐步挥发，还可避免服用者酒精摄入过量。纯用酒煎倾向于留其辛散之性，酒水合煎偏向于去性存用。以酒煎药多见于临床治疗瘀、寒、风、湿、虚的方剂中，这些方剂多具有活血祛瘀、祛风除湿、通阳散结的功效。

炙甘草汤

【来源】东汉张仲景著《伤寒论》（205 年前后）。

【异名】《普济方·卷二十七》记载为复脉汤、甘草汤。

【组成】甘草（炙）四两，生姜（切）三两，人参二两，生地黄一斤，桂枝（去皮）三两，阿胶二两，麦冬（去心）半升，麻仁半升，大枣（擘）三十枚。

【用法】上以清酒七升，水八升，先煮八味，取三升，去滓，纳胶烊消尽，温服一升，一日三次。

【功用】滋阴养血，益气温阳，复脉定悸。

【主治】气阴两虚，心悸，脉结代；肺痿，心中温温液液者。

【方解】本方重用生地黄为君，滋阴养血，以养心脉；以炙甘草为臣，补气健脾，复脉益心；二药配合，益气养血以复脉之本。配伍人参、大枣，益心气，补脾气，以资气血生化之源；阿胶、麦冬、麻仁滋心阴，养心血，充血脉；桂枝、生姜辛行温通，温心阳，通血脉，使气血流畅以助脉气续接，并防诸厚味滋补之品滋腻太过，共为佐药。清酒辛热，温通血脉，以酒煎服以行药力，为使药。诸药合用，滋而不腻，温而不燥，使气血充足，阴阳调和，则脉复悸止。

【备注】清酒即清醇的陈米酒，是古代采用大米添加酒曲冬酿夏成的上等好酒，其酿造时间较长，酒色透明，酒味醇厚，非今之日本清酒。

当归四逆加吴茱萸生姜汤

【来源】东汉张仲景著《伤寒论》（205 年前后）。

【异名】《备急千金要方·卷二十》记载为四逆汤，《太平圣惠方·卷四十七》记载为吴茱萸散，《圣济总录·卷三十八》记载为四逆茱萸汤、吴茱萸汤，《注解伤寒论·卷十》记载为四逆加吴茱萸生姜汤，《杏苑·卷七》记载为四逆萸姜汤。

【组成】当归三两，芍药三两，甘草（炙）二两，通草二两，桂枝（去皮）三两，细辛三两，生姜（切）半斤，吴茱萸二升，大枣（擘）二十五枚。

【用法】以水六升，清酒六升和，煮取五升，去滓，温分五服，一方酒、水各四升。

【功用】温经散寒，养血通脉。

【主治】手足厥寒，脉细欲绝，内有久寒者。

【方解】本方由桂枝汤倍大枣，加当归、通草、细辛、吴茱萸组成。方中当归甘温，主入肝经，养血和血以补虚；桂枝辛温，温经散寒以通脉；吴茱萸辛热，主入肝经，散寒止痛以暖肝温胃，共为君药。细辛温经散寒，增桂枝温通之力；芍药养血和营，既助当归补益营血，又配桂枝以和阴阳，共为臣药。通草通利经脉以畅血行；生姜辛温散寒和胃，扶脾暖胃，顾护后天，大枣、甘草益气健脾，养血补虚，皆为佐药。重用大枣，既合归、芍以补营血，又防桂枝、细辛燥烈太过，伤及阴血。甘草兼调和药性，清酒可温通经脉，以散其脉中久伏之寒，共为使药之用。全方共奏温经散寒、养血通脉之功。

【宜忌】本方辛热燥烈之品较多，易耗气动火，阴虚有热者忌用；孕妇慎用。

下瘀血汤

【来源】东汉张仲景著《金匮要略·卷下》（205 年前后）。

【异名】《普济方·卷三五一》记载为瘀血汤，《绛雪园古方选注·卷中》记载为大黄䗪虫丸。

【组成】大黄二两，桃仁二十枚，䗪虫（熬，去足）二十枚。

【用法】上为末，炼蜜和为四丸。以酒一升，煎一丸，取八合，顿服之。新血下如豚肝。

【功用】泄热逐瘀。

【主治】瘀血化热，瘀热内结证。产妇腹痛，腹中有干血着脐下；经水不利。

【方解】本方大黄苦寒，下瘀泻热；桃仁苦甘平，活血祛瘀；二者合用，瘀热并治，共为君药。䗪虫下血，恐伤血而致出血，用蜜缓其性不使骤发，并缓大黄之急；酒煎补下治下制以急，行温通之性，以助大黄下瘀泻热，亦可引药入血分，直达病所。

【宜忌】本品为破血下瘀之剂，孕妇禁用。

红蓝花酒

【来源】东汉张仲景著《金匮要略·卷下》（205年前后）。

【组成】红蓝花一两。

【用法】以酒一大升，煎减半，顿服一半。未止，再服。

【功用】行血，润燥，消肿，止痛。

【主治】妇人六十二种风，及腹中血气刺痛。产后血晕。

【方解】本方红蓝花即红花，其性温味辛，有活血祛瘀、通经止痛之功；以酒煎服，增强温和血脉、通经止痛之效，使血行风自去。

【宜忌】孕妇忌用。

栝楼薤白白酒汤

【来源】东汉张仲景著《金匮要略·卷上》（205年前后）。

【异名】《冯氏锦囊秘录·卷七》记载为瓜蒌薤白白酒汤。

【组成】瓜蒌（栝楼实）（捣）一枚，薤白半斤，白酒七升。

【用法】上三味，同煮，取二升，分温再服。

【功用】通阳散结，行气祛痰。

【主治】胸痹。喘息咳唾，胸背痛，短气，寸口脉沉而迟，关上小紧数。

【方解】本方是治疗胸阳不振、气滞痰阻胸痹的基础方剂。方以瓜蒌为君，利气宽胸，祛痰散结；薤白为臣，温通胸阳，行气散结止痛。二药相配，一除痰结，一通气滞，相辅相成，为治胸痹之要药。佐以白酒，上行升散，行气活血，以助薤白行气通阳之功。本方药仅三味，但配伍严谨，可使胸中阳气宣通，痰浊消除，气机通畅，胸痹自除。

【宜忌】本方性偏温燥，若胸痹属于阴虚发热者，应忌用。方中白酒用量，可视患者酒量而定。

【附方】栝楼薤白半夏汤（《金匮要略·卷上》）瓜蒌（栝楼实）（捣）一枚，薤白三两，半夏半斤，白酒一斗。用法：上四味，同煮，取四升，温服一升，日三服。功用：行气解郁，通阳散结，祛痰宽胸。主治：胸痹不得卧，心痛彻背者。本方加半夏祛痰散结，用于胸痹痰浊较甚者。忌羊肉、饧。《济阳纲目·卷七十二》记载为瓜蒌薤白半夏汤，《医醇牘义·卷四》记载为瓜蒌薤白汤,《医学金针·卷三》记载为瓜蒌半夏白酒汤。

【备注】古代的白酒又称久白酒,冬酿春成,即冬天酿好密封发酵到春天即成,其酿造时间较冬酿夏成的清酒短。亦有观点认为,白酒、酒、清酒是同物异称。

麻黄醇酒汤

【来源】东晋葛洪著《肘后备急方·卷四》(326—341 年)。

【异名】《世医得效方·卷三》记载为麻黄酒。

【组成】麻黄一把。

【用法】以酒五升,煮取二升半,可尽服,汗出愈。

【功用】发汗。

【主治】大汗出入水,而致黄汗,身体四肢微肿,胸满不得汗,汗出如黄柏汁。伤寒热出,表发黄疸。

【方解】本方单用麻黄以宣肺解表发汗,以酒煮之,以增强麻黄发汗之功,以利水消肿,汗出则营卫通,内蕴之邪,悉从外解。

【宜忌】表虚自汗、阴虚盗汗以及肾虚咳喘者,忌服。

【附方】麻黄茵陈醇酒汤(《医宗金鉴·卷四十二》) 麻黄、茵陈。用法:用无灰好酒煎服。功用:发汗解表,利胆去黄。主治:黄疸,表实无汗。加茵陈清利湿热,增强利胆退黄之功。

【备注】无灰酒,即不放石灰的酒。古人在酒内加石灰以防酒酸,但能聚痰,所以药用须无灰酒。

独活汤

【来源】唐代孙思邈著《备急千金要方·卷七》(652 年)。

【组成】独活四两,当归、防风、茯苓、芍药、黄芪、葛根、人参、甘草三两,大豆一升,附子一枚,干姜三两。

【用法】上㕮咀,以水一斗,清酒二升,合煮取三升,分三次服。

【功用】温阳散寒,通痹止痛。

【主治】脚痹。脚痹冷痛,不可屈伸。

【方解】方中以独活、防风共为君药，独活辛苦性温，防风辛甘性温，两药相合，可祛风除湿，通利关节。附子、干姜温壮肾阳，散寒止痛；当归、干地黄、芍药养血和血；茯苓、人参、黄芪、甘草健脾益气；其中芍药和甘草相合，能柔肝缓急，以助舒筋止痛；诸药相合，补肝肾，益气血，共为臣药。佐以葛根解肌升阳，大豆健脾利湿。以酒水合煎，增温通经脉之效。诸药合用，共奏疏风清热、通痹止痛之功。

【宜忌】忌生葱、芜荑、海藻、菘菜。

【备注】《圣济总录》有桂，无葛根。

独活紫汤

【来源】唐代孙思邈著《备急千金要方·卷三》（652 年）。

【异名】《圣济总录·卷六》记载为独活酒，《三因极一病证方论·卷七》记载为大豆紫汤，《杨氏家藏方·卷十六》记载为独圣散，《妇人大全良方·卷十九》记载为独活汤，《医方类聚·卷二三一》记载为独活紫酒，《医方类聚·卷二三八》记载为豆淋独活酒，《明医指掌·卷九》记载为大豆子酒，《医钞类编·卷十七》记载为大豆紫酒。

【组成】独活一斤，大豆五升，酒一斗三升。

【用法】先以酒渍独活二宿，若急需，微火煮之，令减三升，去滓，别熬大豆极焦，使烟出，以独活酒沃之，去豆服一升，日三夜二。

【功用】补肾。去风，消血结。

【主治】

1. 产后百日，中风痉，口噤不开，血气痛，劳伤。

2. 中风头眩，恶风自汗，吐冷水，产后百病，中风痱，痉，背强，口噤直视，烦热。

【方解】本方独活专去风毒，加炒焦黑之大豆，制其苦燥之性，刚柔兼济，以酒浸之，取其活血之功。三味合用，共奏祛风毒、消血结之效。

【宜忌】终嫌燥血，须百日外用之。若新产暴虚，恐非所宜。非风寒湿邪而属气血不足之证忌用。

独活当归汤

【来源】唐代孙思邈著《备急千金要方·卷三》（652 年）。

【异名】《医略六书·卷三十》记载为当归独活汤。

【组成】独活八两，当归四两。

【用法】上咬咀。以酒八升，煮取四升，去滓，分四服，日三夜一，取微汗。

【功用】散寒除湿，活血止痛。

【主治】产后中柔风，举体疼痛，自汗出；产后中风，脉弦涩。

【方解】方中当归养血以荣经脉，独活祛邪以除痹痛，水、酒合煎，使荣气内充，风邪外解，而经脉清和，营血溉注。

【宜忌】湿盛中满、大便泄泻、热盛出血者忌服。

【备注】独归酒（《医学集成·卷一》）　当归三两。用法：上加桂枝、独活、乳香、没药，泡酒常服。主治：血不营经，身痛，无别病者。

酒豉方

【来源】唐代孙思邈著《千金翼方·卷二十二》（682 年）。

【异名】《圣济总录·卷一八四》记载为豆豉酒。

【组成】清美酒一升，好豉五合（绵裹）。

【用法】上二味，和煮三五沸，热饮一升使尽，大良。

【功用】解丹石毒。

【主治】乳石发动。

【方解】本方豆豉性凉，味辛甘、微苦，甘可解毒，辛凉以宣郁除烦，清热止痢；以醇酒配之，可通血脉，解烦热，补虚劳。

常山汤

【来源】唐代王焘著《外台秘要方·卷五》（752 年）。

【异名】《圣济总录·卷三十五》记载为常山酒，《医心方》引作断疟恒山酒。

【组成】鳖甲（炙）一两，淡竹叶（切，洗）三升，常山二两，甘草（炙）三两，久酒三升。

【用法】上切。以酒渍药，刀置上覆，头安露地，明旦以水七升，煮取三升，分五服，比未发前令尽，当吐，吐极伤多，不必尽剂，但断人禁饮食，得吐过时乃佳。

【功用】清热凉血，截疟。

【主治】疟疾。先寒战动地，寒解壮热，日日发及间日发者。

【方解】方中鳖甲滋阴潜阳息风，退热除蒸，软坚散结；淡竹叶清热泻火，除烦；常山截疟；甘草补脾益气，调和诸药；以酒散寒气，活血通脉。诸药相合，共奏清透虚热、凉血截疟之效。

【宜忌】忌苋、海藻、菘菜、生葱、生菜。

【备注】

1. 常山汤（《外台秘要方·卷五》） 常山（虚弱者二两，细切，捣碎）三两，蒜（去皮中切）七瓣。用法：以酒一小升半，浸一宿，旦去滓，暖服尽。须臾当吐，令尽好，过时食。若早发者，半夜服，要令吐。主治：瘴疟及瘴气。宜忌：服药后一日不得漱口及洗手面，三、七日慎生葱、生菜、生冷、肉、面、油腻。

2. 常山丸（《圣济总录·卷三十六》） 常山（别捣）一两，桃仁（取陈者，去双仁，炒，和皮捣）一两，铅丹（细研）八钱，豉（炒令烟尽，手捻可碎，摊冷别捣）一合。用法：上为末，炼蜜为丸，如梧桐子大，每服十五丸，鸡鸣时空心酒送下；欲发时再服十五丸，其日不得梳洗，发过方可饮食。主治：心疟、肺疟心惊。

黄药酒

【来源】宋代苏颂著《本草图经》（1061年）。

【组成】万州黄药子半斤（须紧重者为上，如轻虚即是他州者，力慢，须用一倍）。

【用法】取无灰酒一斗，投药其中，固济瓶口，以糠火烧一复时，停腾，待酒冷即开。患者时时饮一盏，不令绝酒气，经三、五日后，常须把镜自照，觉消即停饮，不尔便令人颈细也。

【功用】解毒消肿，化痰散结。

【主治】忽生瘿疾一二年者。

【方解】方中黄药子解毒消肿，化痰散结，凉血止血；加以酒煮，尽其药性，助黄药子解毒散结之功。

【备注】黄药子含有毒成分，不宜生服及过量服用。

当归酒

【来源】宋代太医院编著《圣济总录·卷一五八》（1117 年）。

【组成】当归（炙令香，锉）二两，芍药（锉，炒）二两。

【用法】上为粗散。每服三钱匕，以无灰酒一盏，加生地黄汁一合，于银器内，慢火煎至七分，去滓温服。以恶血下为度。

【功用】活血通脉。

【主治】妊娠堕胎后，血不出。

【方解】本方当归活血通脉，芍药养血合营，加以酒煎煮，行温通之性，助恶血下行。

【宜忌】出血者及孕妇禁用。

【备注】另有与"当归酒"同名的方剂，其出处、药物组成和功用与本方不同。

1. 当归酒（《圣济总录·卷一七七》） 当归（切，焙，粗捣）一分，猪肉（薄切小片）一两。用法：上相和，以清酒一碗，煮至七分，去滓，每服取半呷许，令儿咽之，日三夜一。主治：小儿五十日以来，胎寒腹痛微热，聚唾弄舌，躽啼上视。

2. 当归酒（《万病回生仁斋直指·卷二十二》） 辣桂（去粗皮）半两，当归四钱，木香二钱，白芷二钱。用法：上锉细。每服三钱半，醇酒一碗，慢火煎七分，加乳香末半钱，不饥饱温服，以排脓内补散、加味不换金正气散为佐，以熟餔、猪蹄、膂肉为养，荞麦面能起发，可煮食之。如更不发起，用《太平惠民和剂局方》姜附汤加当归、木香、炙甘草煎服。又更不发起，用穿山甲（头截片，蘸醋，炒焦）、生人牙（煅留性）各一分，为末，分作两服，用辣桂、当归、去节麻黄煎酒，食前调下。患处用生姜汁和面厚涂，或用川乌、硫黄、人牙（煅），并细末，酒调数之。主治：痈疽阴证，头平向内，沉黯不疼，浑身患处不热。

独圣黑龙丸

【来源】宋代太医院编著《圣济总录·卷十》（1117 年）。

【组成】草乌头（炮，去皮）半斤，墨二两，白僵蚕（生）半两，甘松（去土），零陵香半两，半夏（汤洗去滑，焙干）一两半，莎草根（炒，去毛）一两半，白附子（生）一两半，白芷一两半，麻黄（去根节）一两半，芍药一两半，天南星（生）二两，乌头（炮裂，去皮脐）二两，藿香叶一两，山芋一两。

【用法】上为末，以法酒二升，米醋一升，面二两，熬糊为丸，如弹子大，每服半丸，薄荷茶化下。酒化下亦得。

【功用】祛风除湿，通痹止痛。

【主治】一切风气走注四肢，百骨节病酸痛，及闪䐃肢节。

【方解】方中草乌、川乌大辛大热，搜风胜湿，散寒止痛；白附子散结止痛。零陵香、麻黄祛风散寒，半夏、天南星燥湿化痰，白芷、藿香叶芳香化湿。莎草根疏肝理气，墨止血消肿，白僵蚕祛风解痉，甘松理气止痛，芍药缓急止痛。山芋补脾养胃。以酒、醋调和，熬糊为丸，温通血脉。诸药相合，共奏祛风除湿、通痹止痛之功。

【宜忌】孕妇慎用。

【备注】本方有十八反，注意用药剂量，应中病即止。白附子内服，今多不生用，一般炮制后用。法酒，指按官府法定规格酿造的酒。

酒煎附子煎

【来源】南宋张锐著《鸡峰普济方·卷十二》（1133 年）。

【组成】大赭石一斤，荜茇二两，胡椒二两，附子二两。

【用法】上为细末。酒煮面糊为丸，如皂子大。每服二丸，空心米饮送下。

【功用】温脾补肾，行气止痛。

【主治】心腹积聚，风寒邪气，冷癖在胁，咳逆上气，喘嗽寒痰，痃癖痼冷，筋骨无力，百节痠疼，虚劳损败，阴汗泄精，腰肾久冷，心腹疼痛，下痢肠骨，呼吸少气，瘦悴异形，全不思食，身体大虚，五脏百病。

【方解】本方荜茇、胡椒、附子为大辛大热之品；荜茇温中散寒，下气止痛；胡椒温中散寒，下气消痰；附子回阳救逆，补火助阳，散寒除湿；大赭石苦寒，质重坠，入心、肝二经，能生血凉血，与辛热走而不守的附子相配，一寒一热，一静一动，有调燮阴阳、固涩冲任之效。以酒煮诸药，可通血脉，行药势，增强其通阳温补之功。诸药合用，共奏温脾补肾、行气止痛之效。

【宜忌】孕妇、实热郁火、阴虚火旺者慎服。

酒煎附子四神丹

【来源】南宋刘昉等著《幼幼新书·卷九》（1150 年）。

【异名】《传信适用方·卷二》记载为四神附子煎、沉酒煎附子四神丹，《普济方·卷二二五》记载为四神附子丹。

【组成】水窟雄黄半斤，雌黄半斤，辰砂半斤，透明硫黄半斤。上别研水飞过，渗干，再同研匀。用烧药盒子一个，看大小用。临时先以牡丹根皮，烧烟熏盒子，令酽烟气黑黄色，入前四物在内，约留药盒子口下及一指，以醋调腊茶作饼子盖定，与盒子口缝平，用赤石脂泥固济盒子，用盒盖子盖之，令严，却用纸筋盐泥通裹盒子，固济约厚一寸，放令极干。初用炭火烧热，次加少火烧合通赤，常约令火五斤以来，渐渐添火气，小却添至五斤以来，照顾勿令炭厚薄不一，可添至三秤得济，去火渐令冷，入在地坑内，深一尺以上，用好黄土盖之。候三日取出，打破盒子，取药研细，约三十两。别入：胡椒末七两，荜茇末七两，真赤石脂末三两，好官桂心末六两，附子（及六钱以上者，炮，去皮脐，取末）十二两。

【用法】上以好法酒一斗，熬至三升，然后入附子末为糊，和前药为丸，如鸡头子大，留少酒膏，恐药干。候干，轻病每服一丸，重病二丸至三丸，空心食前米饮汤送下；温酒、盐汤亦得。小儿吐泻慢惊，研一丸，米饮灌下。

【功用】升降阴阳，顺正祛邪，消风冷痰涎，散结伏滞气，通利关节，破瘀败凝涩奔冲失经之血，接助真气，生续脉息，补肾经不足，和膀胱小肠，秘精固气，定喘止逆，压烦燥，养胃气。

【主治】小儿慢惊，一切虚冷之疾。五脏亏损，下虚上壅，胸中痰饮，脐腹冷积，奔豚气冲，上下循环，攻刺疼痛，脾寒冷汗，中风痿痹，精神昏乱，霍乱吐泻，手足逆冷，阴毒伤寒，四肢厥逆，形寒恶风，向暗睡卧，乍寒乍乱。妇人产后诸疾，血气逆潮，迷闷欲绝，赤白带下，崩漏不止。

【方解】本方雄黄、雌黄温中燥湿，祛邪截疟；硫黄壮阳；朱砂镇惊安神；荜茇、胡椒温中散寒，下气消痰，止痛；附子回阳救逆，补火助阳，散寒除湿；肉桂补元阳，暖脾胃，除积冷，通血脉；赤石脂行温中补虚、涩肠助阳之功。本方重用雄黄、雌黄、硫黄、朱砂等矿物质药物，并以法酒煎煮，意在消冷坚积，去寒气，并助肾兴阳。

【宜忌】病愈，不得多服；素体阳盛或阴虚阳亢者慎用。

香薷散

【来源】宋代陈师文等著《太平惠民和剂局方·卷二》（1151 年）。

【异名】《圣济总录·卷三十八》记载为香薷汤，《仁斋直指方论（附补遗）》引作香薷饮。

【组成】白扁豆（微炒）半斤，厚朴（去粗皮，姜汁炙熟）半斤，香薷（去土）一斤。

【用法】上为粗末，每服三钱，水一盏，入酒一分，煎七分，去滓，水中沉冷，连吃二服，不拘时候，立有神效。

【功用】祛暑解表，化湿和中。

【主治】阴暑。恶寒发热，头疼身痛，无汗，腹痛吐泻，胸脘痞闷，舌苔白腻，脉浮。

【方解】方中香薷辛微温，芳香质轻，辛温发散，为夏月祛暑解表要药，故重用为君药。厚朴苦辛性温，行气除满，燥湿运脾，为臣药。白扁豆甘淡性平，健脾和中，渗湿消暑，为佐药。入酒少许同煎，意在温经通阳，使药力畅达周身。冷服可免药入作吐。诸药合用，祛暑解表，化湿和中，有表里双解之功。

【宜忌】本品辛温发汗之力较强，表虚有汗及暑热证当忌用。

陈逍遥水酒散

【来源】宋代朱端章著《卫生家宝产科备要·卷七》（1184 年）。

【组成】当归（洗去芦须，切片子，焙）、槐角（择净，炒香）、枳壳（去瓤，麸炒）、川芎（洗，锉）、贝母（去心，姜汁制一宿，焙干）各等分。

【用法】上为细末。每服二钱，水、酒各半盏，同煎至七分盏，空心服，临月每日进两三服。自妊娠五六个月以后常服。

【功用】安养胎气，并减临产之痛。

【主治】妊娠百疾。

【方解】方中当归补血活血；槐角凉血止血；枳壳理气宽胸，行滞消积；川芎活血行气，祛风止痛；贝母散结消肿。同酒煎服，通血脉。诸药合用，全方共奏行气养血、安胎之功。

仙方活命饮

【来源】明代薛已著《校注妇人良方·卷二十四》（1548年）。

【异名】《女科万金方》记载为神仙活命饮，《袖珍·卷三》记载为秘方夺命散，《痈疽神秘验方》记载为真人活命散，《摄生众妙方·卷八》记载为真人活命饮，《疮疡经验全书·卷四》记载为神功活命汤，《医方考·卷六》记载为十三味败毒散，《惠直堂经验方·卷三》记载为真人夺命饮，《医林纂要·卷十》记载为当归消毒饮。

【组成】穿山甲一钱，甘草一钱，防风一钱，没药一钱，赤芍药一钱，白芷六分，归梢一钱，乳香一钱，贝母一钱，天花粉一钱，角刺一钱，金银花三钱，陈皮三钱。

【用法】用好酒三碗，煎至一碗半。若上身，食后服；若下身，食前服，再加饮酒三四杯，以助药势，不可更改。

【功用】清热解毒，消肿溃坚，活血止痛。

【主治】阳证痈疡肿毒初起。局部红肿焮痛，或身热凛寒，苔薄白或黄，脉数有力。

【方解】本方中金银花善清热解毒疗疮，乃"疮疡圣药"，故重用为君。然单用清热解毒，则气滞血瘀难消，肿结不散，又以当归尾、赤芍、乳香、没药、陈皮行气活血通络，消肿止痛，气行则营卫畅通，营卫畅通则邪无滞留，使瘀去肿散痛止，共为臣药。白芷、防风辛散，通滞而散结，使热毒从外透解；气机阻滞，每致液聚成痰，故配用贝母、天花粉清热化痰排脓，可使脓未成即消；穿山甲、皂角刺通行经络，透脓溃坚，可使脓成即溃，均为佐药。甘草清热解毒，和中调药，为佐使药。煎药加酒者，借其通行周身，助药力直达病所，使邪尽散。诸药合用，共奏清热解毒，消肿溃坚，活血止痛之功，使脓"未成者即散，已成者即溃"。

【宜忌】忌酸薄酒、铁器，服后侧睡觉，痛定回生。忌豆芽、菜粉、油腻等物。若已溃后不可服。

【备注】穿山甲为国家一级保护野生动物，可用相似功效药物代替。

蚕沙酒

【来源】宋代骆龙吉著《内经拾遗方论·卷一》（撰年不详）。

【异名】《验方新编·卷九》记载为蚕沙饮。

【组成】蚕沙（炒半黄色）四两，无灰酒一壶。

【用法】上重汤煮熟，去沙。温饮一盏。即通。

【方解】祛风除湿，活血止痛。

【主治】月经久闭。风缓顽痹，诸节不随，腹内宿痛。

【方解】方中蚕沙祛风除湿，活血定痛；加入无灰酒煮，以辛散通阳之酒疏通经脉，行气和血，增行蚕沙祛风除湿、止痹痛之效。

丁香楝实丸

【来源】元代李东垣著《医学发明·卷一》（1315年）。

【异名】《活法机要》记载为酒煮当归丸。

【组成】当归（去芦，锉碎）一两，附子（炮制，去皮脐，锉）一两，川楝子（锉碎）一两，茴香（炒）一两（上四味锉碎，以好酒三升同煮，酒尽为度，焙干作细末，每称药末一两，再入下项药），丁香二钱，木香二钱，全蝎十三个，玄胡一两（上四味同为细末，入前药末内拌和）。

【用法】酒糊为丸，如梧桐子大，每服三十丸至一百丸，空心、食前温酒送下。

【功用】暖肝止痛，祛风散寒。

【主治】肾肝受病，男子七疝，痛不可忍。妇女瘕聚、带下。

【方解】方中全蝎为治风之圣药；小茴香暖肝散寒；川楝子入肝经，行气止痛；当归、延胡索和血止痛；疝气、带下，皆积寒邪入小肠之间，以补火助阳、散寒止痛之附子佐之，丁香散寒，木香行气止痛，并为其引导；加以温通阳气之酒煮之，通经脉，活气血。诸药合用，共奏暖肝止痛、祛风散寒之效。

【宜忌】 血虚生风者忌服。

【备注】

1. 《景岳全书》引本方有没药五分。

2. 酒煮当归丸（《兰室秘藏·卷中》） 茴香五钱，黑附子（炮制，去皮脐）七钱，良姜七钱，当归一两（上四味锉如麻豆大，以上等好酒一升半同煎至酒尽，焙干），炙甘草五钱，苦楝（生用）五钱，丁香五钱，木香、升麻一钱，柴胡二钱，炒黄盐三钱，全蝎三钱，延胡索四钱。用法：上与前四味药同为细末，酒煮面糊为丸，如梧桐子大。每服五七十丸，空心淡醋汤送下。功用：升阳胜湿。主治：癫疝，白带下注，脚气，小腹下痛。

复元活血汤

【来源】 元代李东垣著《医学发明·卷三》（1315 年）。

【异名】《奇效良方·卷五十六》记载为伤原活血汤，《跌损妙方》记载为再生活血止痛散，《寿世保元·卷九》记载为复元汤，《证治宝鉴·卷九》记载为复元通气汤，《证治宝鉴·卷十一》记载为复元通气散，《医略六书·卷二十》记载为当归复元汤。

【组成】 柴胡半两，栝楼根三钱，当归三钱，红花二钱，甘草二钱，穿山甲（炮）二钱，大黄（酒浸）一两，桃仁（酒浸，去皮尖，研如泥）五十个。

【用法】 上除桃仁外，锉如麻豆大。每服一两，以水一盏半，加酒半盏，同煮至七分，去滓，食前温服。以利为度，得利痛减，不尽服。

【功用】 活血祛瘀，疏肝通络。

【主治】 跌仆损伤，瘀血阻滞证。胁肋瘀肿，痛不可忍。

【方解】 方中重用酒制大黄，荡涤凝瘀败血，导瘀下行，推陈致新；柴胡疏肝行气，并可引诸药入肝经；两药合用，一升一降，攻散胁下之瘀滞，共为君药。桃仁、红花活血祛瘀，消肿止痛；穿山甲破瘀通络，消肿散结，为臣药。当归补血活血；天花粉（栝楼根）既能入血分助诸药消瘀散结，又可清热消肿，共为佐药。甘草缓急止痛，调和诸药，为使药。大黄、桃仁酒制及加酒煎服，乃增强活血通络之意。诸药配伍，使瘀祛新生，气行络通，胁痛自平。

【宜忌】孕妇忌服。

【备注】穿山甲为国家一级保护野生动物，可用相似功效药物代替。

当归玄胡索汤

【来源】明代万全著《万氏妇人科·卷三》（1549 年）。

【组成】归身一钱半，玄胡索一钱半，五灵脂一钱，蒲黄一钱，赤芍七分，桂心七分，红花五分。

【用法】水、酒各一盏，煎一盏，入童便一盏同服。

【功用】活血祛瘀止痛。

【主治】产前聚血，产后气虚，恶露未尽，新血与故血相搏，腹中有块，上下时动，痛不可忍，俗谓之儿枕痛，亦血瘕之类。

【方解】方中当归尾、蒲黄、红花活血祛瘀止痛；延胡索（玄胡索）、五灵脂活血行气止痛；赤芍和血调营，散瘀止痛；桂心补火助阳，消瘀散积；酒能行气活血，疏通经脉，以行药势。诸药合用，共奏活血祛瘀止痛之效。

【宜忌】出血者、血虚者禁服。

调荣化滞汤

【来源】清代祁坤著《外科大成·卷三》（1665 年）。

【组成】当归一钱，川芎一钱，赤芍一钱，生地黄一钱，红花（俱酒洗）一钱，黄芩（酒炒）一钱，陈皮一钱，生甘草五分，生姜三片。

【用法】上用水二钟，煎八分，加酒少许，调五灵脂末二钱，食后服。

【功用】活血行气，调营化滞。

【主治】酒渣鼻。

【方解】本方当归、川芎、红花活血行气化滞；赤芍调血和营；生地黄清热凉血；黄芩清热燥湿，泻火解毒，酒炒以增升散之功；陈皮理气行气；生姜温阳散寒；甘草调和诸药。诸药合用，行活血行气、调营化滞之功。

【宜忌】出血者忌服。

【备注】气弱形肥者，加酒炒黄耆。

五加皮酒

【来源】清代祁坤著《外科大成·卷二》（1665 年）。

【组成】五加皮八两，当归五两，牛膝四两，无灰酒一斗。

【用法】煮三炷香，一日二服，以醺为度。

【功用】补肝肾，强筋骨，除痹痛。

【主治】鹤膝风。

【方解】方中五加皮祛风除湿，补益肝肾，利水消肿；牛膝补肝肾，强筋骨，引药下行；当归补血活血；酒温通经脉，蠲痹散结。全方共奏疏经和脉、蠲痹止痛之效。

【备注】另有以"五加皮散"为名的方剂，其出处、药物组成和功用与本方不同。

1. 五加皮散（《太平圣惠方·卷六十九》） 五加皮一两，草薢一两，海桐皮一两，虎胫骨（涂酥，炙令黄）一两半，牛膝（去苗）一两，防风（去芦头）一两，薏苡仁一两，鼠粘子一两，淫羊藿（仙灵脾）一两，当归（锉，微炒）一两，续断一两，附子（炮裂，去皮脐）一两，杜仲（去粗皮，微炙，锉）一两，熟干地黄一两。用法：上为细散，每服二钱，食前以温酒调下。主治：妇女风痹，手足不遂，行立无力。

2. 五加皮散（《普济方·卷一》） 五加皮、杜仲（炒）等分。用法：上为末，酒糊为丸，如梧桐子大。每服三十丸，温酒送下。主治：腰痛。

麻黄宣肺散

【来源】清代祁坤著《外科大成·卷三》（1665 年）。

【异名】《医宗金鉴·卷六十五》记载为麻黄宣肺酒。

【组成】麻黄三两，麻黄根三两。

【用法】以头生酒五壶，重汤煮三炷香，露一宿，早、晚各饮三五杯，至三五日，出脓成疮，十余日则脓尽而愈。

【功用】清肺，消风，和血。

【主治】酒渣鼻。

【方解】方中麻黄宣肺解表，麻黄根重坠，两者相合，一升一降，发汗祛风，宣肺气化滞血。又以酒煮之，取酒之温通之性，行营卫流通，以滋新血，乃可得愈。

【宜忌】表虚自汗、阴虚盗汗以及肾虚咳喘者忌服。

五味消毒饮

【来源】清代吴谦等著《医宗金鉴·卷七十二》（1742 年）。

【异名】《吉人集验方·下集》记载为消毒饮。

【组成】金银花三钱，野菊花一钱二分，蒲公英一钱二分，紫花地丁一钱二分，紫背天葵子一钱二分。

【用法】水二盅，煎八分，加无灰酒半盅，再滚二三沸时，热服。渣，如法再煎服，被盖出汗为度。

【功用】清热解毒，消散疔疮。

【主治】火毒结聚之疔疮初起。疔疮初起，发热恶寒，疮形似粟，坚硬根深，状如铁钉，以及痈疡疖肿，局部红肿热痛，舌红苔黄，脉数。

【方解】方中金银花清热解毒，清宣透邪，为君药。蒲公英长于清热解毒，兼能消痈散结；紫花地丁清热解毒，凉血消痈。二者助君药清热解毒、消散痈肿之力，共为臣药。佐以野菊花、紫背天葵子，清热解毒而治痈疮疔毒。同时，方中金银花入肺胃，可解中上焦之热毒，野菊花入肝经，专清肝胆之火，二药相配，善清气分热结；蒲公英兼能利水通淋，泻下焦之湿热，与紫花地丁相配，善清血分之热结；紫背天葵子能入三焦，善除三焦之火。诸药合用，气血同清，三焦同治。加酒少量，是行血脉以助药效。全方共奏清热解毒、消散疔疮之功。

【宜忌】脾胃虚寒、大便溏薄及气虚疮疡脓清者不宜服。

小茴香酒

【来源】清代王清任著《医林改错》（1830 年）。

【组成】小茴香（炒黄）一两。

【用法】上为粗末，用黄酒半升烧滚冲，停一刻，去滓服酒。

【功用】温中，理气，逐寒。

【主治】白浊。由精道受风寒而成，汤药全不效者。

【方解】方中小茴香温肾祛寒止痛；黄酒增强温通血脉之功，助小茴香温肾壮阳。全方仅两味，共奏温肾壮阳、祛风散寒之功。

【宜忌】阴虚内热者慎用。

通窍活血汤

【来源】清代王清任著《医林改错·卷上》（1830 年）。

【组成】赤芍一钱，川芎一钱，桃仁（研泥）三钱，红花三钱，老葱（切碎）三根，鲜姜（切碎）三钱，红枣（去核）七个，麝香（绢包）五厘。

【用法】用黄酒半斤（各处分两不同，宁可多二两，不可少），煎前七味至一钟，去滓，入麝香再煎二沸，临卧服。大人每日一服，连吃三服，隔一日再吃三服；若七八岁小儿，两晚吃一服；三四岁小儿，三晚吃一服。酒亦无味，虽不能饮酒之人，亦可服。方内麝香，市井易于作假，一钱真，可合一两假，人又不能辨，此方麝香最要紧，多费数文，必买好的方妥，若买当门子更佳。麝香可煎三次，再换新的。头发脱落，用药三服发不脱，十服必长新发；眼疼白珠红，无论有无云翳，先将此药吃一服，后吃加味止痛没药散，一日二服，三二日必痊愈；糟鼻子，无论三二十年，此方服三服可见效，二三十服可痊愈；耳聋年久，晚服此方，早服通气散，一日两服，三二十年耳聋可愈；白癜风、紫癜风，服三五服可不散漫，再服三十服可痊；紫印脸，如三五年，十服可愈，若十余年，三二十服必愈；青记脸如墨，三十服可愈；牙疳，晚服此药一服，早服血府逐瘀汤一服，白日煎黄耆八钱，徐徐服之，一日服完，一日三服，三日可见效，十日大见效，一个月可痊愈；出气臭，晚服此方，早服血府逐瘀汤，三五日必效；妇女干劳，服此方三服或六服，至重者九服，未有不痊愈者；男子劳病，轻者九服可愈，重者十八服可愈，吃三服后，如果气弱，每日煎黄耆八钱，徐徐服之，一日服完，此攻补兼施之法；若气不甚弱，黄耆不必用，以待病去，元气自复；交节病作，服三服不发；小儿疳证，用此方与血府逐瘀汤、膈下逐瘀汤三方轮服，未有不愈者。

【功用】活血祛瘀，通络开窍。

【主治】血瘀所致的脱发，暴发火眼，酒渣鼻，耳聋，白癜风，紫癜风，牙疳，男女劳病，小儿疳证，头痛，骨膊胸膈顽硬刺痛，中风。

【方解】方中麝香辛温，芳香走窜，为君药，功专通行十二经，和血通络开窍。赤芍、川芎行血活血，桃仁、红花活血通络，四药为臣，活血消瘀，推陈致新。葱、姜通阳，麝香开窍，黄酒通络，佐以大枣缓和芳香辛窜药物之性，姜、枣合用还可调和营卫，通利血脉。故诸药合用，共奏活血通窍之功。

【宜忌】无瘀血者慎用。

酒煎饮

【来源】清代唐宗海著《六经方证中西通解·卷三》（1884 年）。

【异名】《中国医学大辞典·补遗》记载为三黄酒。

【组成】黄连三钱，黄芩三钱，大黄二钱。

【用法】先用火酒炒大黄全焦，再入黄连，加酒炒至大黄色黑为度，即纳水煮一沸，取出频频细呷。

【功用】清热燥湿，泻火解毒。

【主治】呕逆不进食。下痢呕吐。

【方解】本方黄芩、黄连、大黄均为苦寒之物，寒能胜火，苦能燥湿泻火；以酒炒上三味药，以行药势，增泻热毒之效。故全方共奏清热燥湿、泻火解毒之功。

【宜忌】阴虚胃弱及无湿热者忌服。

【备注】另有以"酒煎"命名的散剂、汤剂，其出处、药物组成和功用与本方不同。

1. 酒煎散（《世医得效方·卷十九》）　赤乌桕根、水柳根、水杨梅根、葱头根、红内消、香白芷各等分。用法：上为散，酒煎，旋入通明雄黄研烂同服。主治：疗疮。备考：如泻时疮势略退时，只吃此药。若不泻，再服通利药。

2. 酒煎散（《银海精微·卷下》）　防风、防己、甘草、荆芥、当归、赤芍药、牛蒡子各等分。用法：上用好酒煎，食后温服。主治：眼有风热，赤涩疼痛。

3. 酒煎散（《疮疡经验全书·卷四》）　当归，穿山甲（炮），白芷，升麻，肉桂，木香，川芎，赤芍，甘草。用法：酒煎服，或患处好肉四边红肿，其色如火，用瓷锋砭去恶血，即用鸡子清调乳香末敷之，时时用芭蕉根汁润之，以助药功。主治：发背因毒内攻，其毒与好肉一般平者，用手按之如牛颈之皮，上有黄泡出腥水。

4. 酒煎散（《张氏医通·卷十五》）　汉防己（酒洗）、防风、甘草（炙）、荆芥穗、当归、赤芍药、牛蒡子、甘菊（去蒂）各等分。用法：上为散，每服五六钱，酒煎，食后温服。主治：暴露赤眼生翳。

5. 酒煎汤（《梅氏验方新编·卷七》）　当归二钱，生耆二钱，柴胡一钱半，大力子一钱，连翘一钱，桂心一钱，升麻五分，川柏五分，甘草五分。用法：酒为引，水煎服。主治：腿外侧生疽属胆经者。

6. 酒煎饮（《圣济总录·卷三十六》）　常山一两，鳖甲（去裙襕，醋炙，令黄色）一两，知母三分，白头翁三分，桂（去粗皮）半两，青蒿一握，甘草（生）三分，桃李七枚，枝头心七枚，葱白七茎，薤白七茎，柴胡（去苗）三分。用法：上为细末，如麻豆大，每服五钱匕，以酒一盏半，浸一宿，平旦煎取一盏，去滓，空腹顿服，当吐痰出，再煎滓服。主治：足太阳疟，腰痛头重，寒热互作。

第二节　以酒制药

以酒制药，指将净药材或饮片先加一定量的炮制用酒混合均匀，闷透或润透后，再经炒、炖、蒸、淬、煨等处理的炮制方法。酒制历史悠久，是中药常用的一种炮制方法，可使药物的性味发生改变，从而使药物的临床疗效发生变化。酒具上行之力，酒制可引药上行，改变药物作用方向，故有"酒制升提"之说。酒是良好溶媒，酒制能增强药物有效成分溶出，提升药效。酒性大热，酒制能缓和药物的苦寒之性。酒性升散，能通脉，酒制能增强药物活血通络之功。此外，酒制还可矫正药材的特殊气味及不良口感，并且降低药物毒副作用，增加临床用药安全性。

酒蒸黄连丸

【来源】北宋朱肱著《南阳活人书·卷十八》（1108 年）。

【异名】《鸡峰普济方·卷五》记载为酒煮黄连丸，《三因极一病证方论·卷十五》记载为酒连丸，《太平惠民和剂局方·卷二》记载为黄龙丸，《世医得效方·卷二》记载为小黄龙丸，《普济方·卷一七七》记载为独连丸。

【组成】黄连四两（以无灰好酒浸面上约一寸，以重汤熬干）。

【用法】上为细末，糊为丸，如梧桐子大。每服三五十丸，滚水送下。

【功用】治膈热，解酒毒。除热气，止烦渴，厚肠胃。

【主治】胃肠积热，泻痢，消渴，反胃呕吐。

【方解】本方单用黄连，黄连为苦寒枯燥之物，能胜热胜湿；以酒煮之，引药效入血，助黄连解除体内热毒、酒毒、湿毒等。

【宜忌】凡阴虚烦热、胃虚呕恶、脾虚泄泻、五更泄泻者慎服。

【备注】

1. 酒蒸黄连丸（《普济方·卷三十七》）　黄连（用好酒浸二日，入锅内蒸透为度，取出晒干，留酒和面糊）一斤，干姜半斤，枳壳半斤，木香四两。用法：上为末，酒糊为丸，如梧桐子大。每服五七十丸，饭饮送下，不拘时候。功用：解酒毒。主治：酒食过度，便血脏毒，诸种痔满，泻痢赤白，脏腑痛，胸膈痞闷，气不舒畅。

2. 酒连汤（《嵩崖尊生全书·卷十一》）　黄连二钱。用法：酒煎服。主治：暑病发热呕恶。

【附方】

1. 酒蒸黄连丸（《普济方·卷二九六》）　黄连（酒浸蒸）一斤，苦参二两。用法：上为末，黄连余酒面糊为丸，如梧桐子大，每服五六十丸，米饭送下，不拘时候。主治：诸痔疮及便血不止。

2. 酒煮黄连丸（《魏氏家藏方·卷七》）　黄连（去须）五两，厚朴（去粗皮）三两，肉豆蔻（面裹煨）一两。用法：上锉，用无灰酒、米醋各一升，慢火熬尽，烈日晒干为末，再用酒醋打面糊为丸，如梧桐子大。

每服五七十丸，米饮送下。功用：厚肠胃，止泄泻。主治：泻痢。

健步丸

【来源】元代李杲著《兰室秘藏·卷下》（1276 年）。

【组成】防己（酒洗）一两，羌活五钱，柴胡五钱，滑石（炒）五钱，炙甘草五钱，瓜蒌根（酒洗）五钱，泽泻三钱，防风三钱，苦参（酒洗）一钱，川乌一钱，肉桂五分。

【用法】上为细末，酒糊为丸，如桐子大。每服七十丸，空心温酒送下。

【功用】祛风除湿，通络止痛。

【主治】膝中无力，伸而不得屈，屈而不能伸，腰脊腿脚沉重，行步艰难。

【方解】方中防己、防风、羌活、川乌祛风除湿，止痛利关节；柴胡升阳疏泄；滑石、苦参清热燥湿；天花粉（瓜蒌根）既能入血分助诸药而消瘀散结，又可清热消肿；泽泻利水渗湿；肉桂温经止痛；诸药以酒糊为丸并温酒送服，增强药物辛散温通之性。诸药合用，共奏祛风除湿、通络止痛之效。

【宜忌】孕妇忌服，不宜过量服用或久服。

【备注】《理瀹骈文》将本方改为膏剂，名"健步膏"。

抑阳酒连散

【来源】元代倪维德著《原机启微·卷下》（1370 年）。

【组成】生地黄三分，独活三分，黄柏三分，防风三分，知母三分，蔓荆子四分，前胡四分，羌活四分，白芷四分，生草四分，黄芩（酒制）五分，寒水石五分，栀子五分，黄连（酒制）五分，防己三分。

【用法】作一服。水二盏，煎至一盏，去滓，大热服。

【功用】抑阳缓阴。

【主治】神水紧小，渐如菜子许，及神水外围相类虫蚀者，然皆能睹物不昏，微有眊躁羞涩之证。

【方解】本方以生地黄补肾水真阴为君，独活、黄柏、知母俱益肾水为臣；蔓荆子、羌活、防风、白芷群队升阳之药为佐者，谓既抑之，令其分而更不相犯也；生甘草、黄芩、栀子、寒水石、防己、黄连不走之药为使者，惟欲抑之，不欲祛除也；诸用酒制者，为引导也。

【宜忌】脾胃虚寒及素体阳虚者忌用。

酒制神芎丸

【来源】明代万全著《育婴秘诀·卷四》（1549 年）。

【组成】大黄（酒蒸）二钱，黄芩（酒洗）二钱，黑丑（半生半熟，取头末）四钱，滑石四钱，黄连（酒洗）五钱，薄荷五钱，川芎五钱。

【用法】用无灰酒为丸，如黍米大。每服五丸、十五丸，温水送下。

【功用】清热燥湿，行气消肿。

【主治】小儿积热在里，熏蒸于上，囟门肿起，摸之其肿虚浮者。

【方解】本方大黄泻热毒，行瘀血；黄芩、黄连清热燥湿，泻火解毒；牵牛子消痰涤饮；滑石清热解毒，利水消肿；薄荷疏散风热，清利头目；川芎活血。大黄、黄芩、黄连酒蒸或酒洗，以酒为丸，缓和药性，行药势，以增药效。诸药合用，共奏清热燥湿、行气消肿之功。

【宜忌】孕妇及胃弱气虚、素体阳虚者忌服。

酒制大黄散

【来源】宋代窦汉卿、窦梦麟著《疮疡经验全书·卷四》（1569 年）。

【组成】大黄。

【用法】酒浸纸裹煨，切细拌炒，为末，再以酒拌炒熟。用人参加煎调服一钱。两时刻再进一服，睡少顷，有汗觉来，病已去矣。

【功用】补气血，祛邪毒。

【主治】妇女七十，形实性急好酒，生脑疽五日，脉紧急而涩。

【方解】本方大黄味苦性寒，入脾、胃、大肠、肝经，具有泻下攻积、清热泻火之效。用酒炮制后，可缓和大黄药性，减其苦寒泄下之弊，增其通滞化瘀之功；加用人参以补脾益肺，提气升阳以托邪毒。

【宜忌】脾胃虚弱者、孕妇、年老体弱者应慎用。

酒归饮

【来源】明代李梴著《医学入门·卷八》（1575 年）。

【组成】酒当归一钱半，白术一钱半，酒芩五分，酒芍五分，川芎五分，陈皮五分，酒天麻七分，苍术七分，苍耳七分，酒甘草四分，黄柏四分，防风三分。

【用法】水煎服。日四五服，服后蕴睡片时。

【功用】祛风除湿，活血解毒。

【主治】头疮。

【方解】本方酒当归、酒黄芩、酒白芍清热解毒，活血止痛；酒天麻祛风通络；苍耳、黄柏祛风除湿，解毒疗疮；防风升散上行，疏散上部风邪；川芎活血行气，祛风止痛；白术、陈皮、苍术健脾理气益气，燥湿化痰调中；加以酒甘草调和诸药，和中益气，使升散不致耗气。本方黄芩、白芍、天麻、当归、甘草均以酒制，使药物有效成分溶于酒中；酒性升散，通血脉，使药效直达上部以行药势，增药性。诸药合用，达祛风除湿、活血解毒之效。

【宜忌】孕妇慎用。

厚肠散

【来源】明代孙一奎著《赤水玄珠全集·卷八》（1584 年）。

【组成】川黄连（好酒煮一日夜，煮干炒）。

【用法】上为末。每服二钱，空心米饮下。

【功用】清热解毒，泻火除湿。

【主治】腹疼泻黄，及痢久不止、热药不效者，及酒积泄。

【方解】方中黄连性寒味苦，行清热解毒、泻火祛湿之功；以酒煮炒，行药势；共同调节体内阴阳平衡，抑燥安热，泻火祛湿。

【宜忌】久服易伤脾胃，脾胃虚寒者或素体阳虚者忌用。黄连苦燥易伤阴津，阴虚津伤者慎用。

酒制通圣散

【来源】清代沈金鳌著《杂病源流犀烛·卷二十三》（1773 年）。

【组成】防风半两，川芎半两，当归半两，芍药半两，大黄半两，薄荷叶半两，麻黄半两，连翘半两，芒硝半两，石膏一两，黄芩一两，桔梗一两，滑石三两，甘草二两，荆芥一分，白术一分，栀子一分。

【用法】诸药俱用酒炒，倍入酒煨大黄，再用酒炒三次，水煎，食后服。

【功用】祛风，宣热，泻滞。

【主治】左右耳俱聋，属足阳明之炎。其原起于醇酒厚味。

【方解】方中麻黄、防风、荆芥、薄荷发汗散邪，疏风解表，使表邪从汗而解。黄芩、石膏清泄肺胃；连翘、桔梗清宣上焦，解毒利咽。栀子、滑石清热利湿，引热自小便出；芒硝、大黄泄热通腑，使结热从大便出，四药相伍，使里热从二便分消。火热之邪，易灼血耗气，汗下并用，亦易伤正，故用当归、芍药、川芎养血和血，白术、甘草健脾和中，并兼制苦寒之品以免伤胃。以上诸药俱用酒炒，行药势，以增和血通脉之功。诸药配合，共奏疏风解表、泻热通便之效。

【宜忌】阴虚、失血及孕妇慎用。非大满大实不用。荆芥、麻黄、防风疏风解表，使在皮肤的风热之邪得汗而泄，但麻黄用量不宜太大，少用即可。

长生不老丹

【来源】明代朱橚、滕硕、刘醇共著《普济方·卷二二三》（1390年）。

【组成】苍术一斤（四两酒浸，四两醋浸，四两盐汤浸，四两米泔水浸），莲子（用猪肚一个，入莲子煮，去肚不用）一斤，五味子四两，茯苓四两，枸杞子四两，熟地黄四两。

【用法】上为细末，酒为丸，如梧桐子大，每服三五十丸，酒或盐汤送下。

【功用】补益，轻身延年。

【主治】脾胃气虚，体虚乏力，胃阴不足，口干食少。精血不足，腰膝酸软，须发早白，内热消渴。

【方解】方中苍术燥湿化痰；莲子味甘、涩，性平，入脾、肾、心经，补脾止泻，益肾涩精，养心安神；五味子酸甘敛阴，收敛固涩，益气生津，补肾宁心；茯苓健脾养心；枸杞子、熟地黄补肝肾，滋阴血。诸药以酒和之，可尽其药性，增其活血通脉之功。诸药相合，共奏补中益气、安五脏、轻身延年之效。

【宜忌】阳虚内寒者慎用，孕妇及不胜酒力者慎用。

第三节　以酒浸药

以酒浸药，是将净制的药物置适宜容器内，加入多量的酒浸泡一定时间，促使药物成分溶解、置换、扩散和溶出的方法。乙醇作为半极性溶媒，对各类成分尤其是低极性成分具有更好的浸提效果，可产生助溶和脱吸附作用，增加化学成分的溶出，临床研究发现，酒剂比传统汤剂的治疗作用发挥更快。药物在酒中多以分子态存在，较丸剂、散剂等固体制剂省去了体内崩解溶出的过程，且人体对酒的吸收较快，血管扩张使得药物成分能快速进入血液循环，产生酒行药势的作用。一般而言，空服或睡前服用酒剂效果最佳，能够最大限度发挥药物作用。

大豆酒

【来源】东晋葛洪著《肘后备急方·卷三》（326—341 年）。

【异名】《证类本草·卷二十五》记载为豆淋酒，《卫生家宝产科备要·卷七》记载为豆淋紫酒。

【组成】大豆五升（熬令黄黑）。

【用法】以酒五升渍，取汁，以物强发口而灌之。取汗。

【功用】补肝肾，强筋骨，养血祛风。

【主治】中风口噤口喝，身体强直，角弓反张；风湿顽痹；头风；妇女产后中风诸病。

【方解】方中以熬制大豆浸酒，大豆性味甘平，可祛风、活血、利水、解毒；酒浸后取其活血通脉、疏经通络之功。

【宜忌】脾胃虚寒、腹泻者慎用。《本草纲目》记载："服蓖麻子者忌炒豆，犯之胀满；服厚朴者亦忌之，动气也。"

牛膝酒

【来源】东晋葛洪著《肘后备急方·卷四》（326—341 年）。

【异名】《普济方·卷三〇三》记载为牛膝膏，《外科大成·卷二》记载为牛膝汤，《医学实在易·卷七》记载为牛膝酒煎。

【组成】牛膝二斤。

【用法】以酒一斗渍，以密封于热灰火中，温令味出。每服五合至一升。量力服之。

【功用】壮筋骨，补虚损，除久疟。

【主治】癥积，肠蛊，久疟，痿痹，血淋，小儿口疮。

【方解】方中单用牛膝逐瘀通经，强筋骨，补肝肾，引血下行，利尿通淋；并以酒煎，温通经脉，增行助阳之功。

【宜忌】孕妇禁用。

杜仲酒

【来源】唐代孙思邈著《备急千金要方·卷十九》（652 年）。

【组成】杜仲四两，干姜四两（一云干地黄），萆薢三两，羌活三两，天雄三两，花椒三两，桂心三两，芎䓖三两，防风三两，秦艽三两，乌头三两，细辛三两，五加皮五两，石斛五两，续断一两，栝楼根一两，地骨皮一两，枯梗一两，甘草一两。

【用法】上㕮咀，以酒四斗渍四宿。初服五合，加至七八合下，一日二次。

【功用】补肾壮腰，活血化瘀。

【主治】肾脉逆小于寸口，膀胱虚寒，腰痛，胸中动。

【方解】方中用杜仲、续断、桂心、干姜、乌头、天雄、花椒、细辛以助阳通痹，和损伤，逐地湿。防风、羌活、秦艽祛风除湿，利关节，止痹痛；萆薢利水渗湿；五加皮补益肝肾，强壮筋骨，祛风除湿。芎䓖即川芎，以行气活血。用石斛、桔梗、天花粉（栝楼根）、地骨皮、甘草既可解辛热药性，并可散表热旺气。诸药用酒渍，通经活络。全方共奏补肾壮腰、活血化瘀之效。

【宜忌】阴虚火旺者慎服。

大金牙酒

【来源】唐代孙思邈著《备急千金要方·卷七》（652年）。

【异名】《脚气治法总要·卷下》记载为金牙酒。

【组成】金牙一斤，侧子三两，附子三两，天雄三两，人参三两，苁蓉三两，茯苓三两，当归三两，防风三两，黄耆三两，薯蓣三两，细辛三两，桂心三两，萆薢三两，葳蕤三两，白芷三两，桔梗三两，黄芩三两，远志三两，牡荆子三两，芎䓖三两，地骨皮三两，五加皮三两，杜仲三两，厚朴三两，枳实三两，白术三两，独活半斤，茵芋二两，石南二两，狗脊二两，牛膝三两，丹参三两，磁石十两，薏苡仁一升，麦冬一升，生石斛八两，蒴藋四两，生地黄（切）二升。

【用法】上三十九味，石药细研，别绢袋盛，余药㕮咀，以酒八斗同渍七日。温服一合，日四五次，夜一次，药力和善。

【功用】辟邪毒，疏经络。

【主治】瘴疠毒气中人，风冷湿痹，口㖞面戾，半身不遂，手足拘挛，历节肿痛，甚者小腹不仁，名曰脚气。

【方解】《千金方衍义》云：金牙专辟瘴疠毒风、鬼疰、恶气，而汤液罕用，惟酒散中间有用之者。侧子、附子、天雄辟除阴毒；桂心、石南、萆薢、狗脊坚强筋骨；蒴藋、牡荆、茵芋祛逐贼风，皆药中颖锐；磁石一味，《本经》治周痹风湿，肢节中痛，与金牙相为表里，一追风痹外散，一杜恶气内入也；人参、茯苓、黄芪（黄耆）、白术，以助侧、附、天雄之威；苁蓉、牛膝、杜仲、远志，以助桂、南之势；细辛、防风、独活、白术，以助蒴、荆、茵芋之力；其余麦冬、玉竹（葳蕤）、山药、薏苡仁，又为人参、黄芪（黄耆）之辅；丹参、川芎（芎䓖）、当归、地黄，又为苁蓉、牛膝之辅；石斛、地骨、五加皮，又为细辛、独活之辅；黄芩、桔梗开发毒风于外；枳实、厚朴疏通恶气于内。无坚不克，非独为脚气之金掸，而八风五痹，靡不疗之。

【宜忌】《外台秘要》记载："忌猪肉、冷水、生葱、生菜、桃李、雀肉、芜荑等。"

白术酒

【来源】唐代孙思邈著《千金翼方·卷十三》（682年）。

【异名】《圣惠·卷九十五》记载为术酒。

【组成】白术二十五斤。

【用法】上咬咀。以东流水两石五斗，不津器中渍之二十日，去滓，纳汁大盆中，取以渍曲，如家酿法，酒熟取清，任性饮之。

【功用】除万病。白发返黑，齿落更生，久服长年。

【主治】脾胃虚弱之证。

【方解】方中白术温阳健脾，以复脾土生化之功，资五脏，濡气血；酒酿后，增行补气养血、活血祛寒之功。二药相合，可补益脾胃，濡养气血，延年益寿。

【宜忌】《外台秘要》记载："忌桃、李、雀肉。"

五精酒

【来源】唐代孙思邈著《千金翼方·卷十三》（682 年）。

【组成】黄精四斤，天冬三斤，松叶六斤，白术四斤，枸杞子五斤。

【用法】上五味皆生者，纳釜中，以水三石，煮之一日，去滓，以汁渍曲，如家酿法。酒熟，取清汁，任性饮之。

【功用】滋补肝肾，延年益寿。

【主治】肝肾不足证。腰膝酸软，眩晕，视物昏花，须发早白，舌红，脉沉细。

【方解】方中黄精味甘性平，入肺、脾、肾三经，《名医别录》列为上品，称其"主补中益气，除风湿，安五脏，久服轻身延年不饥"。黄精与枸杞子配伍，可健脾润肺，滋补肝肾，补血明目。天冬养阴润燥，清肺生津，《本草蒙筌》记载："天门冬复走足少阴肾，屡屡滋肾助元。"苍术苦温燥湿以去湿浊，辛香健脾以和脾胃。松叶苦温入脾经，祛风燥湿。苍术与松叶配伍，常用于治疗历节风痛、风湿痿痹、水肿等病症。酒可活血通络。诸药相合，共奏补益肝肾、祛风除湿之功。

【宜忌】阳虚内寒者慎用。

【备注】黄精酒（《太平圣惠方·卷九十五》） 黄精四斤，天冬（去心）三斤，苍术四斤，松叶六斤，枸杞根三斤。上到，以水三石，煮取汁一石，浸曲十斤，炊米一石，如常法酿酒。候熟，任饮之。功用：延年补养，发白再黑，齿落更生。宜忌：忌桃、李、雀肉。

独活浸酒

【来源】北宋翰林医官院王怀隐等人著《太平圣惠方·卷二十三》（992 年）。

【组成】独活一两，桂心一两，防风（去芦头）一两，附子（炮裂，去皮脐）一两，大麻仁二合，牛膝一两，川椒（去目及闭口者，微炒去汗）二两，天蓼木（锉）二两。

【用法】上锉细，以生绢袋盛，以酒一斗，密封头，浸三日后开。每日食前及临卧时暖酒一中盏饮之，以药力尽为度。

【功用】助阳化气，活血通脉。

【主治】中风，偏枯不遂，骨节冷痛。

【方解】方中独活、防风祛风除湿，通痹止痛；桂心辛热味甘，补元阳，暖脾胃，通血脉；附子补火助阳；牛膝补肝肾，强筋骨；麻子仁、花椒（川椒）活血脉，温中散寒止痛；天蓼木祛风益气；诸药以酒浸之，取其活血脉，通血气之功。诸药相合，补气，行血，通络。

【宜忌】阴虚火旺者及孕妇忌服。

【备注】另有以"独活酒"命名的方剂，其出处、药物组成和功用与本方不同。

1. 独活浸酒（《圣济总录·卷八十四》） 独活（去芦头）三两，生干地黄（焙）三两，生黑豆皮一大升，海桐皮二两，生恶实根一斤，桂（去粗皮）一两，火麻仁（炒）一升。用法：上锉，如黑豆大，以生绢袋盛，用无灰酒三斗，同纳瓷瓮中浸之，冬七日，夏三日，春秋五日，不限早、晚，随意饮之，常令有酒气，酒尽更添，药无味再做。主治：①《圣济总录》：岭南脚气发动，地气郁蒸，热毒风盛，脾肺常有虚热。②《普济方》：岭南热毒风盛，湿气郁蒸，脚气发动劳，脾肺常有虚热，心神烦闷，脚膝酸痛。

2. 独活酒（《备急千金要方·卷三》） 独活一斤，桂心三两，秦艽五两。用法：上㕮咀，以酒一斗半，渍三日。饮五合，稍加至一升，不能多饮，随性服。主治：①《备急千金要方》：产后中风。②（普济方）：产后中风，言语謇涩，腰强直。

3. 独活酒（《圣济总录·卷六》）　即独活紫汤。见独活紫汤处。

萆薢酒

【来源】北宋翰林医官院王怀隐等著《太平圣惠方·卷二十五》（992年）。

【组成】萆薢三两，防风（去芦头）二两，牛膝（去苗）三两，独活二两，芎䓖二两，山茱萸二两，当归二两，酸枣仁（微炒）二两，大麻仁五两，石斛（去根）三两，桂心二两，熟干地黄三两。

【用法】上锉细，以生绢袋盛，用好酒二斗，于瓷瓶中浸，密封七日后开取。每日三五度，温饮一盏，常令醺醺，无至大醉。

【功用】祛风除湿，活血除痹。

【主治】腰脚风毒攻注疼痛。

【方解】方中萆薢、防风、独活利湿去浊，祛风除痹，且独活性善下行，治伏风，除久痹；牛膝、山茱萸补肝肾，强筋骨，引药下行；桂心补元阳，通血脉；川芎（芎䓖）、当归、火麻仁（大麻仁）、牛膝、桂心补血活血，寓"治风先治血，血行风自灭"之意；酸枣仁养心补肝；石斛宜脾肾，熟干地黄壮水滋阴；诸药以酒浸之，增行温通经脉、活血行气之功；故全方共奏祛风除湿、活血除痹之效。

【宜忌】肾阴亏虚者，遗精滑精者慎用。

【备注】萆薢浸酒（《太平圣惠方·卷四十四》）　萆薢三两，附子（炮裂，去皮脐）三两，杜仲（去粗皮，炙微黄）二两，狗脊二两，羌活二两，桂心二两，牛膝（去苗）三两，桑寄生二两。用法：上锉细，用生绢袋盛，以酒二斗浸，密封七日后开，每服一中盏，食前温服。主治：五种腰痛，连脚膝筋脉拘急酸疼。

巴戟浸酒

【来源】北宋翰林医官院王怀隐等著《太平圣惠方·卷四十四》（992年）。

【异名】《圣济总录·卷八五》记载为巴戟天酒，《普济方》引作巴戟酒。

【组成】巴戟二两，羌活二两，当归三两，牛膝（去苗）一两，川椒（去目及闭口者，微炒去汗）半两，石斛（去根）二两，生姜二两。

【用法】上锉细，生绢袋盛，以酒一斗五升浸，密封七日开，每于食前暖一小盏服之。

【功用】补肾壮阳，活血通经，舒筋利关节。

【主治】风湿腰痛，行立不得。风冷或寒湿伤著腰脚，冷痹或疼痛、强直不得屈伸。

【方解】方中巴戟天、牛膝补肾阳，强筋骨，祛风湿，益精血，牛膝引药下行；羌活祛风除湿，散寒止痛；当归补血活血；花椒（川椒）、生姜温经散寒；石斛益脾肾，滋阴平和药性；诸药浸酒能疏通经脉，行气活血，蠲痹散结，温阳祛寒，共奏补肾阳、舒筋活络之功。

【宜忌】阴虚火旺者忌服。

【备注】另有"巴戟天丸"，其出处、药物组成和功用与本方不同。巴戟天丸（《圣济总录·卷五十二》）巴戟天（去心）半两，补骨脂（炒）半两，茴香子（舶上者，炒）半两，木香半两，桂（去粗皮）一两，附子（炮裂，去皮脐，盐炒）一两。用法：上为末，用酒煮面糊为丸，如梧桐子大，每服二十丸，空心、食前盐汤或盐酒任下。主治：肾脏久虚，心腹冷痛，饮食无味，腰膝痠疼，烦倦少力，时多梦泄，耳内虚鸣。

茯苓菊花浸酒

【来源】北宋翰林医官院王怀隐等著《太平圣惠方·卷二十五》（992年）。

【异名】《圣济总录·卷九》记载为茯苓浸酒。

【组成】白茯苓五两，甘菊花二两，山茱萸二两，菟丝子（酒浸三日，晒干，别捣为末）三两，肉苁蓉（酒浸一宿，刮去皱皮）二两，栝楼根二两，防风（去芦头）二两，熟干地黄二两，天雄（炮裂，去皮脐）二两，牡丹二两，人参（去芦头）一两，白术一两，牡蛎（为粉）一两，黄耆二两，紫菀（洗，去苗）一两，菖蒲二两，石斛（去根）一两，柏子仁一升，杜仲（去粗皮，炙微黄）二两，蛇床仁一两，远志（去心）二两，附子（炮裂，去皮脐）二两，干姜（炮裂）二两，赤芍药二两，牛膝（去苗）二两，萆薢二两，狗脊二两，苍耳子二两，虎胫骨（涂酥，炙微黄）一两，鼠粘子（微炒）一两，桔梗（去芦头）一两，羌活二两，牛蒡根二两，枸杞子半两，晚蚕沙（微炒）三两，续断二两。

【用法】上锉细，和匀，每斤药以生绢袋盛，用酒二斗，于瓷瓮中浸，密封二七日，开封。每日平旦、午时、近晚各温饮一盏，常令有酒容，不可过度。每取却一盏，即添一盏，如觉酒淡药力稍减，即取滓阴干，捣罗为末，炼蜜为丸，如梧桐子大。每服三十丸，空心以温酒送下。

【功用】补肝肾，疏经络，止痹痛。

【主治】骨节酸痛，行步艰难，肩背伛偻，言语謇涩，口㖞面斜，中风失音，半身不遂。

【方解】方中羌活辛苦温燥，祛风除湿，通利关节，善祛上部风湿；晚蚕沙祛风除湿，活血定痛；蛇床子燥湿祛风，温肾壮阳；狗脊、天雄补肝肾，强腰膝，祛风湿；防风散风胜湿而治一身之痛；上六味可散周身风湿而止痹痛。附子、干姜、苍耳子发散阴经风寒，搜剔筋骨风湿，温里祛寒，通行血脉；牛膝、杜仲、续断、虎骨、枸杞子补肝肾，祛风湿，壮筋骨；萆薢味苦性平，可利湿祛浊；石菖蒲辛香苦温，化浊祛湿，兼祛膀胱之寒，助萆薢分清化浊；白术健脾而化湿；人参、黄芪、茯苓补中益气，助白术补脾之力；山茱萸、菟丝子补肝肾，益精血，强筋骨；柏子仁、远志交通心肾；牡蛎敛阴潜阳，止汗涩精；肉苁蓉补肾阳，益精血；合用可温肾壮阳，祛经脉之寒。丹皮清热凉血，活血化瘀；紫菀润肺下气，化痰止咳。熟干地黄、赤芍养血活血，并柔肝理脾，使肝木条达而脾土自强；以桔梗宣肺理气和中，使补药不滞，又令气行而湿化。菊花、牛蒡子清热解毒；天花粉（栝楼根）、石斛、牛蒡根生津。以辛散温通之白酒浸诸药，行气活血，以增行气通阳之力。诸药合用，共奏补肝肾、疏经络、止痹痛之效。

【宜忌】忌生冷、油腻、猪鸡肉、黏滑物。

【备注】《普济方》有当归、细辛。

补肾地黄酒

【来源】宋代陈直著《养老奉亲书》（1082 年左右）。

【组成】生地黄（切）一升，大豆（熬之）二升，生牛蒡根（切）一升。

【用法】上以绢袋盛之，以酒一斗浸之五六日。任性空腹温服三二盏。恒作之尤佳。

【功用】润皮毛，益气力，补虚止毒，除面皯。

【主治】老人风湿久痹，筋挛骨痛。

【方解】方中生地黄清热凉血，养阴生津；大豆健脾益气，润燥消水；牛蒡根疏散风热，散结解毒；诸药酒浸以活血通络，增强药性。全方共奏养阴益气、除湿舒筋之功。

【宜忌】素体阳虚者慎用。

椒附酒

【来源】宋代太医院著《圣济总录·卷一五〇》（1117 年）。

【异名】《普济方·卷三一六》记载为椒附汤。

【组成】蜀椒（去目并闭口者）一两，附子（去皮脐）一两，生干地黄（焙）一两，当归一两，牛膝（去苗）一两，细辛（去苗叶）一两，薏苡仁一两，酸枣仁一两，麻黄（去根节）一两，杜仲（去粗皮）一两，五加皮一两，晚蚕沙一两，羌活（去芦头）一两。

【用法】上并生用，㕮咀。用好酒二斗，浸五日后，不拘时温饮一盏，常觉醺醺为妙，或病势急，其药即将酒煎沸，乘热投之，候冷即旋饮之亦得。

【功用】补气活血通络。

【主治】妇女半身不遂，肌肉偏枯，或言语微涩，或口眼微颤，举动艰辛。

【方解】方中花椒（蜀椒）味辛性热，温脾胃，助命火，散寒止痛；附子温助真元，摄纳浮阳，引火归原，与花椒共为君药。干地黄滋补肾阴，益精填髓。当归补血养心和营，与干地黄相使，共为臣药。佐以牛膝、杜仲、五加皮补肝肾，坚筋骨；麻黄、细辛散寒解表；薏苡仁渗湿，晚蚕沙、羌活祛风除湿止痛。以酒浸诸药，尽其药性，通血脉，和气血。诸药相合，气血并举，气旺、瘀消、络通，诸症可愈。

【宜忌】阴虚火旺者忌服，孕妇禁用。

酒浸芍药散

【来源】宋代太医院著《圣济总录·卷九十二》（1117 年）。

【组成】芍药五两，生地黄（切，焙）三两，虎骨（酒浸，炙）二两。

【用法】上为粗散。以酒一升，浸一宿，焙干，再捣罗为散，每服三钱匕，空腹温酒调下，日午、夜卧再服。

【功用】荣养筋骨，缓急止痛。

【主治】骨极，骨髓中疼。

【方解】方中芍药养血柔肝，缓中止痛；生地黄荣养筋骸血络；虎骨补益肝肾，强筋健骨；诸药以酒浸之，增温通经脉、活血止痛之功。全方共奏荣养筋骨、缓急止痛之效。

【宜忌】阳虚内寒者慎服。

【备注】虎骨今已禁用，可用相似功效药物代替。

胡麻浸酒

【来源】宋代太医院著《圣济总录·卷六》（1117 年）。

【组成】胡麻（炒，捣，粗罗）一斤。

【用法】上用生绢囊贮，以酒一斗五升，浸七日后，每服三合，稍稍服之，加至四五合。以愈为度。

【功用】补精血，通经络。

【主治】中风，口面㖞斜。

【方解】黑芝麻（胡麻）味甘性平，可补肝肾，益精血，润五脏；以辛散温通之酒浸，行气活血，以增黑芝麻益气力、长肌肉、通经络之功。

【宜忌】脾弱便溏者勿服。

酒浸牛膝丸

【来源】南宋许叔微著《普济本事方·卷四》（1132 年）。

【异名】《杂病源流犀烛·卷二十九》记载为牛膝丸。

【组成】牛膝（炙黄）三两，川椒（去目并合口者）半两，附子（炮，去皮脐）一个，虎胫骨（真者）（醋炙黄）半两。

【用法】上㕮咀。用生绢袋入药扎口，用煮酒一斗，春、秋浸十日，夏浸七日，冬浸十四日。每空心饮一大盏，酒尽出药为末，醋糊为丸，每服二十丸，空心温酒、盐汤任下。

【功用】腰酸脚软，脚气寒痛。

【主治】左右耳俱聋，属足阳明之炎。其原起于醇酒厚味。

【方解】方中牛膝补肝肾，强筋骨；附子补火助阳，散寒除湿；虎胫骨祛风定痛，强筋健骨；花椒（川椒）温中。酒辛散温通，行气活血，以上诸药以酒浸之，增行气通阳之功，共奏补益肝肾、温通阳气之功。

【宜忌】忌食动风等物。

【备注】虎骨今已禁用，可用相似功效药物代替。

酒浸药仙方

【来源】明代朱橚、滕硕、刘醇著《普济方·卷九十三》（1390 年）。

【组成】甘菊花半两，防风（去芦头）半两，羌活半两，杜仲半两，牡蛎半两，瓜蒌根半两，牡丹皮半两，紫菀半两，菖蒲半两，人参半两，白蒺藜半两，牛蒡子半两，枸杞子半两，白花蛇二钱半，桔梗二钱半，吴白术二钱半，山茱萸二钱半，白茯苓二钱半，晚蚕沙（炒）二钱半，黄桂二钱半，远志（去心）二钱半，牛膝二钱半，虎胫骨三钱，牛蒡根三钱，干姜三钱，干地黄三钱，柏子仁三钱，狗脊（去毛，焙）三钱，天雄（去皮，炮）三钱，萆薢三钱，蛇床子三钱，黑附子三钱，肉苁蓉三钱，菟丝子三钱，续断三钱，芍药（去皮）三钱，石斛三钱。

【用法】上为粗末。用新绢袋盛药，用新小瓮儿一个，放药在内，以无灰酒二斗，将药浸之，密封其口，春、夏浸二、七日，秋、冬浸三、七日。开瓮，早晨、临午、晚三时，令患者自取冷酒三盏，依时服之。每服不过一盏，不多服，亦不可添减，乱开酒瓮，久病服者不过一个月，近者十日，轻者五日见效。凡患中风疾，四肢不举，服之三日，举手梳头，七日渐舒，十日行步，半个月遍身依旧，觉得轻健，眼目更明。

【功用】补益肝肾，舒筋增液，活血止痛。

【主治】中风。骨节疼痛，四肢水肿，眼目昏暗，半身不遂，语言謇涩，口眼㖞斜，中风失音。

【方解】方中甘菊花、牛蒡子、白花蛇疏风清热，解毒；防风、羌活祛风邪，消痰结；杜仲、牡蛎、枸杞子、山茱萸、远志、牛膝、虎胫骨、狗脊强筋骨，补肝肾；天花粉（瓜蒌根）、芍药、石斛益胃生津，滋阴清热；牡丹皮清热凉血，活血化瘀；白蒺藜平肝解郁，活血祛风；紫菀、桔梗宣肺利咽，温肺祛痰；石菖蒲开窍豁痰，醒神益智；人参补脾益肺，生津养血；白茯、白术苓健脾益气，利水消肿；晚蚕沙、黄桂、草薢祛风除湿，和胃化浊，活血通经；干姜温中散寒，回阳通脉；干地黄补血滋阴，益精填髓；柏子仁养心安神；天雄、蛇床子祛风除湿，补肾壮阳；制附子、肉苁蓉、菟丝子、续断补肾阳，益精血，强筋骨；以上诸药以酒浸之，以增行温通阳气之功。诸药相合，共奏补益肝肾、舒筋增液、活血止痛之效。

【宜忌】因方中滋腻之品较多，故凡脾胃虚弱者应当忌服。此外，阴虚火旺应当慎用。

【备注】虎骨今已禁用，可用相似功效药物代替。

白花蛇酒

【来源】明代李时珍著《本草纲目·卷四十三》（1578 年）。

【组成】白花蛇（一条，温水洗净，头尾各去三寸，酒浸，去骨刺，取净肉）一两，全蝎（炒）一钱，当归一钱，防风一钱，羌活一钱，独活一钱，白芷一钱，天麻一钱，赤芍一钱，甘草一钱，升麻五钱。

【用法】上锉，以绢袋盛贮。用糯米二斗蒸熟，如常造酒，以袋置缸中，待成，取酒同袋密封，煮熟，置阴地七日取出。每温饮数杯，常令相续。

【功用】祛风除湿，息风止痉。

【主治】诸风无新久，手足缓弱，口眼㖞斜，语言謇涩。或筋脉挛急，肌肉顽痹，皮肤燥痒，骨节疼痛。或生恶疮、疥、癞。

【方解】方中白花蛇治诸风；全蝎、天麻息风止痉，通络止痛，攻毒散结；当归补血活血；防风祛风解表，胜湿止痛，止痉；羌活、独活胜湿，祛风止痛；白芷燥湿，消肿排脓；赤芍散瘀止痛；升麻升阳透表；甘草调和诸药。以酒浸煮诸药，既增活血化瘀之功，又行药势，引药入血。

【宜忌】血虚生风者忌服。

补血顺气药酒

【来源】明代王三才著《医便·卷一》（1587年）。

【组成】天冬（去心）四两，麦冬（去心）四两，生地黄半斤，熟地黄（肥大沉水，枯朽不用）半斤，人参（去芦）二两，白茯苓（去皮）二两，甘州枸杞子（去梗）二两，砂仁七钱，木香五钱，沉香三钱。

【用法】上用瓦坛盛无灰好酒三十斤，将药切片，以绢袋盛放坛内，浸三日，文武火煮半时，以酒黑色为度。

【功用】清肺滋肾，和五脏，通血脉，补虚损，乌须发，久服貌如童子。

【主治】痨疾。

【方解】方中天冬、麦冬养阴润燥，清肺生津；生地黄清热凉血，养阴生津，熟地黄补血滋阴，益精填髓；人参补脾益肺；茯苓健脾益气，养心；枸杞子滋补肝肾，补益精血；砂仁化湿和胃；木香、沉香行气温中；以酒浸药和煎药，增其通经活络、行气活血之功。全方共奏清肺滋肾、补血顺气之功。

【宜忌】忌黄白萝卜、葱、蒜，否则令人须发易白。

【备注】加减：如热，去木香，减人参五钱；如下虚或寒，将韭子炒黄色，为细末，空心用酒三、五盏，每盏挑韭末一铜钱饮之；妇女下虚无子，久饮亦能生子，用核桃连皮过口。

青囊药酒

【来源】明代龚延贤著《万病回春·卷五》（1587年）。

【组成】苍术（米泔浸，炒）二两，乌药二两，牛膝（去芦）二两，杜仲（姜汁炒）二两，陈皮一两，厚朴（姜汁炒）一两，当归一两，枳壳（去瓤，麸炒）一两，独活一两，槟榔一两，木瓜一两，川芎一两，白芍一两，枯梗（去芦）一两，白芷一两，茯苓（去皮）一两，半夏（姜汁炒）一两，麻黄一两，肉桂一两，防己一两，甘草一两。

【用法】上锉，以麻布袋盛之，用酒三斗，将药悬坛内，密封坛口，锅内煮一时久，然后取出，过三日后，去药，随量饮之，滓晒干为束，酒糊为丸，如梧桐子大。每服七八十丸，空心酒送下。

【功用】补肝肾，除风湿，祛寒痹。

【主治】风湿相搏，腰膝疼痛，或因坐卧湿地，雨露所袭，遍身骨节疼痛，寒湿气。

【方解】方中苍术辛香苦温，为燥湿运脾要药，使湿去则脾运有权，脾健则湿邪得化；半夏、厚朴辛温而散，长于行气除满，气行则湿化，且其味苦性燥而能燥湿，与苍术有相须之妙，共为君药。以乌药、肉桂、麻黄为臣，温肾散寒，行气止痛。防己、槟榔、木瓜祛风止痛，和胃化湿；茯苓利水消肿；独活辛苦微温，善治伏风，长于祛下焦风寒湿邪而除痹痛；牛膝、杜仲补肝肾，祛风湿，强筋骨；当归、白芍、川芎养血活血，血行风自灭。陈皮、枳壳、桔梗、白芷理气和胃，燥湿醒脾，协苍术、厚朴、半夏燥湿行气之力，共为佐药。甘草既可益气补中而实脾，又能调和诸药，为佐使药。以酒煎煮温通经脉，行气活血，以增补药效。

【宜忌】阴虚内热、气虚多汗者忌服。

史国公万病无忧药酒

【来源】明代万表编、万邦孚补辑共著《万氏家抄方·卷一》（1602年）。

【异名】《医便·卷五》记载为史国公百病无忧药酒，《古今医鉴·卷二》记载为史国公浸酒良方，《医方考·卷一》记载为史国公药酒，《何氏济生论·卷一》记载为史国公酒，《集验良方·卷二》记载为万病无忧酒。

【组成】防风（去芦）二两，秦艽（去芦）二两，当归三两，萆薢（酥炙）三两，羌活三两，鳖甲二两，川牛膝（去芦）二两，虎胫骨（酥炙）二两，白术（去芦）二两，油松节（捶碎）二两，杜仲（姜汁拌，炒去丝）三两，晚蚕沙（炒黄色）三两，苍耳子（捶碎）四两，枸杞子

（炒）五两，干茄根（饭上蒸熟）八两。

【用法】上咬咀，盛布袋中，入大坛内，下好酒三十五斤，封口，浸十四日满，将坛入锅，悬煮一时取起，入土内埋三日去火毒，每日清晨、午后各服五七钟。

【功用】补益。

【主治】风疾，半身偏枯，手足拘挛，不堪行步。风湿疼。

【方解】本方干茄根、苍耳子、羌活、秦艽、防风、松节、萆薢、晚蚕沙，可以去风，亦可以去湿，风去则蹇涩、拘挛之症除，湿去则不遂、不仁之患愈；当归、牛膝、杜仲、枸杞子养血润燥，养血则手得血而能摄，足得血而能步，润燥则筋得血而能舒矣；若虎骨者，用之以驱入骨之风，白术者，用之以致冲和之气；风痹之久，血必留居，鳖甲之用，所以治风邪之固血也；诸药用酒浸，增行祛风除湿、温通经脉之效。诸药相合，共奏祛风除湿、通经活络之效。

【备注】虎骨今已禁用，可用相似功效药物代替。

长春酒

【来源】明朝龚廷贤所著《寿世保元·卷四》（1615 年）。

【组成】黄芪（蜜炙），人参，白术（去芦），白茯苓（去皮），当归，川芎，白芍，熟地黄，官桂，橘红，南星，半夏（姜炒），苍术（米泔水浸），厚朴（姜炒），砂仁，草果仁，青皮（去瓤），槟榔，丁香，木香，沉香，五味子，藿香，木瓜，石斛，杜仲，白蔻壳，薏苡仁，枇杷叶，桑白皮（蜜炙），神曲（炒），麦芽（炒），甘草（炙）。

【用法】上药各制了，净称三钱，等分为二十包。每用一包，将生绢袋盛之，浸酒一斗，春七、夏三、秋五、冬十日，每日清晨服一杯。甚为有效。

【功用】大补气血，壮筋骨，和脾胃，宽胸膈，进饮食，祛痰涎，行滞气，消酒食，除寒湿。

【主治】气血两虚证。伤食证。

【方解】本方由八珍汤与二陈汤加减而成。方中黄芪、人参甘温，大补五脏元气，补气生血；熟地黄补血滋阴；白术补气健脾，当归补血和血；茯苓健脾养心；芍药养血敛阴；川芎活血行气，以使补而不滞。肉桂温通阳气；橘红、青皮行气健脾；丁香、木香、沉香行气止痛；藿香芳香化浊，天南星燥湿化痰，祛风止痉；半夏、苍术、厚朴、砂仁、木瓜燥湿健脾，化湿和中；槟榔、草果仁、白蔻壳行气消积；五味子、石斛收敛固涩，益气生津；薏苡仁渗湿健脾；枇杷叶、桑白皮清肺止咳，降逆止呕；神曲、麦芽消食健脾；炙甘草调和诸药。诸药以酒浸，行药势。诸药相合补中寓通，滋而不腻，温而不燥，共奏补益气血、理气和中之效。

【备注】另有以"长春"为名的方剂，其出处、药物组成和功用与本方不同。

1. 长春药酒（《成方切用·卷十一》） 黄芪（蜜炙，煎膏）十二两，大生地黄（铜刀切片）六两，金银花四两，当归四两，甘草（去皮，蜜炙）两半，地骨皮（甘草水洗）二两，广陈皮（去白）一两。用法：用白糯米二斗，做酒酿一埕，将前药后六味用绵包好，入埕内，隔汤煮三炷香，将黄芪膏倾入，再煮三炷香，将埕埋地下三尺余深，七日七夜，取起滤清听用。主治：痈疽；外科虚证；劳伤虚损。

2. 长春丹（《医方类聚·卷一五三》） 金刚骨半斤，补骨脂（酒浸一宿，微炒干）四两。用法：上为细末，醋糊为丸，如桐子大。每服五十丸，空心温酒送下，干物压之。主治：诸虚证。

鲁府遇仙传种子药酒

【来源】明代龚廷贤著《寿世保元·卷七》（1615 年）。

【组成】白茯苓（去皮净）一斤，大红枣（煮去皮核，取肉）半斤，核桃仁（去壳，泡，去粗皮）六两，白蜂蜜（入锅熬滚，入前三味调匀，再用微火熬膏，倾入瓷坛内，又加南烧酒二十斤，糯米白酒十斤，共入蜜坛内）六斤，绵黄芪（蜜炙），人参，白术（去芦），当归，川芎，白芍（炒），生地黄，熟地黄，小茴香，覆盆子，陈皮，沉香，木香，甘枸杞子，官桂，砂仁，甘草，乳香，没药，北五味子。

【用法】上为细末，共入密坛内和匀，竹箬封口，面外固，入锅内，大柴火煮二炷香取出，埋于土中三日，去火毒。每日早、午、晚三时，男女各饮数杯，勿令太醉。

【功用】补益气血，温肾散寒，行气止痛。

【主治】妇人子宫虚冷，带下白淫，面色萎黄，四肢酸痛，倦怠无力，饮食减少，经脉不调，面无颜色，肚腹时痛，久无子息。

【方解】方中茯苓、大枣、白术、白蜜健脾益气；人参、黄芪补气。当归、川芎、白芍、生地黄为四物汤，养血活血。陈皮、砂仁化湿行气；沉香、木香行气止痛，乳香、没药活血定痛；五味子收敛固涩，补肾宁心；覆盆子益肾固精，枸杞子补肝肾，小茴香、肉官桂温肾散寒；加酒以活血通络。全方气血双补，兼活血行气，补而不滞，共奏温肾散寒、行气止痛之效。

【宜忌】孕妇慎用。

【备注】南烧酒是我国历史上南方地区生产的一种高度酒。

寒湿神应药酒

【来源】清代梁文科著《集验良方·卷二》（1710 年）。

【组成】肉桂二钱，枸杞子二钱，大熟地黄二钱，全当归二钱，羌活二钱，益智仁二钱，川牛膝二钱，汉防己二钱，宣木瓜二钱，杜仲（米泔水洗净炒断丝）二钱，龙骨（酥炙）三钱。

【用法】上药装入细夏布袋内，用高汾酒五斤，同入瓷瓶内，封固，隔水煮一炷香取出，放土中退火气三日。每早、晚饮二杯。

【功用】祛风除湿，舒筋活络。

【主治】诸般风寒湿气，半身不遂，血气凝滞，步履艰辛，足膝疼痛。

【方解】方中肉桂补火助阳，温里散寒，通行血脉；熟地黄、枸杞子补血滋阴，当归养血活血，寓"治风先治血，血行风自灭"之意；牛膝、杜仲补肝肾，祛风湿，壮筋骨；羌活胜湿止痛；防己、木瓜渗湿利水；益智仁、龙骨温补肾阳；以高汾酒浸诸药，温通经脉，引行药势。诸药合用，风寒湿邪俱除，肝肾强健，气血充盛，诸症自缓。

临河风气药酒

【来源】清代顾世澄著《疡医大全·卷二十八》（1760 年）。

【组成】当归身一两五钱，白芍药一两，薏苡仁一两，生地黄一两，香附八钱，杜仲八钱，虎骨（酥炙）六钱，秦艽六钱，川芎七钱，川续断五钱，羌活五钱，五加皮五钱。

【用法】上用头生酒三十斤，封固煮三炷香，放土地上退火气一七。每晚温饮一杯。

【功用】祛风除湿，通络止痛。

【主治】痛风。

【方解】方中续断、杜仲、虎骨、秦艽、羌活、五加皮为君药，既能补肝肾，续筋骨，调血脉，又能祛风除湿，补阳止痛。以当归、生地黄、白芍、川芎补血养血为臣药；薏苡仁、香附利水消肿、行气为佐使；诸药以酒浸，增行活血化瘀、通经止痛之功。诸药合用，共奏祛风除湿、通络止痛之功。

【备注】虎骨今已禁用，可用相似功效药物代替。

白癜风酒

【来源】清代顾世澄著《疡医大全·卷二十八》（1760 年）。

【组成】苦参五斤，蜂房五两，刺猬皮一个。

【用法】上咬咀。以水三斗，煮一斗，去滓用汁，细酒曲五斤，炊黍米三斗，作饭拌曲，同药汁，如酿酒法，酒成榨去糟。食前温服一二杯。

【功用】温经脉，祛风除湿。

【主治】紫白癜风。

【方解】方中苦参清热燥湿；蜂房祛风；刺猬皮化瘀。三药煮汁酿酒，以酒通经活络，行气活血以祛风，同时引药至病所，荣养肌肤。

【宜忌】气血虚弱者慎服。

健阳酒

【来源】清代项天瑞著《同寿录·卷一》（1762 年）。

【组成】当归三钱，枸杞子三钱，补骨脂（破故纸）三钱。

【用法】共入好烧酒二斤内，隔汤煮一炷香，取起宿一夜；无灰好酒浸蒸亦可。次日尽量饮。

【功用】壮阳助神，暖精髓，健筋骨。

【主治】元阳不足之证。

【方解】方中当归补养营血，"血为气之宅"，可使所补之气有所依附，为君药。枸杞子补肝肾，益精血，为臣药；佐以补骨脂补肾壮阳，补脾健胃，使先后天补养充足；加烧酒为佐使，助温阳益肾之功。全方三味皆为温补之剂，共奏滋补肝肾、填精益髓之功。

【宜忌】脾虚便溏慎服。

【备注】烧酒指透明无色的蒸馏酒。

槿皮酒

【来源】清代许克昌、毕法共著《外科证治全书·卷四》（1831 年）。

【组成】白槿皮一两，天南星一两，槟榔一两，生木鳖五钱，樟脑五钱，斑蝥三十个，蟾酥三钱。

【用法】各为粗末，共浸入滴花烧酒一斤听用。遇癣先用穿山甲刮破，以酒搽之，一日一次，至愈乃止。

【功用】燥湿解毒，杀虫疗疮。

【主治】癣疮重者。

【方解】方中白槿皮清热利湿，杀虫止痒；天南星燥湿，散结消肿；槟榔杀虫消积；木鳖散结消肿，攻毒疗疮；樟脑除湿杀虫，温散止痛，开窍辟秽；斑蝥破血逐瘀，散结消癥，攻毒蚀疮；蟾酥解毒，止痛；以药和酒，透药，行药势。诸药合用，共奏燥湿解毒、杀虫疗疮之效。

【宜忌】方中药物具有毒性，忌内服。孕妇慎用。

【备注】穿山甲为国家一级保护野生动物，可用相似功效药物代替。滴花烧酒一说为高度白酒。

第四节　以酒服药和以酒敷药

以酒服药，指以酒送服方药，一般用酒送服的多为丸剂和散剂。酒性升散，具有走窜之力，以酒送服可以酒为药引，宣行药势，药效借其向上向外之力而达巅顶与肌肤四肢。以酒服药能借助酒温热彪悍的特性，临床多用于治疗寒邪凝滞、阳气不足相关病证，可起到散寒温阳、疏通经络的效果。以酒敷药，是指中药粉碎后加适量酒调和，直接贴敷于病变部位或体表腧穴上，属于外治疗法。以酒敷药，促进药物有效成分溶解，有效成分可通过皮毛腠理、由表及里，直达皮下组织，可在局部产生疗效，也可借助体表经络与体内脏腑的相通，使药效抵达内部脏腑失调之所，发挥全身调理作用。以酒敷药主要见于皮肤科疾病和骨伤科跌打损伤类疾病的外用方剂中。

天雄散

【来源】东汉张仲景著《金匮要略·卷上》（205 年左右）。

【组成】天雄三两（炮），白术八两，桂枝六两，龙骨三两。

【用法】上为散。每服半钱匕，酒送下，一日三次。不知，稍增之。

【功用】补阳摄阴。

【主治】肾阳虚衰，畏寒腰冷，阳痿遗精，小便颜数或不利。

【方解】本方以天雄为君，天雄乃大热纯阳之品，善能助阳事、暖命门，殆为阳虚而阴萎者设；臣以桂枝，配天雄以益火之源，鼓舞肾阳之气；佐龙骨以涩精，是为遗精、早泄而设；加白术健脾益气，补后天之本，与天雄相伍，以收脾肾并补之功。以辛散通阳之酒送服，增行气通阳之力。综合诸药，助肾阳，益脾气，固精止遗。

【宜忌】忌猪肉、冷水、桃、李、雀肉、生葱。

土瓜根散

【来源】东汉张仲景著《金匮要略·卷下》（205 年左右）。

【组成】土瓜根三两，芍药三两，桂枝三两，䗪虫三两。

【用法】上为散。酒服方寸匕，每日三次。

【功用】通瘀破经。

【主治】带下，经水不利，少腹满痛，经一月再见者。亦主阴癫肿。

【方解】本方土瓜根性寒，能活血、祛瘀、通经，与土鳖虫（䗪虫）合用祛瘀消肿；复以桂枝、芍药调荣卫，并治腹满痛；以酒送服，取酒之辛散温通之性以助药势，增行活血化瘀之功。诸药合用，共奏通血脉、破瘀结之功。

【宜忌】孕妇禁用。

肾气丸

【来源】东汉张仲景著《金匮要略·卷下》（205 年左右）。

【异名】《太平圣惠方·卷九十八》记载为八味肾气丸、地黄丸，《养老奉亲书》记载为八仙丸，《圣济总录·卷五十一》记载为补肾八味丸，《小儿痘疹方论》记载为八味地黄丸，《证治要诀类方·卷四》记载为附子八味丸，《赤水玄珠·卷七》记载为金匮肾气丸，《简明医彀·卷四》记载为桂附八味丸，《简明医彀·卷八》记载为桂附地黄丸，《医方论》记载为附桂八味丸，《胎产心法·卷一》记载为桂附八味地黄丸。

【组成】干地黄八两，薯蓣四两，山茱萸四两，泽泻三两，茯苓三两，牡丹皮三两，桂枝一两，附子（炮）一两。

【用法】上为末，炼蜜为丸，如梧桐子大。每服十五丸，加至二十五丸，酒送下，每日二次。

【功用】补肾助阳。

【主治】肾阳不足之腰痛脚软，下半身常有冷感，少腹拘急，小便不利或小便反多，舌质淡胖，脉虚弱尺部沉细，以及痰饮咳喘、水肿脚气、消渴、转胞、久泄、阴疽等。

【方解】方用干地黄为君，滋补肾阴，益精填髓。臣以山茱萸，补肝肾，涩精气；山药（薯蓣）健脾气，固肾精。二药与地黄相配，补肾填精，谓"三补"。臣以附子、桂枝，温肾助阳，生发少火，鼓舞肾气。佐以茯苓健脾益肾，泽泻、牡丹皮降相火而制虚阳浮动，且茯苓、泽泻均有渗湿泄浊、通调水道之功。三者配伍，谓"三泻"，即补中有泻，泻清中之浊以纯清中之清，而益骨精，且补而不滞。诸药以酒送服，取其温通之性，以补肾助阳。诸药相合，非峻补元阳，乃阴中求阳，微微生火，鼓舞肾气，即"少火生气"之意。

【宜忌】忌猪肉、冷水、生葱、醋物、芜荑。有咽干口燥、舌红少苔等肾阴不足、肾火上炎表现者，不宜使用本方。

【备注】原方用干地黄，今多用熟地黄。

当归芍药散

【来源】东汉张仲景著《金匮要略·卷下》（205 年左右）。

【异名】《济生·卷九》记载为当归芍药汤，《普济方·卷三三九》记载为当归茯苓散。

【组成】当归三两，芍药一斤，茯苓四两，白术四两，泽泻半斤，芎劳半斤（一作三两）。

【用法】上为散。每服方寸匕，酒和服，一日三次。

【功用】养血调肝，健脾利湿。

【主治】妇女妊娠或经期，肝脾两虚，腹中拘急，绵绵作痛，头晕心悸，或下肢水肿，小便不利，舌质淡、苔白腻者。

【方解】方中当归甘辛苦温，养血和血，且其味辛散，乃血中气药；芍药酸苦微寒，敛阴柔肝，养血止痛；白术、茯苓健脾益气，使营血生化有源，和泽泻渗利中、下焦水湿；川芎（芎劳）既助芍药调肝之气，又助当归以行血；诸药以酒和服，取其辛散温通之性，助药力直达病所。诸药合用，共奏养血调肝、健脾利湿之功。

【宜忌】腹泻、经量过多的女性不宜使用，孕妇需谨遵医嘱。

【备注】《元和纪用经》将本方改为丸剂，名"六气经纬丸"。

当归散

【来源】东汉张仲景著《金匮要略·卷下》（205 年左右）。

【异名】《永类钤方·卷十八》记载为芍药汤。

【组成】当归一斤，黄芩一斤，芍药一斤，芎劳一斤，白术半斤。

【用法】上为散，每服方寸匕，酒饮调下，一日二次。

【功用】养血，清热，安胎。

【主治】孕妇血少有热、胎动不安，素有堕胎之患。月经不调，腰腹疼痛。

【方解】本方川芎（芎劳）、当归、芍药能养血而益冲任；又怀妊宜清热凉血，血不妄行则胎安；黄芩养阴退阳，能除胃热，白术补脾燥湿，亦除胃热；脾胃健则能运化精微，取汁为血以养胎；诸药以酒调下，助药效行散。诸药合用，共奏养血、清热、安胎之功。

【宜忌】素体阳虚者慎用。

【备注】《万病回春·卷六》将本方改为丸剂，名"安胎丸"。

酒调洗肝散

【来源】宋以后人托名唐代孙思邈著《银海精微·卷上》（682 年）

【组成】黑参，大黄，桔梗，知母，朴消，栀子，黄芩。

【用法】上为末。每服二三钱，温酒调下，一日二次。热甚者，加生地黄、归尾。

【功用】清热凉血，解毒散结。

【主治】眼热气上攻无时，黑睛痛者。蟹睛疼痛外障。

【方解】方中黑参、芒硝清热凉血，滋阴降火，解毒散结；栀子、黄芩泻火除烦，清热燥湿；大黄清热泻火，凉血解毒；知母清热泻火，滋阴润燥；加以桔梗引药上行。诸药相合，共奏清热凉血、解毒散结之功。

【宜忌】脾胃虚寒、大便溏泄者忌服。

【备注】《眼科全书》所载无黄芩。

麻根汁酒

【来源】宋代太医院著《圣济总录·卷一四五》（1117 年）。

【组成】大麻根及叶（生者，去土）三斤。

【用法】上锉细，捣绞取汁。每服半盏，和温酒半盏服，不拘时候。无生麻根即用干者，酒煎服。

【功用】止血散瘀，消肿止痛。

【主治】跌打损伤疼痛。

【方解】本方单用大麻根和叶祛瘀止血，和酒共服，增强辛散温通、活血化瘀之性，全方共奏止血散瘀、消肿止痛之功。

【宜忌】大麻根性寒，不宜用于寒证，如《神农本草经疏》记载："胃弱泄泻勿服；诸病不由血热者，亦不宜用。"

和胃橘红丸

【来源】南宋张锐著《鸡峰普济方·卷二十》（1133 年）。

【组成】陈皮半斤，沉香半两，白豆蔻半两，缩砂仁半两，甘草一两，神曲一两，肉豆蔻二个，大槟榔二个，干姜半分（或擦生姜一两）（一方无槟榔）。

【用法】上为细末，橘泥和丸，如弹子大。每服一丸，温酒嚼下，不拘时候。

【功用】温中化湿，理气和胃。

【主治】脾胃不和，伤冷积滞，胸膈噎痞，心肠疗痛，酒饮停滞，呕逆吞酸，寒痰宿冷，痃癖气痛。

【方解】方中重用陈皮为君药，辛苦而温，理气调中，化湿和胃。沉香温中降逆，行气止痛；砂仁行气温中，化湿醒脾；神曲消食健胃，共为臣药。白豆蔻温中行气，化湿止呕；肉豆蔻温中燥湿；干姜温中散寒止痛；槟榔行气利湿，均为佐药。以酒送服，增温通之效，并助药力；甘草益气补中，调和诸药，以为使者。诸药合用，可使寒湿得以温化，气机通畅，胃气调和，则吞酸呕逆等症自除。

酒调散

【方源】南宋刘昉著《幼幼新书·卷十八》（1150年）。

【组成】牛蒡子（炒）五钱，紫草半钱，麻黄（去节）半钱，臭椿子（去皮，为末）一钱，当门子五粒（末一字）。

【用法】每服一字、半钱，以温酒调下。

【功用】疏风活血，透疹解表。

【主治】小儿疮疹不出。

【方解】本方以辛凉之牛蒡子为君，入肺、胃经，以疏风散热，宣肺透疹。紫草清热凉血，透疹消斑；麻黄疏解肌表，发汗散寒以解表邪；臭椿子清热燥湿；三药相伍，解表除湿，助牛蒡子透疹，共为臣药。佐以当门子辛香走窜，活血通经；以温酒共服，温酒性热升散，行诸经，助牛蒡子以透疹，是属佐使之用。以上六味相配，共奏疏风活血、透疹解表之功。

【宜忌】孕妇及阴虚、失血及湿热者忌服。

【备注】另有眼科使用的"酒调散"，其出处、药物组成和功用与本方不同。

1. 酒调散（《银海精微·卷上》）　当归一两，甘草一两，大黄一两，赤芍一两，菊花一两，桔梗一两，苍术一两，桑缥蛸一两，麻黄一两，羌活一两，茺蔚子一两，连翘一两。用法：上为末，每服三钱，酒调下。主治：飞尘入眼者。

2. 酒调散（《银海精微·卷下》）　槐花、栀子、牛蒡子、防风、蛤粉。用法：上为末，水煎，食后入酒少许调服。主治：眼睛白仁肿痛。

3. 酒调散（《眼科全书·卷五》）　当归、川芎、赤芍、黄芩、栀子、木通、防风、龙胆、大黄。用法：上为细末，老酒调下。主治：白陷鱼鳞外障。

天台乌药散

【来源】元代李东垣著《医学发明·卷五》（1315 年）。

【组成】天台乌药半两，木香半两，茴香（炒）半两，青皮（去白）半两，良姜（炒）半两，槟榔（锉）二个，川楝子十个，巴豆七十粒。

【用法】先以巴豆微打破，同楝子用麸炒，候黑色，豆、麸不用，余为细末。每服一钱，温酒送下，疼甚者，炒生姜、热酒送下亦得。

【功用】行气疏肝，散寒止痛。

【主治】肝经寒凝气滞，小肠疝气牵引脐腹疼痛，睾丸偏坠肿胀。妇女瘕聚、痛经等。

【方解】方中乌药行气疏肝，散寒止痛，为君药；配入木香、小茴香、青皮、高良姜一派辛温芳香之品，行气散结，祛寒除湿，以加强行气疏肝、散寒止痛之力，共为臣药；更以槟榔直达下焦，行气化滞破坚；以苦寒之川楝子与辛热之巴豆同炒，去巴豆而用川楝子，既可减去川楝子之寒，又能增强其行气散结之功，共为佐使药。诸药以酒送服，增行辛通温散之性。诸药合用，使寒凝得散，气滞得疏，肝络和调，则疝痛自愈。

【宜忌】湿热为患及阴虚火旺者禁用，不适宜用于气疝虚证。

酒煮木瓜粥（外用）

【来源】明代李时珍著《本草纲目·卷三十》（1578 年）。

【组成】大木瓜。

【用法】酒、水相和，煮令烂，研作膏，热裹痛处，冷即易，一宿三五次。

【功用】舒筋活络，缓急止痛。

【主治】筋急。

【方解】本方单用木瓜舒筋活络以缓急，加酒煮之热敷患处，以增行温通血脉、缓筋急之药效。

外敷麻药（外用）

【来源】清代祁坤著《外科大成·卷一》（1665年）。

【组成】川乌尖五钱，草乌尖五钱，蟾酥四钱，胡椒一两，生南星五钱，生半夏五钱（一方加荜茇五钱，一方加细辛一两）

【用法】上为末，烧酒调敷。

【功用】敷于毒上，麻木，任割不痛。

【主治】外科手术前局部麻醉。

【方解】方中川乌、草乌辛散温通，可消肿止痛；蟾酥解毒，止痛；胡椒、荜茇、细辛散寒止痛；生南星、生半夏外用可攻毒，散结，消肿；诸药以酒调敷，透药以增行药性；诸药多有镇痛作用，合用外敷可麻皮肉，止疼痛。

【宜忌】本方为外用药，方中药物多具毒性，忌内服。

接骨至宝七厘散

【来源】清代孙伟著《良朋汇集经验神方·卷五》（1711年）。

【组成】木香一钱，沉香一钱，乳香一钱，没药一钱，韭子（炒）一钱，血竭一钱，王瓜子（炒）四十九个，甜瓜子（炒）四十九个，雀爪一个，人参五分。

【用法】上为细末，罐收秘。凡遇跌打损伤一切病症，每服七厘，黄酒调服。能饮者多吃几杯酒更妙，在暖处有汗愈。

【功用】接骨。

【主治】跌打损伤。

【方解】方中木香、沉香行气止痛；乳香、没药疏通经络，活血化瘀；韭子补肾阳；血竭活血定痛；王瓜子、甜瓜子凉血止血；雀爪祛瘀生新；人参补脾益气；以黄酒调服，增行辛通温散、活血化瘀之性。诸药合用，共奏通经络、活血止痛之效。

【宜忌】孕妇禁用。

小金丹

【来源】清代王洪绪著《外科诊治全生集·卷四》（1740年）。

【组成】白胶香一两五钱，草乌一两五钱，五灵脂一两五钱，地龙一两五钱，木鳖（制末）一两五钱，没药七钱五分，归身七钱五分，乳香（净末）七钱五分，麝香三钱，墨炭一钱二分（陈年锭子墨，略烧存性，研用）。

【用法】以糯米粉一两二钱为厚糊，和入诸末，捣千锤为丸，如芡实大，此一料约为二百五十丸，晒干忌烘，固藏。临用取一丸，布包放平石上，隔布敲细，入杯内，取好酒几匙浸药，用小杯合盖，约浸一二时，以银物加研，热陈酒送下，醉，盖取汗。幼孩不能服煎剂及丸子者，服之甚妙。如流注等症，将溃及已溃者，当以十丸作五日早晚服，以杜流走不定。

【功用】消痰化坚。活血止痛，消结散毒。

【主治】流注初起，及一应痰核、瘰疬、乳岩、横痃初起。阴疽初起，皮色不变，肿硬作痛，多发性脓肿。

【方解】方中用草乌逐寒湿，通经络，开顽痰；当归、麝香、地龙温经养血，开通经络；五灵脂、乳香、没药活血祛瘀，消肿定痛；白胶香调气血，消痈疽；木鳖子祛皮里膜外凝结之痰毒，消结肿，除恶疮；墨炭消肿化瘀；糯米养胃气，酒服助药势，使诸药速达病所。全方共奏化痰祛湿、祛瘀通络之功。

【宜忌】内有五灵脂，与人参相反，不可与有参之药同日而服。忌饮烧酒及食生冷，孕妇禁用。

金英酒

【来源】清代李文炳著《仙拈集·卷三》（1754年）。

【组成】金银花（连茎叶）四两，蒲公英四两。

【用法】捣烂取汁。黄酒热服，盖暖出汗，仍将滓敷患处。

【功用】清热解毒，消痈散结。

【主治】吹乳成块。

【方解】方中金银花疏散风热解毒；蒲公英清热解毒，凉血消肿，散结除痈，为治乳痈之要药；加黄酒热服，通行血脉以助药效。诸药合用，内服外敷，共奏清热解毒、消痈散结之效。

【宜忌】素体阳虚及脾胃虚弱者慎口服。

七厘散

【来源】清代项天瑞著《同寿录·卷尾》（1762 年）。

【组成】上朱砂（水飞净）一钱二分，真麝香一分二厘，梅花冰片一分二厘，净乳香一钱五分，红花一钱五分，明没药一钱五分，瓜儿血竭一两，粉口儿茶二钱四分。

【用法】上为极细末，瓷瓶收贮，黄蜡封口，贮久更妙。治外伤，先以药七厘，烧酒冲服，复用药以烧酒调敷伤处。如金刃伤重，急用此药干掺。

【功用】散瘀消肿，定痛止血。

【主治】跌打损伤，筋断骨折，瘀血肿痛。刀伤出血，无名肿毒，烧伤烫伤。

【方解】本方中重用血竭，专入血分，活血散瘀止痛，且能收敛止血，为君药。以红花活血祛瘀；乳香、没药祛瘀行气，消肿止痛；并配伍辛香走窜之麝香、冰片，加强活血通络、散瘀止痛之力，共为臣药。儿茶性味凉涩，助收敛止血，并治疮肿；跌仆受惊，每致心悸不宁，以朱砂定惊安神，且朱砂还可清热解毒，以为佐药。以烧酒冲服和调敷，通经活络，透其药性，增强诸药力。诸药合用，共奏散瘀消肿、定痛止血之功。

【宜忌】本方药性走窜，耗气堕胎，不可多服。孕妇禁服。

第三篇
创新发展

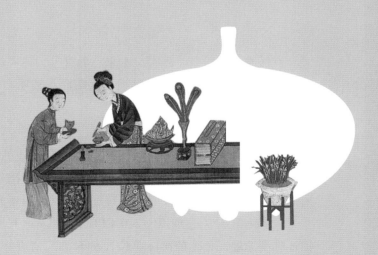

第七章　酒的现代研究

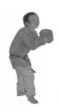

第一节　酒的种类

根据我国国家市场监督管理总局（国家标准化管理委员会）于 2021 年 5 月批准发布（2022 年 6 月实施）的《饮料酒术语和分类》（GB/T 17204—2021）、《白酒工业术语》（GB/T 15109—2021），饮料酒是指酒精度在 0.5％vol 以上的酒精饮料，包括发酵酒、蒸馏酒、配制酒、露酒四大类。

一、发酵酒

发酵酒是以粮谷、薯类、水果、乳类等为主要原料，经发酵或部分发酵酿制而成的饮料酒，包括啤酒、葡萄酒、黄酒、果酒（发酵型）、奶酒（发酵型）及其他发酵酒。

（一）啤酒

啤酒是以麦芽、水为主要原料，加啤酒花（包括啤酒花制品），经酵母发酵酿制而成的、含有二氧化碳并可形成泡沫的发酵酒。根据浊度、杀菌工艺、酵母类型、色度、产品特性的不同，有不同的分类。

1. 按浊度分类　浊度≤2.0 EBC（european brewery convention，EBC，描述啤酒浊度、色度的国际单位）的啤酒为清亮啤酒；浊度>2.0 EBC 的啤酒为浑浊啤酒。

2. 按杀菌工艺分类　经过巴氏灭菌或瞬时高温灭菌的啤酒为熟啤酒；不经过巴氏灭菌或瞬时高温灭菌，达到一定生物稳定性的啤酒为生啤酒，包括鲜啤酒。

3. 按酵母类型分类　使用上面啤酒酵母发酵的啤酒为上面发酵啤酒，统称艾尔啤酒；使用下面啤酒酵母发酵的啤酒为下面发酵啤酒，统称拉格啤酒；在酿造过程中，使用一种以上微生物混合发酵生产的啤酒为混合发酵啤酒。

4. 按色度分类　色度在 2～14 EBC 的啤酒为淡色啤酒；色度在 15～60 EBC 的啤酒为浓色啤酒；色度 ≥61 EBC 的啤酒为黑啤酒。

5. 按产品特性分类　改变原辅材料、工艺（或使用多种微生物），使之具有特殊风格的啤酒被称为特种啤酒。包括：①干啤酒，指口味干爽的啤酒，其真正发酵度 ≥72％；②冰啤酒，指经冰晶化工艺处理的啤酒，其国内啤酒行业使用欧洲啤酒协会浊度单位浊度 ≤0.8 EBC；③白啤酒，指使用小麦芽和/或小麦作为原料之一，经上面啤酒酵母发酵的，具有丁香、酯香等风味的浑浊啤酒；④司陶特（世涛）啤酒，指使用烘烤麦芽或烘烤大麦作为原料之一，经上面啤酒酵母发酵的，酒精度较高的深色啤酒，其酒精度 ≥4.0％vol，苦味值 ≥20 BU（bitterness unit，BU，苦味单位），色度在 40～150 EBC 之间；⑤皮尔森（比尔森）啤酒，指使用下面啤酒酵母发酵，具有特殊风味的啤酒，其酒精度 ≥4.0％vol，苦味值 ≥20 BU，色度在 4～20 EBC 之间；⑥酸啤酒，指通常经乳酸菌发酵或自然发酵等酸化工艺处理的，酸感明显的啤酒，其 pH ≤3.8；⑦黑啤酒；⑧低醇啤酒，指酒精度为 0.5％vol～2.5％vol 的啤酒；⑨无醇啤酒，指酒精度 ≤0.5％vol 的啤酒；⑩小麦啤酒，指添加一定量的小麦芽和/或小麦酿制的啤酒，其小麦芽和小麦占麦芽量 ≥30％；⑪果蔬汁型啤酒，指添加一定量的果蔬汁，具有其特征性理化指标和风味，并保持啤酒基本口味的啤酒；⑫果蔬味型啤酒，指在保持啤酒基本口味的基础上，添加少量食用香精，具有相应的果蔬风味的啤酒；⑬工坊啤酒，指由小型啤酒生产线生产，且在酿造过程中不添加与调整啤酒风味无关的物质，风味特点突出的啤酒；⑭其他特种啤酒。

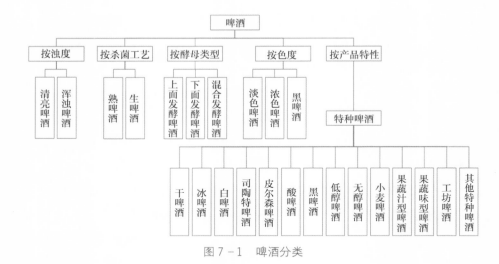

图 7 - 1　啤酒分类

(二) 葡萄酒

以葡萄或葡萄汁为原料，经全部或部分酒精发酵酿制而成的，含有一定酒精度的发酵酒。根据色度、二氧化碳含量、含糖量、酒精度、产品特性的不同，有不同的分类。

1. 按色泽分类　外观色泽近似无色或呈现微黄带绿、浅黄、禾秆黄、金黄色等颜色的葡萄酒为白葡萄酒；外观色泽近似桃红或呈现淡玫瑰红、浅红色等颜色的葡萄酒为桃红葡萄酒；外观色泽近似紫红或呈现深红、宝石红、红微带棕色、棕红色等颜色的葡萄酒为红葡萄酒。

2. 按二氧化碳含量分类　在 20 ℃时，二氧化碳压力<0.05 兆帕的葡萄酒为平静葡萄酒；≥0.05 兆帕的葡萄酒为含气葡萄酒。其中，在 20 ℃时，二氧化碳（全部由发酵产生）压力≥0.35 兆帕（对于容量小于 250 毫升的瓶子二氧化碳压力≥0.3 兆帕）的含气葡萄酒为起泡葡萄酒；压力在 0.05～0.34 兆帕（对于容量<250 毫升的瓶子二氧化碳在 0.05～0.29 兆帕）的含气葡萄酒为低泡葡萄酒；酒中所含二氧化碳是部分或全部由人工添加的，具有同起泡葡萄酒类似物理特性的含气葡萄酒为葡萄气酒。

3. 按含糖量分类　总糖≤4.0 克/升的葡萄酒，或者总酸与总糖的差值≤2.0 克/升时，总糖最高为 9.0 克/升的葡萄酒为干葡萄酒；总糖大于干葡萄酒，最高为 12.0 克/升的葡萄酒，或者当总糖与总酸的差值≤10.0 克/升时，总糖最高为 18.0 克/升的葡萄酒为半干葡萄酒；总糖大于半干葡萄酒，最高为 45.0 克/升的葡萄酒为半甜葡萄酒；总糖>45.0 克/升的葡萄酒为甜葡萄酒。总糖≤3.0 克/升的起泡葡萄酒为自然起泡葡萄酒；总糖为 3.1～6.0 克/升的起泡葡萄酒为超天然起泡葡萄酒；总糖为 6.1～12.0 克/升的起泡葡萄酒为天然起泡葡萄酒；总糖为 12.1～17.0 克/升的起泡葡萄酒为绝干起泡葡萄酒；总糖为 17.1～32.0 克/升的起泡葡萄酒为干起泡葡萄酒；总糖为 32.1～50.0 克/升的起泡葡萄酒为半干起泡葡萄酒；总糖>50.0 克/升的起泡葡萄酒为甜起泡葡萄酒。

4. 按酒精度分类　分为葡萄酒和低度葡萄酒。经中止发酵，获得酒精度<7.0％vol 的葡萄酒为低度葡萄酒。

5. 按产品特性分类　在种植、采摘或酿造工艺中使用特定方法酿制而成的葡萄酒为特种葡萄酒。包括：①含气葡萄酒；②冰葡萄酒，指当气温低于−7 ℃时，使葡萄在树枝上保持一定时间后采收，在结冰状态下压榨，发酵酿制而成的葡萄酒，在其生产过程中不允许外加糖源；③低度葡萄酒，指经中止发酵，获得酒精度<7.0％vol 的葡萄酒；④贵腐葡萄酒，指在葡萄的成熟后期，葡萄果实感染了灰绿葡萄孢霉菌（Botrytis cinerea），使果实的成分发生了明显的变化，用这种葡萄酿制而成的葡萄酒，在其生产过程中不允许外加糖源；⑤产膜葡萄酒，指葡萄汁经过全部酒精发酵，在酒的表面产生一层典型的酵母膜后，加入葡萄白兰地、葡萄蒸馏酒或食用酒精，所含酒精度为 15.0％vol～22.0％vol 的葡萄酒；⑥利口葡萄酒，指在葡萄酒中，加入葡萄蒸馏酒、白兰地或食用酒精以及葡萄汁、浓缩葡萄汁、焦糖化葡萄汁、白砂糖而制成的，所含酒精度为 15.0％vol～22.0％vol 的葡萄酒；⑦加香葡萄酒，指以葡萄酒为酒基，经浸泡芳香植物或加入芳香植物的提取物而制成的，具有浸泡植物或植物提取物特征的葡萄酒（芳香植物指根据相关规定可在食品加工中使用的具有芳香特征的植物）；⑧脱醇葡萄酒，指采用葡萄或葡萄汁经全部或部分酒精发酵，生成酒精度≥7.0％vol 的原酒，然后采用特种工艺降低酒精度的葡萄酒，其中，酒精度为 0.5％vol～7.0％vol 的为低醇葡萄酒，酒精度<0.5％ vol 的为无醇葡萄酒；⑨原生葡萄酒，指采用中国原生葡萄种，包括野生或人工种植的山葡萄、毛葡萄、刺葡萄、秋葡萄等中国起源的种及其杂交品种的葡萄或葡萄汁经过全部或部分酒精发酵酿制而成的葡

萄酒；⑩其他特种葡萄酒。

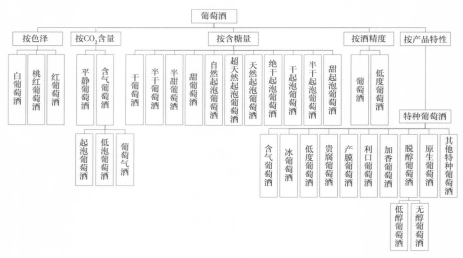

图 7 - 2　葡萄酒分类

（三）黄酒

黄酒，以稻米、黍米、小米、玉米、小麦、水等为主要原料，经加曲和/或部分酶制剂、酵母等糖化发酵剂酿制而成的发酵酒。根据产品风格、含糖量、原料的不同，有不同的分类。

1. 按产品风格分类　以稻米、黍米、玉米、小米、小麦、水等为主要原料，经蒸煮、加酒曲、糖化、发酵、压榨、过滤、煎酒（除菌）、贮存、勾调而成的黄酒为传统型黄酒。以稻米、黍米、玉米、小米、小麦、水等为主要原料，经蒸煮、加酒曲和/或部分酶制剂、酵母为糖化发酵剂，经糖化、发酵、压榨、过滤、煎酒（除菌）、贮存、勾调而成的、口味清爽的黄酒为清爽型黄酒。由于原辅料和/或工艺有所改变，具有特殊风味且不改变黄酒风格的酒为特型黄酒。以稻米和/或其他淀粉质原料、水为主要原料，以红曲为主要糖化发酵剂酿制而成的发酵酒为红曲酒。其中，仅以红曲为糖化发酵剂，经蒸煮、糖化发酵、固液分离（压榨、过滤）、杀菌（煮酒）、贮存、勾调，不添加非自身发酵物质的红曲酒为单一红曲酒，又称本色红曲酒；由于原辅料和/或工艺有所改变，具有特殊风味且不改变红曲酒风格的，或以含有功能性红曲米（粉）的红曲为主要糖化剂的红曲酒为特型红曲酒。

2. 按含糖量分类　总糖含量≤15.0 克/升的黄酒为干黄酒；在 15.1～40.0 克/升的为半干黄酒；在 40.1～100.0 克/升的为半甜黄酒；>100.0 克/升的为甜黄酒。

3. 按原料分类　以稻米为主要原料酿制而成的黄酒为稻米黄酒；以除稻米外其他粮谷类为主要原料酿制而成的黄酒为非稻米黄酒。

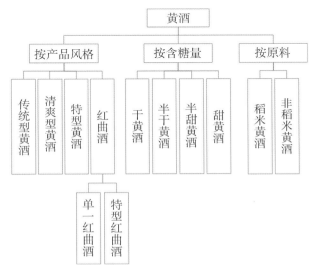

图 7-3　黄酒分类

（四）果酒（发酵型）

果酒（发酵型），以水果或果汁（浆）为主要原料，经全部或部分酒精发酵酿制而成的，含有一定酒精度的发酵酒。

（五）奶酒（发酵型）

奶酒（发酵型），以牛奶、乳清或乳清粉等为主要原料，经发酵、过滤、杀菌等工艺酿制而成的发酵酒。奶酒指牛奶酒，如以马奶或羊奶为主要原料发酵酿制而成的，可称为马奶酒或羊奶酒。

二、蒸馏酒

蒸馏酒，以粮谷、薯类、水果、乳类等为主要原料，经发酵、蒸馏、经或不经勾调而成的饮料酒，包括白酒、白兰地、威士忌、伏特加/俄得克、朗姆酒、金酒、龙舌兰酒、奶酒（蒸馏型）、水果蒸馏酒、其他蒸馏酒等十类。

（一）白酒

白酒，以粮谷为主要原料，以大曲、小曲、麸曲、酶制剂及酵母等为糖化发酵剂，经蒸煮、糖化、发酵、蒸馏、陈酿、勾调而成的蒸馏酒。根据糖化发酵剂、生产工艺、香型的不同，有不同的分类。

1. 按糖化发酵剂分类　以大曲、小曲、麸曲为糖化发酵剂酿制而成的白酒分别为大曲酒、小曲酒、麸曲酒；以大曲、小曲、麸曲等其中两种或两种以上糖化发酵剂酿制而成的白酒，或以糖化酶为糖化剂，加酿酒酵母等发酵酿制而成的白酒为混合曲酒。

2. 按生产工艺分类　以粮谷为原料，以大曲、小曲、麸曲等为糖化发酵剂，采用固态发酵法或半固态发酵法工艺所得的基酒，经陈酿、勾调而成的，不直接或间接添加食用酒精及非自身发酵产生的呈色呈香呈味物质，具有本品固有风格特征的白酒为固态法白酒。以粮谷为原料，采用液态发酵法工艺所得的基酒，可添加谷物食用酿造酒精，不直接或间接添加非自身发酵产生的呈色呈香呈味物质，精制加工而成的白酒为液态法白酒。以液态法白酒或以谷物食用酿造酒精为基酒，利用固态发酵酒醅或特制香醅串蒸或浸蒸，或直接与固态法白酒按一定比例调配而成，不直接或间接添加非自身发酵产生的呈色呈香呈味物质，具有本品固有风格的白酒为固液法白酒。

3. 按香型分类　分为十二种。①浓香型白酒，指以粮谷为原料，采用浓香大曲为糖化发酵剂，经泥窖固态发酵、固态蒸馏、陈酿、勾调而成的，不直接或间接添加食用酒精及非自身发酵产生的呈色呈香呈味物质的白酒。②清香型白酒，指以粮谷为原料，采用大曲、小曲、麸曲及酒母等为糖化发酵剂，经缸、池等容器固态发酵，固态蒸馏、陈酿、勾调而成，不直接或间接添加食用酒精及非自身发酵产生的呈色呈香呈味物质的白酒。③米香型白酒，指以大米等为原料，采用小曲为糖化发酵剂，经半固态法发酵、蒸馏、陈酿、勾调而成的，不直接或间接添加食用酒精及非自身发酵产生的呈色呈香呈味物质的白酒。④凤香型白酒，指以粮谷为原料，采用大曲为糖化发酵剂，经固态发酵、固态蒸馏、酒海陈酿、勾调而成的，不直接或间接添加食用酒精及非自身发酵产生的呈色呈香呈味物质的白酒。⑤豉香型白酒，指以大米或预碎的大米为原料，经蒸煮，用大酒饼作为主要糖化发酵剂，采用边糖化边发酵的工艺，经蒸馏、陈肉酝浸、勾调而成的，不直接或间接添加食用酒精及非自身发酵产生的呈色呈香呈味物质，具有豉香特点的白酒。⑥芝麻香型白酒，指以粮谷为主要原料，或配以麸皮，以大曲、麸曲等为糖化发酵剂，经堆积、固态发酵、固态蒸馏、陈酿、勾调而成的，不直接或间接添加食用酒精及非自身发酵产生的呈色呈香呈味物质，具有芝麻香型风格的白酒。⑦特香型白酒，指以大米为主要原料，以面粉、麦麸和酒糟培制的大曲为糖化发酵剂，经红褚条石窖池固态发酵、固态蒸馏、陈酿、勾调而成的，不直接或间接添加食用酒精及非自身发酵产生的呈色呈香呈味物质的白酒。⑧兼香型白酒，指以粮谷为原料，采用一种或多种曲为糖化发酵剂，经固态或分型固态发酵、固态蒸馏、陈酿、勾调而成的，不直接或间接添加食用酒精及非自身发酵产生的呈色呈香呈味物质，具有兼香风格的白酒。其中，具有浓香兼酱香风格的为浓酱兼香型白酒。⑨老白干香型白酒，指以粮谷为原料，采用中温大曲为糖化发酵剂，以地缸等为发酵容器，经固态发酵、固态蒸馏、陈酿、勾调而成的，不直接或间接添加食用酒精及非自身发酵产生的呈色呈香呈味物质的白酒。⑩酱香型白酒，指以粮谷为原料，采用高温大曲为糖化发酵剂，经固态发酵、固态蒸馏、陈酿、勾调而成的，不直接或间接添加食用酒精及非自身发酵产生的呈色呈香呈味物质，具有酱香特征风格的白酒。⑪董香型白酒，指以高粱、小麦、大米等为主要原料，按添加中药

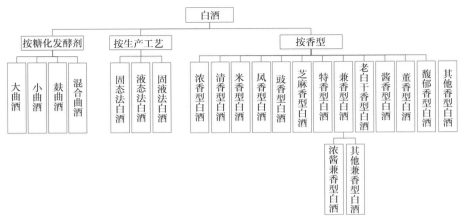

图 7 - 4　白酒分类

材的传统工艺制作大曲、小曲，用固态法大窖、小窖发酵，经串香蒸馏、长期储存、勾调而成的，不直接或间接添加食用酒精及非自身发酵产生的呈色呈香呈味物质，具有董香型风格的白酒。⑫馥郁香型白酒，指以粮谷为原料，采用小曲和大曲为糖化发酵剂，经泥窖固态发酵、清蒸混入、陈酿、勾调而成的，不直接或间接添加食用酒精及非自身发酵产生的呈色呈香呈味物质，具有前浓中清后酱独特风格的白酒。⑬其他香型白酒。

（二）白兰地

白兰地，以水果或果汁（浆）为原料，经发酵、蒸馏、陈酿、调配而成的蒸馏酒。根据原料、生产工艺的不同，有不同的分类。

1. 按原料分类　以葡萄或葡萄汁为原料，经发酵、蒸馏、陈酿、调配而成的白兰地为葡萄白兰地。其中，以葡萄汁、浆为原料，经发酵、蒸馏、在橡木桶中陈酿、调配而成的白兰地为葡萄原汁白兰地；以发酵后的葡萄皮渣为原料，经蒸馏、在橡木桶中陈酿、调配而成的白兰地为葡萄皮渣白兰地。以除葡萄外其他水果为原料，经发酵、蒸馏、陈酿、调配而成的白兰地为水果白兰地。

2. 按生产工艺分类　分为白兰地、调配白兰地和风味白兰地。其中，调配白兰地以水果蒸馏酒和食用酒精为酒基，经陈酿、调配而成；风味白兰地以白兰地为酒基，添加食品用天然香料、香精，可加糖或不加糖调配而成。

（三）威士忌

威士忌，以谷物为原料，经糖化、发酵、蒸馏、陈酿，经或不经调配而成的蒸馏酒。根据原料、生产工艺的不同，有不同的分类。

1. 按原料分类　以大麦麦芽为唯一谷物原料，经糖化、发酵、蒸馏，并在橡木桶中陈酿的威士忌为麦芽威士忌；以谷物为原料，经糖化、发酵、蒸馏，经或不经橡木桶陈酿的威士忌为谷物威士忌。

2. 按生产工艺分类　分为威士忌、调配威士忌和风味威士忌。其中，以麦芽威士忌和谷物威士忌按一定比例混合而成的威士忌为调配威士忌；以威士忌为酒基，添加食品用天然香料、香精，可加糖或不加糖调配而成的饮料酒为风味威士忌。

（四）伏特加/俄得克

伏特加/俄得克，以谷物、薯类、糖蜜及其他可食用农作物等为原料，经发酵、蒸馏制成食用酒精，再经过特殊工艺精制加工而成的蒸馏酒。按生产工艺，分为伏特加和风味伏特加。其中，以伏特加为酒基，添加食品用天然香料、香精，可加糖或不加糖调配而成的饮料酒为风味伏特加。

（五）龙舌兰酒

龙舌兰酒，以龙舌兰为原料，经发酵、蒸馏、陈酿、调配而成的蒸馏酒。

（六）朗姆酒

朗姆酒，以甘蔗汁、甘蔗糖蜜、甘蔗糖浆或其他甘蔗加工产物为原料，经发酵、蒸馏、陈酿、调配而成的蒸馏酒（生产过程中未添加食用酒精）。按生产工艺分为朗姆酒和风味朗姆酒。后者以朗姆酒为酒基，添加食品用天然香料，加糖或不加糖调配而成。

（七）金酒/杜松子酒

金酒/杜松子酒，以粮谷等为原料，经糖化、发酵、蒸馏所得的基酒，用包括杜松子在内的植物香源浸提或串香复蒸馏制成的蒸馏酒。

（八）奶酒（蒸馏型）

奶酒（蒸馏型），以动物乳、乳清或乳清粉等为主要原料，经发酵、蒸馏等工艺酿制而成的蒸馏酒。

（九）水果蒸馏酒

水果蒸馏酒，以水果或果汁（浆）为原料，经发酵、蒸馏而成的蒸馏酒。

三、配 制 酒

配制酒，以发酵酒、蒸馏酒、食用酒精等为酒基，加入可食用的原辅料和/或食品添加剂，进行调配和/或再加工制成的饮料酒。按产品特性分为：①果蔬汁型啤酒；②果蔬味型啤酒；③利口葡萄酒；④加香葡萄酒；⑤果酒（配制型），指以发酵酒、蒸馏酒、食用酒精等为酒基，加入水果进行浸泡和/或直接加入果汁，可添加食品添加剂，经调配、加工而成的配制酒；⑥调香白酒，指以固态法白酒、液态法白酒、固液法白酒或食用酒精为酒基，添加食品添加剂调配而成，具有白酒风格的配制酒；⑦风味威士忌；⑧风味白兰地；⑨风味伏特加；⑩风味朗姆酒；⑪金酒（配制型）/杜松子酒（配制型），指以粮谷等为原料，经糖化、发酵、蒸馏所得的基酒，或直接以食用酒精为酒基，提取和/或添加从包括杜松子在内的植物香源获取的风味物质，可用食品添加剂调配而成的配制酒；⑫调配白兰地；⑬其他配制酒。

四、露酒

露酒，以黄酒、白酒为酒基，加入按照传统既是食品又是中药材或特定食品原辅料或符合相关规定的物质，经浸提和/或复蒸馏等工艺，或直接加入从食品中提取的特定成分，制成的具有特定风格的饮料酒。露酒酒基不包括调香白酒，酒基中可加入少量以粮谷为原料制成的其他发酵酒。

按生产工艺，露酒被分为浸提类露酒和复蒸馏类露酒。浸提类露酒以蒸馏酒、发酵酒、食用酒精或水浸出原料而得，通常用的方法有浸泡、渗漉、煎煮、回流四种。根据原料不同，浸提类露酒又可分为三类：利用食用或药食两用（或符合相关规定）植物的花、叶、根、茎、果为香源及营养源，经再加工制成的、具有明显植物香及有用成分的植物类露酒；利用食用或药食两用（或符合相关规定）动物及其制品为香源和营养源，经再加工制成、具有明显动物有用成分的动物类露酒；同时利用动物、植物有用成分制成的动植物类露酒。复蒸馏类露酒则是在蒸馏酒、食用酒精中，加入呈香、呈味的物质，进行再次蒸馏而得的露酒。

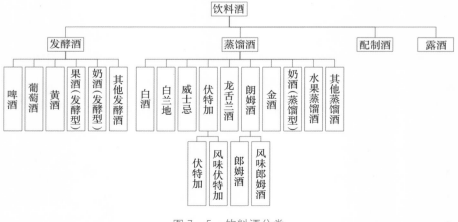

图 7-5 饮料酒分类

第二节　酒的成分

水和酒精是酒最主要的成分，不同类别的酒由于其原料和制作工艺的差异，在成分上也存在区别。本节介绍常见的葡萄酒、啤酒和白酒的主要成分。

一、葡萄酒的主要成分

葡萄酒是以葡萄或葡萄汁为原料，经全部或部分酒精发酵酿制而成的，含有一定酒精度的发酵酒。在葡萄酒的酒体中，除 $80\%\sim90\%$（体积分数）的水和酒精外，还有糖类、有机酸、多酚类、氨基酸、矿物质、维生素等化合物，这些化合物赋予葡萄酒独特的味道、香气和特征。

1. 水　葡萄酒的主要成分，占 $70\%\sim90\%$。葡萄酒酒体中的水来源于葡萄果实，系葡萄的根系从土壤中直接吸收而来，属生物学纯水，也是葡萄酒中其他物质的载体，可对葡萄酒最终的口感和质量产生影响。

2. 酒精　即乙醇，由葡萄果实中的糖经酵母发酵转化而来。酒中乙醇的浓度用于计算葡萄酒的酒精含量，这与葡萄品种、发酵时间和发酵条件等有关，多在 $8\%\sim15\%$ 之间。酒精含量影响葡萄酒的醇厚度和饱满度，是评估葡萄酒品质和风味的重要指标之一，一般情况下，酒精含量越高，葡萄酒的口感越醇厚。

3. 糖类　葡萄中的天然糖分在发酵过程中大部分被酵母菌转化为酒精和二氧化碳，当发酵停止时，未被完全转化的糖分则余留在酒体中，影响葡萄酒的口感和甜度。葡萄酒中的糖类包括葡萄糖、木糖、阿拉伯糖、果糖、戊糖等。根据含糖量多少，葡萄酒又被分为干葡萄酒、半干葡萄酒、半甜葡萄酒、甜葡萄酒。

4. 有机酸　葡萄酒中重要的风味物质，也是葡萄酒酸度的主要决定因素，对葡萄酒的味感、稳定性、感官品质和陈酿特性都有重要影响。适量的酸味物质可构成葡萄酒爽利、清新等口感特征，因此，总酸度成为评估葡萄酒酸度和新鲜感的重要指标之一，过高或过低都会影响葡萄酒的口感和平衡度。葡萄酒中的有机酸包括来源于葡萄果实的酸（酒石酸、苹果酸、柠檬酸）和酿造过程中产生的酸（乳酸、醋酸、琥珀酸）。其中，酒石酸，又名葡萄酸，是葡萄和葡萄酒中的主要有机酸，也是葡萄的特征酸。酒石酸是抗葡萄果实呼吸氧化和抗酒中细菌生长的酸类，对葡萄着色和抗病有重要作用。葡萄酒中酒石酸含量为 1.5～10 克/升，因其酸性很强，较易解离，酒石酸决定着葡萄酒的 pH，它的浓度主要取决于葡萄的品种特性及采收时的果实大小。苹果酸是葡萄果实中自然形成的有机酸之一，是葡萄酒酿造过程中的一种关键酸，对于确定葡萄是否成熟及葡萄酒酿造状况都有重要作用。尤其是在红葡萄酒酿造过程中，当酒精发酵基本结束后，红葡萄酒会进入苹果酸-乳酸发酵阶段，而这一发酵过程可降低酒体的酸涩度、粗糙度和色度，提高酒的稳定性，且过程中生成的醛类、酯类等能很好地修饰酒的风味，对于酒的品质的形成不可或缺。

5. 多酚类　葡萄酒中的多酚物质分为类黄酮类和非类黄酮类。类黄酮类包括黄烷醇（如儿茶素）、黄酮醇（如槲皮素）和花色素苷，非类黄酮类包括羟基肉桂酸类、苯甲酸类、水解单宁（仅存在于经橡木处理后的葡萄酒中）和芪类化合物（如白藜芦醇）。其中，黄烷醇类物质是葡萄和葡萄酒中最丰富的类黄酮类物质，在葡萄种子和果皮中均被检测到，但其在不同葡萄品种间分布和含量差异大。黄烷-3-醇是类黄酮最简化的形式，黄烷-3-醇缩合形成的低聚物（原花青素）和多聚物（缩合单宁）是葡萄酒中酚类物质的主要存在形式。单宁通常笼统指葡萄酒中的大分子多酚混合物，主要影响葡萄酒的结构感和成熟特性。花色素物质是葡萄酒中的呈色物质，花色素与单宁反应生成稳定的花色素或色素单宁，在葡萄酒中存在的时间长于其原始状态。根据色泽，葡萄酒又被分为白葡萄酒、桃红葡萄酒和红葡萄酒。

6. 氨基酸　葡萄酒中含有 22 种氨基酸，包括赖氨酸、色氨酸、苯丙氨酸、蛋氨酸、苏氨酸、亮氨酸、异亮氨酸、丝氨酸、缬氨酸、丙氨酸、精氨酸、天冬氨酸、天冬酰胺、半胱氨酸、组氨酸、脯氨酸、络氨酸、胱氨酸、谷氨酸、谷胱氨酸、羟基脯氨酸、鸟氨酸。其中 8 种为人体必需氨基酸，其含量因葡萄酒的种类不同而有所差异，主要影响葡萄酒的营养价值。

7. 矿物质　葡萄酒中既含有常量矿物质，如钾（K）、钙（Ca）、镁

（Mg）、磷（P）、硫（S）、氯（Cl）等，又含有人体所必需的微量元素，如锌（Zn）、锰（Mn）、铁（Fe）、钴（Co）等。钾是含量较高的元素，在葡萄酒发酵过程中能够降低其酸度，在葡萄酒陈酿期，随着酒石酸钾的溶解度降低及沉淀的析出，钾含量减少。另外，如果葡萄酒中铁含量过高，铁离子会与酒中的单宁、磷酸等成分结合成不溶性物质使葡萄酒变浑，称为铁破败病。如果葡萄酒中铜含量过高，在还原条件下，铜（Cu^{2+}）被还原成亚铜（Cu^+），并与二氧化硫（SO_2）反应生成硫化氢（H_2S），后者进一步与铜离子（Cu^{2+}）结合形成铜盐（CuS）胶体，在电解质和蛋白质的作用下发生絮凝作用，使葡萄酒产生浑浊沉淀，称为铜破败病。为加强葡萄酒的质量控制和监督检验，我国《葡萄酒 GB 15037—2006》规定，葡萄酒中铁的最高限量为81.0毫克/升，葡萄酒中铜的最高限量为1.0毫克/升。

8. 维生素　分为脂溶性和水溶性两大类。水溶性维生素（B 族维生素和维生素 C）主要来源于葡萄浆果和葡萄皮，在葡萄酒酿造过程中有重要作用；脂溶性维生素则主要来源于葡萄籽。

9. 其他　硫酸盐是葡萄酒中常见的添加剂，用于抑制微生物生长和氧化反应，适量的硫酸盐可以保证葡萄酒的稳定性和保存期限。游离二氧化硫是葡萄酒中常见的防腐剂，用于保护葡萄酒的品质和稳定性。

二、啤酒的主要成分

啤酒是以麦芽、水为主要原料，加啤酒花（包括啤酒花制品），经酵母发酵酿制而成的、含有二氧化碳并可形成泡沫的发酵酒。除主要成分水和酒精外，啤酒中还检测出 400 多种不同的成分，有些成分源于原料且经过酿造过程未发生变化，而另一些成分则在酿造过程中发生了根本的变化。

1. 水　是啤酒酿制不可缺少的四大原料之一，也是啤酒中含量最多的成分，通常占啤酒酒体总量的90％，其主要作用是为啤酒提供溶剂和调节酸碱度。因此，啤酒也经常被人用来解渴，它是全球仅次于水和茶饮料的第三大消费性饮品。酿造用水的质量好坏，可直接影响啤酒的质量和风味，因而水被称为"啤酒的血液"。以我国青岛啤酒、捷克比尔森啤酒、英国波顿艾尔啤酒、慕尼黑黑啤酒为代表的世界著名啤酒的特色，都是由各自的酿造用水所决定的。

2. 酒精　不同啤酒的酒精含量有所不同，主要由原麦汁浓度和啤酒发酵度决定，低浓度啤酒（麦芽汁浓度为 6°～8°）的酒精含量较低，通常在 2％左右；中浓度啤酒（麦芽汁浓度为 10°～12°）的酒精含量约为 3.5％；高浓度啤酒（麦芽汁浓度为 14°～20°）的酒精含量接近 5％。一般来说，啤酒的酒精含量多数在 2％～5％之间。酒精是啤酒热量的主要来源，也是增加啤酒黏度和泡沫黏度，使啤酒泡沫具有细致性的必要成分。

3. 二氧化碳　啤酒中的二氧化碳含量决定于贮酒温度和贮酒压力。二氧化碳有利于啤酒的起泡性，并赋予啤酒舒适的刺激感觉。

4. 糖类　麦汁经发酵后，会有微量的糖残留在啤酒中。啤酒的含糖量，常用葡萄糖表示。啤酒酒体中最重要的糖类是低聚糖和微量的可发酵糖，前者含量过高，会使啤酒口味变厚，后者残留量过高，则对啤酒的生物稳定性不利。糖类也是啤酒热量的主要来源。

5. 含氮物质　麦汁中的含氮物质发酵后，一部分低分子含氮物质被酵母同化，一部分高分子蛋白质则随温度和 pH 的降低而析出残留在酒体中。

6. 挥发性成分　除酒精外，啤酒中的挥发性成分还有高级醇类、酯类、酸类、醛类（如乙醛）、酮类（如双乙酰）和含硫化物（如二甲基硫化物）等。这些物质主要来自大麦芽、啤酒花以及酵母的发酵作用，直接影响啤酒的风味。双乙酰是在正常发酵过程中，在啤酒酵母细胞体内所进行的缬氨酸生物合成的中间产物 α-乙酰乳酸在分泌到细胞体外时，由非酶促的氧化脱羧反应自发产生的，是影响啤酒风味的重要物质，同时也是啤酒成熟的限制性指标。我国《啤酒 GB 4927—2008》规定，优级淡色啤酒中双乙酰的最高限量为 0.10 毫克/升，一级淡色啤酒中双乙酰的最高限量为 0.15 毫克/升。高级醇，也称杂醇油，主要是在主发酵期间随酵母繁殖而形成，是酵母在发酵过程中的另一主要副产物，亦是构成啤酒风味的重要物质。适量的高级醇能赋予啤酒醇厚丰满的香气和口味，并增加酒体的协调性，给人以愉快舒适的感觉；但含量过高时，会给啤酒带来杂异味，影响啤酒的口感，同时令饮酒者饮后有头痛感。

7. 非挥发性成分　主要有甘油、脂类、高级脂肪酸、多酚、酒花苦味树脂等。

8. 维生素　主要含 B 族维生素，如生物素、烟酸、泛酸、吡哆醇、核黄素、硫胺素、叶酸等。

三、白酒的主要成分

白酒是以粮谷为主要原料，以大曲、小曲、麸曲、酶制剂及酵母等为糖化发酵剂，经蒸煮、糖化、发酵、蒸馏、陈酿、勾调而成的蒸馏酒。在白酒的酒体中，水和乙醇约占全部成分的98％（体积分数），香味物质占2％（体积分数），其中香味物质的种类和比例决定了白酒的香味、特征、香型和风格。白酒的风味是评价白酒质量最重要的指标之一，也是人们品尝的重点。目前白酒中已检测出 2 400 多种微量成分，其中的呈香、呈味物质主要是醇、醛、酸、酯四大类，它们由微生物中的酵母、霉菌和细菌的生物化学作用而产生。各种香味物质对白酒风味的影响是不同的，这不仅验证了白酒是多种香味成分组成的集合体，也说明通过改变某些特征香气物质的量可以形成白酒个性独特的风味。

1. 水　是白酒不可缺少的成分。成品酒视酒度不同，含水量也有不同，如北京二锅头为高度酒，其含水质量分数为38％，中度酒、低度酒含水的质量分数逐渐增大。白酒加水降度，专业上称做加浆。

2. 酒精　是白酒酒体中除水之外含量最多的成分，微呈甜味。乙醇含量的高低决定了白酒的度数，含量越高，酒度越高，酒性越烈。

3. 酯类　是白酒中数量最多、影响最大的一类风味物质。一般而言，优质白酒的酯类含量都比较高，平均在 0.2％～0.6％，而普通白酒多在0.1％以下，所以优质白酒的香味比普通白酒浓郁。发酵过程中的生化反应会产生白酒中的酯类，包括甲酸乙酯、乙酸乙酯、乙酸异戊酯、丙酸乙酯、丁酸乙酯、戊酸乙酯、己酸乙酯、庚酸乙酯、辛酸乙酯、癸酸乙酯、月桂酸乙酯、乳酸乙酯等，其中乙酸乙酯、己酸乙酯、乳酸乙酯、丁酸乙酯的含量占总酯含量的90％左右，是白酒中的主要酯类，被称为"四大酯"。四大酯的含量和比例变化，决定酒体的风味及酒体香型的划分。

4. 有机酸　有机酸是影响白酒口感和后味的主要因素，也是白酒香气的重要协调成分，适量的酸有助于酒体的芳香舒适性。酸是新酒老熟的有效催化剂、味感剂，可增长酒的后味，消除酒的苦味、杂味、燥辣感，增加甜味、回甜味、醇和感，减轻低度白酒水味，对白酒的香气亦有抑制和掩蔽作用。适量的酸在酒中能起到缓冲的作用，可消除饮后上头和口味不协调等现象。酸类化合物是浓香型白酒第二大化合物，包括乙酸、丙酸、异丁酸、丁酸、异戊酸、正戊酸、己酸、庚酸、辛酸等。

5. 醇类　除乙醇外，白酒中还有一定量的甲醇、高级醇、多元醇、正丁醇、3-甲基丁醇、正己醇、苯乙醇等，它们是酒中醇甜和助香剂的主要物质，在形成酒的风味和促使酒体丰满、浓厚中起着重要的作用。醇类是酯类的前驱物质，能赋予酒体以醇香和水果香等，也是酒的重要风味成分。

6. 醛类　白酒中的醛类化合物包括乙醛、异戊醛、糠醛、苯甲醛、乙缩醛等。总体而言，醛类有较强的香味，对形成主体香味有一定的作用。其中，乙醛和乙缩醛在白酒中多见，似果香，味甜带涩，具有酒头气味；异戊醛似杏仁香，有甜味；糠醛有焦苦味，苦中带涩。

7. 其他　白酒酒体中已检测到的微量成分还有酮类、酚类、杂环类、萜烯类、芳香类、含氮化合物、硫类、缩醛类和内酯类等一系列与人体健康密切相关的生理活性物质。

第三节　酒对健康的作用

随着人类文明的不断进步，酒精饮料经历了从祭祀、巫术、宗教、医疗到餐桌上饮品的历史演变，逐渐成为人们日常生活的一部分。关于饮酒利弊的争论，世界范围内从未停止过。从社交饮酒、问题饮酒、危险饮酒到酒精成瘾，与饮酒有关的问题逐渐成为一个公共卫生问题。本节主要从酒在体内的代谢过程、饮酒对健康的益处和风险、安全饮酒三个方面，关注酒与健康的关系。

一、酒精在体内的吸收、转运、排泄和分解

酒精，即乙醇，是一种小分子醇类化合物，同时具有亲水性和亲脂性，可快速通过简单扩散和易化扩散两种方式顺浓度梯度直接跨过细胞膜。这一过程属于被动运输，无需消耗能量，只要膜两侧存在浓度梯度差就可以持续进行下去。因此，喝下去的酒精可顺着浓度梯度，直接从上消化道畅通无阻地扩散，通过胃肠上皮细胞，进入组织间隙，渗入临近的毛细血管，继而进入全身各个组织和器官中，包括大脑、心脏和肝脏。其中，十二指肠和空肠对酒精的吸收比胃对酒精的吸收快，进入到胃内的酒精除 10％～20％（v/v）被胃黏膜吸收，其余绝大部分则被胃液稀释到 5％（v/v）左右的酒精浓度后经小肠快速吸收。酒精的吸收量，通常在饮酒后 30—45 分钟达到最大，而口服酒精吸收率和血液中酒精浓度主要受酒精的摄入量、是否空腹、胃排空速度以及酒精分解代谢速度等因素影响。一般来说，酒精浓度越高，产生的浓度梯度越大，吸收越快；单次大剂量摄入较多次小剂量摄入所产生的浓度梯度更高，其血液中酒精的峰值水平也会更高；当胃内有食物存在时可阻碍胃排空，从而减少对酒精的吸收；高脂肪、高碳水化合物或高蛋白的食物同样可以延缓胃排空，减少酒精吸收。

被吸收的乙醇分子主要通过门静脉转运至肝脏，并通过肝静脉到达心脏，然后进入肺部，再返回心脏，最后被泵入整个体循环。肝脏是负责代谢摄入酒精的主要器官，超过 90％（v/v）的酒精经过肝脏氧化代谢后排出，少量是在肝外组织（如大脑）通过细胞色素 P450 和过氧化氢酶代谢，剩余小部分不被吸收，直接经肾及尿液排出、经肺从呼吸道呼出或经皮肤汗腺蒸发排出。

乙醇在体内的代谢可分为氧化途径和非氧化途径（图 7 - 6）。氧化途径是乙醇代谢的主要方式，依赖于细胞质中乙醇脱氢酶（alcohol dehydrogenase，ADH）、内质网中微粒体乙醇氧化系统（microsomal ethanol oxidizing system，MEOS）和过氧化物酶体中过氧化氢酶（catalase，CAT）等三种酶系。三条氧化途径主要区别在于参与乙醇氧化成乙醛的酶不同，而之后乙醛氧化为乙酸的过程则是相同的。ADH 由一个同种异构体家族组成，在肝脏中含量最高，其次是胃肠道、肾脏、鼻黏膜、睾丸和子宫，是体内最重要和最特异的乙醇氧化酶，大约 80％的乙醇通过此途径转化为乙醛，而后具有高毒性的乙醛在乙醛脱氢酶（aldehyde dehydrogenase，AL-

DH）作用下被氧化为无害的乙酸。大部分乙酸离开肝脏，循环到周围组织与辅酶 A 结合形成乙酰辅酶 A，后者进入三羧酸循环分解为二氧化碳和水排出体外，并释放大量能量。MEOS 主要包含细胞色素 P450 同工酶 CYP2E1、CYP1A2 和 CYP3A4，其 Km 值（米氏常数）明显高于 I 型 ADH 酶系，因此 MEOS 途径通常在高血液酒精浓度（blood alcohol concentration，BAC）和长期慢性饮酒（几周或几个月）时发挥有效作用。CAT 通路能够在过氧化氢生成系统存在的情况下介导乙醇代谢，是大脑中乙醇氧化代谢的核心途径，同时在重度酒精消费者中发挥重要作用。非氧化途径是乙醇代谢的次要方式，依赖于脂肪酸乙酯合酶、磷脂酶 D（phospholipase D，PLD）两种酯化酶，前者催化乙醇与脂肪酸作用形成脂肪酸乙酯，后者催化乙醇与磷脂酰胆碱作用生成磷脂酰乙醇。整体来讲，乙醇代谢的氧化和非氧化途径是相互关联的，抑制 ADH、MEOS 和 CAT 降低乙醇的氧化代谢会导致其非氧化代谢增加，以及肝脏和胰腺中脂肪酸乙酯增加。

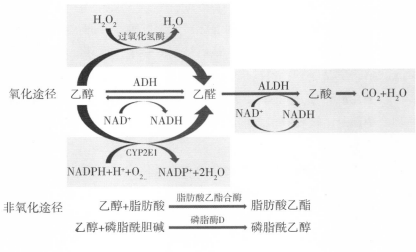

图 7-6　乙醇体内代谢途径

　　酒精代谢主要受环境因素如饮食情况、酒精浓度、饮酒量等和个体差异如性别、年龄、遗传、种族、烟酒嗜好、营养状况等影响。体内乙醇脱氢酶与乙醛脱氢酶的含量多少和活性大小是个体代谢酒精差异的重要原因之一。不同人体内乙醇脱氢酶的含量基本相等，但乙醛脱氢酶的含量却是不等的，部分人群甚至缺少乙醛脱氢酶。乙醛脱氢酶的不足甚至缺乏，使得酒精初步代谢产生的、具有高毒性的乙醛不能及时被氧化为无害的乙酸，而在体内蓄积，最终导致酒精中毒，俗称"醉酒"。这也是人类的酒精过敏、酒量差异甚至有人滴酒不能沾的主要原因。然而，即使有人酒量很大，若在短时间内大量饮酒或长期酗酒，超出了自身体内乙醇脱氢酶和乙醛脱氢酶的催化效率，也会造成乙醛蓄积，进而损害身体。

二、饮酒的益处与风险

酒对健康的影响很大程度上取决于人的饮用剂量。一方面，在适度的情况下，酒的摄入和使用被认为对个人的整体健康是有益的；另一方面，过度饮酒或酗酒亦被广泛认为可引发或加剧饮酒者的多种疾病或损伤，包括但不限于肝脏和心脏疾病、代谢紊乱、营养缺乏、某些癌症、脑损伤、神经病变、阿尔茨海默病、骨病等。

（一）适度饮酒的益处

中国白酒历经几千年传承至今依然被人们所青睐，这是中国白酒的魅力，也是中国白酒文化传承和健康价值的体现。白酒属食品，其发展的导向是健康和风味。2016年孙宝国团队提出，健康白酒可以通过"内寻外加，自然强化"实现，即一方面通过系统分析发现白酒中对人体有益的成分，并通过对传统发酵过程的创新增加这些成分的含量，另一方面向白酒中合理添加其他对人体有益的成分。随着检测技术的发展，白酒中多种健康成分已成功实现了分离鉴定。来自江南大学的研究团队首次从白酒中检测出非挥发性脂肽类化合物地衣素和多肽，证实它们具有抗癌、抗病毒、溶纤、抑菌等活性，并对白酒中挥发性成分具有选择性抑制作用。除乙醇能促进血液循环外，中国白酒因原料和酿造工艺的独特性还含有众多对人体有益的功能性成分，包括低分子有机酸如乙酸、乳酸、苹果酸、酒石酸、亚油酸等，酯类如乙酸乙酯、乳酸乙酯、己酸乙酯、亚油酸乙酯等，另外还有内酯类、酚类、杂环类、萜烯类、氨基酸和微量元素等。

1. 适度饮酒与长寿　湖南省麻阳苗族自治县素有"中国长寿之乡"的美称，据悉麻阳人常饮家中自酿的米酒、苞谷酒和红薯酒，并称之为"养生酒""福寿酒"，这些酒可起到舒筋活络、通脉顺气和活络血液的作用。另一个"长寿之乡"——亳州谯城，是中华药都、名酒之乡，据统计亳州有 400 余位百岁老人，其中 60％以上都有饮酒的习惯。英国一项大型调查研究发现，每天饮少量葡萄酒、啤酒或威士忌都能防止身体机能老化，延年益寿。

2. 适度饮酒与心血管健康　一项系统综述和荟萃分析发现，酒精显著增加高密度脂蛋白胆固醇、载脂蛋白 A1 和脂联素水平，降低纤维蛋白原水平，但不影响甘油三酯水平，这些心血管生物标志物的有利变化，为适度饮酒对冠心病的保护作用提供了间接的病理生理学支持。与其他欧洲国家相比，法国的心血管死亡率较低，但饮食中饱和脂肪含量相对较高。这一所谓"法国悖论"被归因于红酒中的有益化合物，如多酚和白藜芦醇，它们具有抗氧化能力和其他有益健康的作用。从白酒中也检测出了对人体有益的酚类化合物，如 4-羟基-3-甲氧基肉桂酸、4-甲基愈创木酚、4-乙基愈创木酚。4-羟基-3-甲氧基肉桂酸又称阿魏酸，在阿魏、当归、川芎、升麻、酸枣仁等中药材中的含量较高，不仅是这些中药的有效成分之一，还已经成为中成药的质量指标之一。阿魏酸具有抗氧化、抗血小板聚集、镇痛、抗炎、缓解血管痉挛等作用，是用于生产心脑血管疾病及白细胞减少治疗药品的基本原料，如心血康、利脉胶囊等。

3. 适度饮酒与疾病的关联　来自山东大学齐鲁医学院的研究团队发现，每日饮酒量与死亡风险之间存在 J 型关联。与终生禁酒者相比，轻度和中度饮酒者的全因死亡风险分别降低 23％和 18％。不仅如此，适度饮酒还能降低多种疾病的风险。具体来说，在偶尔饮酒、轻度和中度饮酒的情况下，心血管疾病风险分别下降 14％、24％和 22％，慢性下呼吸道疾病风险下降 12％、32％和 22％，阿尔茨海默病风险下降 24％、32％和17％，流感和肺炎风险下降 31％、37％和 42％。轻至中度饮酒，即过去一年的饮酒量≥12 杯（1 杯≈14 克纯酒精），在女性每周≤7 杯，男性每周≤14 杯的情况下，还会减少糖尿病、肾炎、肾病综合征或肾病的死亡率。

需要注意的是，上述有关饮酒的健康益处都是基于研究的结果，并不一定适用于所有人。对于某些特定人群如孕妇、未成年人、肝脏疾病患者、某些药物使用者等，哪怕是适度饮酒，也可能产生严重的健康风险。

（二）过量饮酒的风险

世界卫生组织发布的《酒精与健康全球现状报告 2018》显示，2016
年有害使用酒精导致全球约 300 万人死亡（占该年所有死亡人数的
5.3％）和 1.326 亿伤残调整寿命年（占该年所有伤残调整寿命年的
5.1％）。在全球因饮酒导致的死亡中，28.7％死于无意和有意损伤包括道
路交通伤害、暴力和自残等，21.3％死于消化系统疾病，19％死于心血管
疾病，12.9％死于传染病，12.6％死于癌症。2022 年美国疾控中心公布，
因饮酒死亡的人数每年超过 14 万人。根据《疾病和相关健康问题的国际
统计分类（第十一次修订）》，饮酒作为人口健康的一个独特风险因素，
与 230 多种疾病和损伤相关。

1. 过量饮酒与消化系统疾病　酒精对口咽、食管及胃的长期刺激，
可直接损伤脏器黏膜。胃黏膜长期接触高浓度酒精，可致黏膜上皮细胞充
血、水肿、出血、糜烂及溃疡形成等，表现为胃炎、胃出血、溃疡病等病
症。肝脏是酒精代谢的主要场所，也是酒精损伤的重要靶器官。长期大量
饮酒超出了肝脏的分解代谢能力，分解不完的酒精及其中间代谢产物可对
肝脏造成直接损害。酒精性肝病（alcoholic liver disease，ALD），俗称酒
精肝，是一类因长期大量饮酒而引起的肝损伤性疾病。初期常表现为显著
的肝细胞脂肪变，称为酒精性脂肪肝，此时尚处于 ALD 可逆性进展的早
期，戒酒后其病变可逆转；若 ALD 患者继续长期大量饮酒，可进一步发
生更严重的、不可逆性的肝损伤，表现为酒精性肝炎、肝纤维化、肝硬化
和肝癌等。嗜酒者中，约 2/3 可发展为酒精性肝病。此外，酗酒还可诱发
急性胆囊炎或急性胰腺炎。

2. 过量饮酒与循环系统疾病　长期大量的酒精可加速胆固醇合成，
使血脂浓度升高，血黏度增加，血流速度减慢，引起动脉硬化。酒精对血
压的影响，急性效应为饮酒后数小时内血管扩张、血流加速、精神放松，
可暂时降低血压，但心率加速、心搏出量增加，对心脏有一定损害；慢性
效应为饮酒数日后血压升高，饮酒越多血压越高。酗酒可促使心肌细胞凋
亡，导致酒精性心肌病；酗酒还会使心脏发生脂肪变性，严重影响其正常
功能，还可诱发室上性心动过速等心律失常病症。脑卒中发病和死亡风险
亦随饮酒量增加而升高，可能与饮酒后血压升高、心房颤动、脑血管收缩

和痉挛、血小板和红细胞功能异常等病理因素有关。

3. 过量饮酒与神经系统疾病　长期过量饮酒，酒精随血液遍布全身，并通过血-脑屏障进入大脑，可对周围及中枢神经系统产生不可逆转的损害。酒精可引起神经细胞发生脱水、变形、坏死等病变，久之则神经细胞减少、大脑萎缩、记忆和认知功能下降，引发多种神经系统疾病，包括酒精中毒性周围神经病、酒精性脑病、慢性酒精中毒性癫痫、酒精性痴呆症、酒精性弱视等。若一次大量饮酒，血液酒精浓度迅速升高，可使人出现昏睡、昏迷，严重时会抑制呼吸循环中枢造成死亡。

4. 过量饮酒与癌症　在动物实验中尚未发现纯酒精诱发癌症的证据，但研究表明其代谢产物可增加多种癌症的发生风险。世界卫生组织报告显示，酒精摄入过多会导致口腔、咽喉、食道、肠道、肝脏、乳腺等多个部位的癌症风险增加；在癌症死亡病人中，7％的男性和3％的女性与饮酒有关；饮酒者比不饮酒者的喉癌发病率高10倍，食管癌发病率高20倍。国内研究表明，长期酗酒会导致酒精性肝硬化，部分患者会转变成肝癌；酗酒人群消化道癌症的发病率显著高于限量饮酒者。

5. 过量饮酒与其他系统疾病和损伤　酗酒会打乱人正常的进食规律，损伤胃肠道消化吸收功能，影响它们对营养物质的吸收、储存和排泄，扰乱正常的新陈代谢。长期饮酒会造成蛋白质、维生素及矿物质的供应不足等营养不良现象，免疫力下降，易罹患多种疾病。过度摄入酒精对成骨细胞、破骨细胞、骨细胞、骨髓间充质干细胞等骨组织细胞有直接毒性作用，会干扰骨代谢，抑制骨的形成，又因营养不良，维生素 A、维生素 D 摄入不足，影响钙的吸收，导致酒精性骨质疏松、酒精性股骨头坏死等酒精性骨病。

6. 酒中其他有害物质对健康的影响　过量饮酒会增加健康风险，除了与酒精有关外，还与酒中的其他有害物质密切相关，包括甲醇、甲醛、乙醛、高级醇、氰化物、塑化剂等。甲醇由酿酒原料水解和发酵过程产生，毒性大，摄入4—10克可致人体中毒，且在体内有蓄积作用，不易排出体外，其氧化产物甲酸或甲醛，毒性更大。我国现行《食品安全国家标准——蒸馏酒及其配制酒》（GB 2757—2012）规定，以粮谷类为主要原料的蒸馏酒及其配制酒中甲醇含量应≤0.6克/升，以其他（薯类、水果、乳类等）为主要原料的应≤2.0 克/升。在酿酒过程或酒精酸败时由醇氧化而来甲醛和乙醛于 2012 年被世界卫生组织国际癌症研究机构列为第一类致癌物。我国现行《食品安全国家标准——发酵酒及其配制酒》（GB 2758—2012）规定，啤酒中甲醛含量应≤2.0 毫克/升。高级醇由酿酒原料中的蛋白质、氨基酸和糖分解而成，其在酒中含量过高时，不仅影响酒味，还易使中枢神经系统充血，产生头痛和大醉，即所谓的"上头"。用木薯或野生植物酿酒时，原料中的氰苷经水解后可产生氢氰酸等氰化物进入酒体，此系剧毒物，中毒者可在数分钟至 2 小时内死亡。我国现行《食品安全国家标准——蒸馏酒及其配制酒》（GB 2757—2012）规定，按 100％酒精度折算，蒸馏酒及其配制酒中氰化物含量（以 HCN 计）应≤8.0 毫克/升。酒中塑化剂主要来自生产、运输、储藏等过程中接触酒的塑料容器、管道、包装等制品。塑化剂的常见成分是邻苯二甲酸酯类化合物，如邻苯二甲酸二丁酯（dibutyl phthalate，DBP）、邻苯二甲酸二（2－乙基己基）酯［di -（2－ethylhexyl）phthalate，DEHP］等。我国国家食品安全风险评估专家委员会基于风险评估结果认为，白酒中 DEHP 和 DBP 的含量分别在 5.0 毫克/千克和 1.0 毫克/千克以下时，对饮酒者的健康风险处于可接受水平。

三、安全饮酒

（一）适度的"量"

无论哪种类别的酒，适度饮酒量都应以酒精摄入量为标准进行计算。我国著名肝病学家贾继东教授推荐了一个简便计算酒精摄入量的公式，即"饮酒量×酒精浓度×0.8＝酒精摄入量"。在国际上，设有"标准杯"作为饮酒量的评判标准。通常认为，1 标准杯相当于 12 克纯酒精。基于对健康的考虑，世界卫生组织建议，成年男性每天的纯酒精摄入量不应超过 25克，成年女性则不应超过 15 克。《中国居民膳食指南（2022）》建议，成年人一日饮用的酒精量不应超过 15 克，儿童、青少年、孕妇、乳母以及慢性病患者不应饮酒。此外，个体对于酒精的分解速度和耐受性存在差异，个体健康状况亦有不同，不沾酒者或不适合饮酒者，勿勉强饮酒。

（二）适宜的饮酒习惯

不要空腹饮酒，空腹饮酒时酒精吸收较快，且酒精对胃肠黏膜刺激性大。因此，喝酒前可先吃点主食或高蛋白食物，保护胃黏膜的同时，可延缓胃排空，减缓酒精吸收速度。不要混饮多种类别的酒，混饮易增强酒精对人体组织与细胞的渗透作用，增加对健康的损害。

第八章　酒疗的创新发展

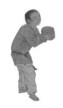

　　酒是人们日常生活中常见的饮品，不仅可供饮用，还可用于防病治病。中医学认为，酒为水谷之精，味辛甘，性热，适量饮用有活血行血、祛风散寒之功效。我国从古至今都有制作药酒防病治病的传统。

　　出土于马王堆的文献如《五十二病方》和《养生方》等记录了多种酒的名称，包括酒、温酒、醇酒（又称淳酒）等，这些文献揭示了酒在古代医学中的显著地位。中国是世界上最早酿造谷物酒的国家，从繁体"醫"字可以看出，酒与中医药之间有着密切的联系。在古代，民间常使用药酒泡浴来活血化瘀、祛风散寒，以及缓解疲劳和疼痛等症状（图 8-1）。

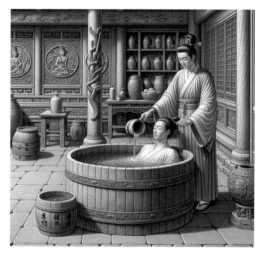

图 8-1　药酒泡浴示意图

我国现存最早的药酒酿制方是在 1973 年马王堆出土的帛书《养生方》和《杂疗方》中。酒疗是马王堆医学的特色，被广泛应用于防病治病。马王堆酒疗主要包括内服和外敷两个方面。内服酒疗是指通过口服酒剂来治疗疾病。例如，《五十二病方》云："伤痉者，择薤一把，以醇酒半斗煮沸，饮之。"薤叶配酒，辛散发汗，助阳温中，疏通经络，治疗阴寒之伤痉。外敷酒疗是指将酒剂直接涂抹在患处或者通过浸泡、湿敷等方式施用于病患的皮肤表面。例如，《杂疗方》所载处方有相当部分是外用方，且多为补益男女性机能的药方。

马王堆酒疗的功效主要有以下方面。①增强药效：酒具有温通血脉的特性，可以帮助药物成分更快地在体内散布，尤其是在需要迅速止痛或止血的情况下；②促进药物吸收：酒精有助于增强药物成分的溶解度，从而使药物成分更容易被身体吸收；③通经活络：在中医理论中，酒被认为可以通经活络，即能够促进经络的流通，缓解疼痛和瘀阻；④药引作用：酒作为药引，可以指导药物直达病所，即使药物直接作用于需要治疗的部位；⑤调和药性：有些药物可能性寒凉，酒能起到调和药性的作用，减少某些寒性药物对肠胃的刺激。马王堆医书中关于酒疗的记载对现代疾病的治疗、康复和预防具有重要意义。

第一节　酒疗在当代医学中的转化与应用

马王堆酒疗为当代医学提供了重要启示，特别是在内服药酒和外敷药酒的使用方面，其方法和原理在现代治疗实践中得到了应用和探索。目前，在内服药酒疗法方面，主要聚焦于未分化关节炎、类风湿性关节炎及难治性类风湿性关节炎等慢性关节炎症性疾病。

一、内服药酒

（一）未分化关节炎

未分化关节炎（undifferentiated arthritis，UA）是以晨僵、四肢关节肿痛为主要临床表现的一组未能明确分类诊断的炎性关节炎。UA 包括单关节炎、少关节炎或多关节炎，且可进一步发展为某一具体关节炎。一项研究发现，口服天麻祛风药酒（天麻、桑枝、木瓜等药物），能有效改善未分化关节炎患者的临床症状，提高生活质量。

（二）类风湿关节炎

类风湿关节炎（rheumatoid arthritis，RA）是中老年女性常见的自身免疫性疾病，主要表现为反复多发、对称性的四肢关节肿胀和疼痛，尤其在早晨有明显的晨僵现象，常见于手指、腕和膝关节。诊断依据包括红细胞沉降率加快、C 反应蛋白升高、类风湿因子和抗环瓜氨酸肽（cyclic citrullinated peptide，CCP）抗体阳性。治疗方法分为非药物治疗和药物治疗，后者主要包括非甾体抗炎药（如布洛芬、双氯芬酸）以快速缓解炎症和疼痛，以及免疫抑制剂（如甲氨蝶呤、来氟米特）等，用于控制病情发展。

血液光量子疗法通过自体血外部紫外线照射及充氧后回输改善血液流变学和红细胞氧合作用，增加缺血区氧释放，改善组织氧供，减轻脑损伤，并提升免疫力及加速生化反应，促进细胞恢复。这一疗法对缺血性脑血管病患者有效，同时能提高机体抗感染能力。长春英平风湿医院自制的英平诸痹灵药酒与血液光量子疗法联合使用，RA 患者能显著降低血沉、类风湿因子及 C 反应蛋白水平，显示出优异的治疗效果。雷公藤药酒，采用传统白酒浸渍法提取雷公藤有效成分，展现出镇痛、抗炎、免疫抑制作用，特别是在降低 RA 患者血清中免疫球蛋白 G、免疫球蛋白 M、免疫球蛋白 A 的浓度方面表现显著，与来氟米特联合使用时疗效更佳。

（三）难治性类风湿关节炎

难治性类风湿关节炎指病情在经过长期标准治疗仍活跃的 RA。研究显示，口服雷公藤药酒对这类患者有效，能缓解临床症状，控制病情进展，预防反复发作，且用药安全性高，适合临床应用。目前，开发和研究中药及民族药物以治疗 RA 正受到广泛关注。如抗痹证药酒（刺五加、雷公藤、黑骨藤等药物）在动物实验中减轻了 RA 症状，这些研究为 RA 的治疗提供了新的思路和方法。

二、外敷药酒

另外，源于马王堆酒疗思想的外敷药酒疗法，主要应用于治疗包括颈椎病、肩关节损伤、桡骨与尺骨损伤、腰椎间盘突出症和膝骨性关节炎等在内的各类疾病。

（一）颈椎病

神经根型颈椎病是由颈椎退变导致的一种常见疾病，表现为颈肩及上肢疼痛等症状。中医将其归类为项痹病，以风寒痹阻为常见证型。温和灸，通过热刺激和药理作用调整生理平衡，可用于治疗此病。研究显示，大面积温和灸结合谢氏药酒（黄柏、姜黄、白芷等药物）能显著改善神经根型颈椎病症状，提升生活质量。此外，循经涂擦药酒（扁担藤、藤田七、两面针等药物）配合按摩亦效果良好。对于混合型颈椎病，非手术治疗为首选，壮药酒是中药制剂，含多种药材如千斤拔、两面针、七叶莲等，具活血化瘀、通经活络等效。研究发现，壮药酒配合针灸推拿可有效缓解混合型颈椎病患者疼痛。

（二）肩关节损伤

肩关节前脱位是最常见的盂肱关节脱位，占95％以上。肩关节脱位指的是肱骨头与肩盂脱位，是常见的大关节脱位。研究发现 FARES 法（即快速、可靠、安全的复位方法）结合桃红伤科药酒（桃仁、红花、赤芍等药物）外用，可快速成功复位，减少疼痛和并发症，促进肩关节功能恢复。

肩周炎是肩关节周围软组织炎症，常见症状为活动限制和疼痛，占肩部疾病的42％。寒湿凝滞型肩周炎可通过药酒（防风、桂枝、当归等药物）外用和针刺运动疗法联合治疗，显著提升治疗效果，减轻症状，促进功能恢复，有助于康复。

（三）桡骨与尺骨损伤

桡骨远端骨折常见于老年女性，主因为绝经后雌激素减少导致骨质疏松。桡骨远端骨折患者手腕常伴有肿胀、疼痛，活动受限。治疗上，骨伤药酒（丹参、刘寄奴、路路通等药物）配合手法复位和夹板固定可有效缓解疼痛，促进恢复。消瘀跌打药酒（制川乌、莪术、三七叶等药物）结合四子散外用也能减轻肿痛，改善腕关节功能。

尺桡骨骨折常由暴力或外伤引起，易错位，发生率约占全身长骨骨折的7.5％。复杂或严重骨折多需手术治疗，术后可能出现疼痛和肿胀。研究表明，消瘀跌打药酒（泽兰、乳香、桃仁等药物）湿敷配合循经穴位贴敷能有效减轻术后疼痛和肿胀，提升腕关节和前臂功能，对术后恢复有重要作用，值得推广。

桡骨茎突腱鞘炎是因腕部或拇指频繁活动导致的腱鞘炎症，常见于频繁进行手指和腕部活动的人群，表现为腕部疼痛、无力和放射性疼痛。治疗方法包括局部制动、理疗、注射和针刀治疗。中医治疗桡骨茎突腱鞘炎具有独特效果，药酒火功疗法是其中一种方法，利用外用中药（羌活、独活、红花等药物）结合酒的渗透力和高温刺激，促进局部血液循环和组织修复，有效减轻疼痛，提高治疗效果。

（四）腰椎间盘突出症

腰椎间盘突出症（lumbar disc herniation，LDH）是常见的临床疾病，主要症状包括腰痛和下肢放射性疼痛，严重者可能导致肌肉瘫痪，显著影响生活质量。LDH 由腰椎间盘的退行性改变引起，包括纤维环断裂和髓核突出，导致对神经根和窦椎神经的压迫或刺激。

治疗 LDH 的方法多样，包括推拿、针刺、火罐和艾灸等非手术疗法，这些方法通常能获得较好的治疗效果。研究表明，外敷温经药酒（含文无、盆覆胶、白芍等药物）结合中药穴位注射治疗 LDH 效果良好，安全性高。另一项研究发现，自制药酒（鸡血藤、麝香、路路通等药物）配合穴位贴敷和红外线照射能有效缓解 LDH 症状，改善腰椎功能，提高患者生活质量。

闪火拍打法是一种特色酒火疗法，这种疗法结合了药酒和火的温通作用，通过点燃含有泽兰、海桐皮、五加皮等药物的 95％酒精，用蘸取药酒的手指快速拍打患处，直至皮肤潮红，以此来治疗疾病。主要功效有促进血液循环，加速炎症浆液及瘀血吸收，促进组织修复，特别适用于软组织新旧损伤和寒性关节痛。研究表明，闪火拍打法结合扶阳药酒（附片、川芎、炙甘草等药物）治疗 LDH，效果优于常规针刺治疗，能有效改善腰椎功能，缓解腰腿痛症状。

（五）膝骨关节炎

膝骨关节炎（knee osteo arthritis，KOA），一种主要影响老年人的常见疾病，由关节软骨退化、软骨下骨质增生及骨赘形成特征，导致滑膜、关节囊及软组织损伤和炎症反应。KOA 的典型症状包括膝关节变形、疼痛、肿胀和活动限制。随着我国人口老龄化，KOA 的发病率正逐年上升。近期研究揭示，采用自制风湿药酒（含川乌、制草乌、桂枝等药物）涂擦并配合风湿湿热包（由桂枝、防风、威灵仙等药物组成）治疗 KOA，能显著减轻疼痛，提升关节活动范围，增强患者舒适度，从而改善生活质量。这种治疗方法体现出中医"简、便、廉、验"的优势，非常适合在基层医疗环境中推广应用。

电磁波理疗是一种治疗方法，可促进微循环、止痒、镇痛、消炎，增强钙吸收和抵抗力，辅助缓解骨关节炎症状。结合独活寄生汤改良的温经酒外敷和穴位注射，可有效改善原发性膝骨关节炎的疼痛、活动受限和功能障碍。研究表明，十一方药酒与艾瑞昔布片结合治疗膝骨性关节炎（KOA）效果优于单纯西药治疗，适合推广应用。此外，十一方药酒能保护兔 KOA 模型，其机制涉及降低 IL-1β、TNF-α、PGE_2 炎症因子和调节 TLR4/MyD88/NF-κB 信号通路。

壮医理筋拨筋结合壮药酒（两面针、藤杜仲、千斤拔等药物）和壮药包治疗膝骨关节炎的研究显示，通过指腹、手掌等手法对膝关节周围筋结进行搓揉、捏揉、按揉、拨弹和拉伸，可以有效地刺激周围组织，松解筋结，改善血液循环并放松肌肉和肌腱。此外，通过反复按摩促进壮药酒中药材在膝部的吸收，以及利用壮药包的热力作用加强血液循环，这些方法共同作用于膝骨关节炎的治疗中，能够提高治疗效率，缓解疼痛和临床症状，改善患者的行走能力，并降低体内炎症反应。

源自马王堆酒疗思想的外敷药酒疗法，目前在内科领域的应用已不断拓展，主要用于治疗如腔隙性脑梗死、痛风性关节炎、糖尿病周围神经病变等各类内科疾病。

（六）腔隙性脑梗死

腔隙性脑梗死是由小动脉病变导致的脑缺血性坏死，引起神经功能障碍。多发性腔隙性脑梗死会引起卒中症状，影响生活质量。西医治疗主要针对高血压、高血脂、糖尿病等危险因素，采用抗栓药物，但面临疗效和副作用问题。研究表明，中医利用活血化瘀中草药，如桃仁、红花、赤芍制成的药酒外用，辅助西药治疗多发腔隙性脑梗死，能显著改善神经功能和运动障碍，增强疗效，减少副作用，提升生活质量。

（七）痛风性关节炎

痛风性关节炎是一种因嘌呤代谢异常导致的尿酸盐在关节内沉积的炎症性疾病。它的急性发作会导致关节肿痛和血尿酸水平升高，严重影响患者的日常生活。目前，痛风的发病率正在逐年上升，约为3％。传统治疗方法主要包括使用秋水仙碱、碳酸氢钠和非甾体抗炎药，但这些治疗可能会对患者的肝肾功能产生不良影响，并可能导致耐药性。

火针疗法，作为一种传统中医治疗手段，通过将特制的针在火上加热至红热状态后迅速刺入特定穴位和部位，利用温热刺激来增强人体阳气，调节脏腑功能，激发经气，以及温通经脉，从而达到治疗的效果。它被认为可以助阳补虚、升阳举陷、消瘀散结、生肌排脓、除麻止痉、祛痛止痒，适用于多种疾病的治疗。近期研究表明，结合火针疗法和特定的苗药药酒（含铺地蜈蚣、络石藤、海桐皮等药物）外用，能有效缓解痛风性关节炎急性期的疼痛，降低尿酸水平，减轻炎症反应，且能在短期内降低疾病的复发率。这种治疗方式提供了一种相对温和、副作用小的治疗选择，对于那些对传统西药治疗有顾虑或存在耐药性的痛风患者来说，可能是一种有效的替代疗法。

（八）糖尿病周围神经病变

糖尿病周围神经病变（diabetic peripheral neuropathy，DPN）是糖尿病的一种常见并发症，主要表现为四肢远端的感觉异常或运动功能障碍。这种病变如果不及时治疗，可能会导致患者残疾。目前，现代医学在DPN的治疗上主要依靠对症处理，如降糖、抗氧化和营养神经治疗，但这些方法通常效果有限，无法阻止DPN的进展。

中医药治疗DPN采取的是一种整体论治的方法，通过多靶点治疗来应对DPN的多方面问题。最近的研究显示，在常规西医治疗的基础上，添加药酒（含虎杖、全蝎、丹参等药物）外用并结合红外线照射，可以有效改善DPN患者的下肢血液循环、神经症状、神经反射和感觉功能，以及提高神经传导速度。这种治疗方法不仅效果显著，而且安全性高，操作简便，因此在临床上具有推广的价值。

在儿科方面，外敷药酒疗法主要应用于小儿肌性斜颈和儿童急性髋关节滑膜炎等疾病。

（九）小儿肌性斜颈

小儿肌性斜颈是一种新生儿常见的肌肉骨骼疾病，主要由于一侧胸锁乳突肌的纤维挛缩引起，表现为患儿头偏向患侧、下颏转向健侧和颈部活动受限。该疾病的新生儿发病率在 0.3% ～1.9% 之间。若未能早期有效治疗，可能导致颅面不对称、姿势性斜头、眼裂不一致、视力障碍和颈椎畸形等发展问题，增加了随着疾病进展进行手术治疗的可能性。

中医通过推拿治疗作为主要的保守治疗方法，已被发现能有效减轻小儿肌性斜颈患儿的临床症状。特别是，推拿手法联合章氏推伤药酒的治疗方法，相较于单纯推拿手法，能更显著地减轻患儿的临床症状。这种综合治疗方法展示了中医在治疗小儿肌性斜颈方面的优势，提供了一种有效的非手术治疗选项，减少了对手术干预的需求。

（十）儿童急性髋关节滑膜炎

儿童急性髋关节滑膜炎是一种因非特异性炎症引起的常见髋部疾病，主要表现为髋关节急性疼痛、肿胀和活动受限。这种情况多见于 4—10 岁的儿童，男孩比女孩更易患病，且双侧同时发病的情况较少。

中医治疗儿童急性髋关节滑膜炎主要采用中药内服和外治方法，其中中药离子导入是一种有效的外治手段，类似于中药熏洗和外敷，但在电流作用下能更强地促进药物渗透，提高患处药物浓度，从而达到更好的治疗效果。有研究通过结合理筋手法和中药离子导入治疗 ATSH，取得了满意的疗效。

另外，针对一些抗拒中药内服治疗的儿童，采用章氏推伤药酒离子导入作为外治方法，基于中医的"中药外治法"理论，对儿童急性髋关节滑膜炎进行治疗。临床研究表明，这种方法能明显改善患儿的临床症状，并加快髋关节积液的吸收，显示出较好的临床疗效，对于缩短患儿住院治疗周期具有积极意义。

目前，外敷服药酒疗法在术后护理方面，主要聚焦于动静脉内瘘穿刺术、经皮椎体成形术及全髋关节置换术等手术后的护理。

（十一）动静脉内瘘穿刺后护理

自体动静脉内瘘是血液透析治疗中最理想的血管通路，对于维持性血液透析病人至关重要。长期反复的血管穿刺会引起穿刺点周围组织纤维化，形成硬结，这不仅给患者带来痛苦，还会影响透析效果。因此，穿刺点的修复护理显得非常重要。

喜辽妥软膏，含有组织性肝磷脂，具抗凝、抗炎、抑制胶原纤维细胞增殖及促进透明质酸合成等作用，可有效用于内瘘穿刺点的修复护理。联合使用活血通络药酒和喜辽妥软膏治疗，可以有效促进内瘘穿刺点的修复，缩短止血时间，避免硬结形成，保证足够的血流量，减轻穿刺后的疼痛，是保护动静脉内瘘的有效护理方法。

（十二）经皮椎体成形术

经皮椎体成形术（percutaneous verterbre plasty，PVP）是一种微创手术，主要用于治疗骨质疏松引起的压缩性骨折。通过在影像引导下将骨水泥注入椎体，旨在恢复椎体形状、增强其抗压强度和稳定性，预防进一步塌陷。虽然大多数患者术后能获得良好效果，但部分患者可能会经历腰背部疼痛，这可能与骨水泥的热聚反应对周围神经和组织的损伤有关，影响了手术的安全性和患者满意度。

雷火灸，作为一种传统中医外治疗法，通过使用艾绒和含乳香、沉香、白芷等药材制成的药艾条进行艾灸，基于中医经络学说，集合了针、灸、药的外治方法。它利用艾绒等药物燃烧产生的热力、红外线辐射、药化因子及物理因子，通过经络和穴位作用于人体，达到温经散寒、消瘀散结的效果。

结合消瘀跌打药酒（含制川乌、大黄、莪术等药物）外涂和雷火灸治疗 PVP 术后腰背部残余疼痛，研究显示这种方法能有效减轻疼痛，恢复腰椎功能，缩短恢复时间，提高患者的生活质量和治疗满意度，因此值得在临床上推广使用。

（十三）全髋关节置换术

全髋关节置换术是一种常见的治疗老年股骨颈骨折的手术方法，具有创伤小、成本相对低和疗效好的特点。术后患者可能会因骨折愈合和手术刺激产生疼痛，同时，切口脂肪液化会延长愈合时间，并增加感染等并发症的风险，影响早期功能恢复。

红花药酒因其活血化瘀、通经止痛等功效，近年来被广泛用于全髋关节置换术后的恢复治疗。红花的辛温属性，以及其对改善血管通透性、清除自由基、抗氧化、抗炎止痛和增强免疫力的作用，都有助于促进术后恢复。研究显示，红花药酒的外敷不仅有助于切口脂肪液化的愈合，还能通过内服八珍汤加减方联合使用，显著改善老年股骨颈骨折患者的疼痛和髋关节功能，抑制术后炎症反应，减少并发症，为髋关节置换术后的恢复提供了有效的治疗方案。

第二节　酒疗在健康产业中的转化与应用

马王堆酒疗在健康产业中的转化与应用，主要体现在将传统的药酒理念和方法与现代健康产品及服务相结合。这包括开发以马王堆酒疗为基础的各类健康饮品、营养补充品和外用产品，旨在预防和治疗各种疾病，同时提升整体健康水平。此外，还涉及将马王堆酒疗的理念融入现代疗养、康复和健康管理服务中，为人们提供更为全面和个性化的健康解决方案（图 8-2）。

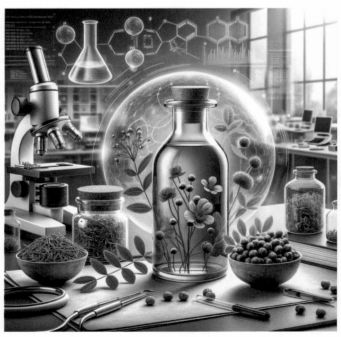

图 8-2　马王堆酒疗在健康产业中的转化与应用

一、酒疗的多元应用

　　古汉养生酒，汲取马王堆酒疗内服养生精髓，并结合现代制酒技术精心制成，选用如淫羊藿、熟地黄、怀牛膝等珍贵药材，融合枸杞子、山药等多种补益成分。其外观金黄透亮，口感醇厚且温和，不仅营养价值高，还具备调和脏腑、疏通血脉和培补气血等多重养生功效。作为马王堆养生酒的代表作，古汉养生酒以其高雅与精致，成为养生文化的经典象征。

　　近年来，茅台酒结合奶茶、冰激凌的跨界创新，不仅展现了创意，也满足了消费者对新奇口感的追求，开辟了养生酒跨界合作的新路径。这种创新不仅为古汉养生酒提供了新的思路，也预示着传统酒疗文化与现代消费品的深度融合，展现了传统养生酒文化在当代社会的新生命力和广阔发展前景（图8-3）。

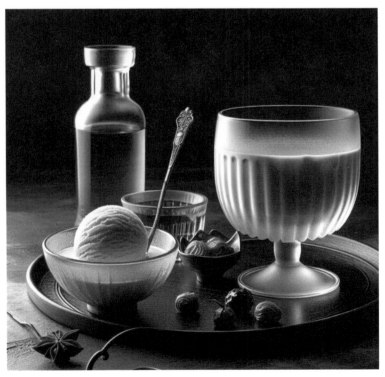

图8-3　马王堆酒疗的创新饮品开发

古汉养生酒与奶茶、冰激凌的创新融合提出了一种新的消费体验，通过以下策略实现：

1. 养生酒奶茶　古汉养生酒与奶茶结合，不仅丰富了奶茶的口感，还增加了其营养价值。通过在奶茶中加入适量古汉养生酒，创造出具有特色的味道和健康益处，满足消费者对健康饮品的追求。

2. 养生酒冰激凌　引入古汉养生酒至冰激凌制作中，为冰激凌添加独特的风味和养生功能。结合古汉养生酒和冰激凌的原料进行创新制作，让消费者在享受美味的同时，也能体验到养生酒的好处。

3. 配对推荐与个性化定制　根据古汉养生酒与奶茶、冰激凌各自的口味特点，提供精心搭配的推荐，增强食品的口感和体验。针对不同消费者的口味和养生需求，提供定制化的养生酒奶茶和冰激凌选项，使产品更加符合个人偏好。

4. 品牌合作　通过与知名奶茶和冰激凌品牌的合作，共同开发古汉养生酒系列产品，利用双方品牌影响力和销售网络推广跨界创新产品。

这种跨界创新不仅丰富了市场的产品选择，提供了新的消费体验，也为古汉养生酒等传统养生饮品的发展开辟了新路径，展示了传统与现代结合的无限可能。

二、结合养生旅游的酒疗新模式

打造以马王堆酒疗为主题的养生体验中心，是一个结合传统医疗文化与现代休闲体验的创新构想。此类中心不仅能为访客提供亲身体验马王堆酒疗的机会，还能通过专业的疗程服务，使他们在享受放松和休闲的同时，深入探索和理解中国古代的医疗智慧。

湖南以其丰富的自然资源和深厚的文化底蕴，为发展养生旅游提供了独特的优势。从马王堆汉墓中发掘的古代养生典籍，到宁乡灰汤温泉的温泉疗养，以及地方特色产品如茶叶和湘西猕猴桃，都是湖南养生文化融合古代传统与现代生活方式的生动体现。

通过在湖南建立养生体验中心，不仅可以促进当地养生旅游的发展，吸引更多寻求健康与休闲的游客，还能有效传承和推广中国古代的养生文化，将马王堆酒疗这一宝贵的传统医学遗产与现代人的生活紧密相连，为现代社会提供一个深度体验传统医学智慧的平台（图 8 - 4）。

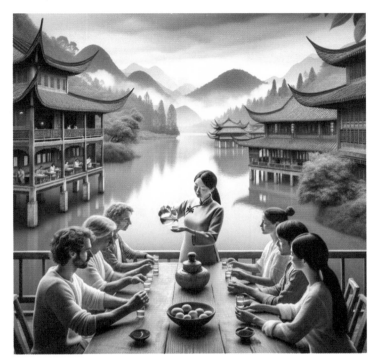

图 8 - 4　养生旅游与体验

在湖南省丰富的自然和文化资源基础上，结合马王堆酒疗理念，养生体验中心的设计和活动规划可融入酒疗元素，以提升其特色和吸引力。以下是酒疗加入养生体验中心的几种方式：

1. 酒疗体验区　设立专门的酒疗体验区，让游客可以直接体验到马王堆酒疗的过程和效果。这些体验可以包括专业指导下的酒疗教学、自制药酒的工作坊等，使游客在体验中学习到酒疗的知识和技巧。

2. 酒疗结合自然活动　利用湖南的自然环境，如森林、山脉、温泉等，设计结合酒疗的自然养生活动。例如，在森林浴或草药泡浴中加入特定的药酒外敷或内服，通过自然元素和酒疗相结合，增强养生效果。

3. 酒疗健康讲座和研讨会　定期举办关于酒疗的健康讲座和研讨会，邀请中医药和酒疗领域的专家来分享酒疗的历史、文化、科学原理及其在现代健康生活中的应用，提升游客的认知和兴趣。

4. 酒疗与饮食文化结合　在养生体验中心的餐饮服务中融入酒疗元素，开发结合当地特色和药酒成分的健康菜肴和饮品。通过美食体验，让游客在享受当地美食的同时，也能感受到酒疗的健康益处。

5. 个性化酒疗健康方案　提供个性化的酒疗健康咨询和服务，根据游客的健康状况和需求，推荐适合的酒疗方案。这些方案可以包括特定的药酒推荐、酒疗结合的养生活动安排等，帮助游客达到更好的养生效果。

通过这些方式，养生体验中心不仅能够充分利用湖南的自然和文化资源，还能深入挖掘和传承马王堆酒疗的传统医疗文化，为游客提供一个独特、全面的养生体验。

三、酒疗在美容与皮肤护理中的创新运用

马王堆医书中记载的治疗皮肤病干痒症的酒剂方法，体现了古代中医药学的智慧。例如，《五十二病方》第 261 条描述了一种治疗方法："取茜草根，捣碎之后，以酒浸泡一日一夜，随后用该药酒外涂患处。"这表明通过将茜草根与酒结合，利用酒的渗透和药效传导特性，可以有效缓解皮肤干痒。同样，《五十二病方》第 259 条提到使用醇酒煮菱角的方法治疗皮肤病，这反映出古代医学在利用自然药材和日常食材进行疾病治疗方面的独特见解。

这些治疗方法不仅展现了马王堆医书在医疗实践中的应用价值，也体现了古代中医对于药酒治疗技术的深入理解和应用。通过现代研究和实践，这些古老的治疗方案不仅可以丰富现代医学的治疗方法，也为我们提供了探索传统中医药学深层价值的重要线索（图 8-5）。

近期研究揭示了茜草多糖在保护脑细胞和延缓衰老进程方面的潜在效益，其作用机理主要通过增强 B 淋巴细胞瘤-2 蛋白活性，从而维护线粒体稳定，防止细胞色素 C 的释放，并提高线粒体对钙离子的缓冲能力，有效减缓脑细胞凋亡。通过 D-半乳糖诱导的小鼠衰老模型研究，观察到茜草多糖能显著提升心脏线粒体呼吸链复合体的活性，降低丙二醛含量，展现其抗衰老能力。这一发现不仅为茜草多糖在延缓衰老和脑细胞保护方面的应用提供了科学依据，也预示着其在护肤美容领域，特别是在抗氧化、减少自由基产生、提升皮肤弹性等方面的广泛应用潜力，为茜草多糖的商

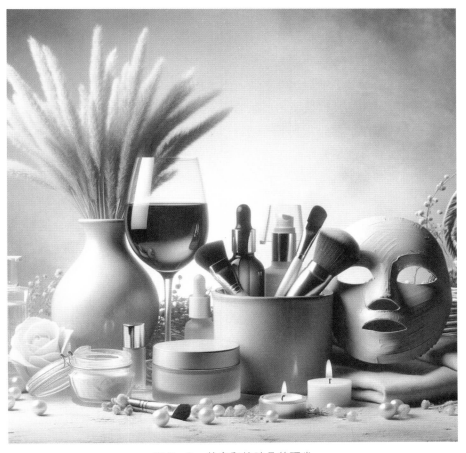

图 8-5　美容和护肤品的研发

业化开发和市场推广奠定了坚实的科学基础。。

　　最近的研究通过乙醇分级沉淀法成功从野生菱角壳中首次提取出四种多糖化合物，这一成果标志着在天然资源利用方面的一大突破。利用气相色谱-质谱联用技术（GC-MS）对这些多糖进行了成分分析，发现它们主要由阿拉伯糖、鼠李糖、木糖、甘露糖、半乳糖、葡萄糖、乳糖及蜜二糖组成，其中葡萄糖、半乳糖、甘露糖和木糖的含量较为显著。多糖因其广泛的生物活性及功能性特点而备受关注，这些功能包括抗肿瘤、增强免疫、清除自由基、延缓衰老、降低血糖与血脂、解毒、抗病毒、抗细菌及抗辐射等，涵盖了多糖类物质在生物医药领域的多方面价值。此外，研究发现菱角壳的水提物具有显著提升机体抗氧化能力、阻止脂质过氧化物生成的药理活性，从而展示了其在抗衰老方面的潜在应用价值。这些发现不仅为菱角壳多糖的进一步研究和应用提供了科学基础，也为开发新型抗衰老及健康产品打开了新的可能。

因此，基于马王堆酒疗的中药应用于护肤品和美容产品的开发，不仅满足了市场对天然及传统美容产品的需求，还通过中药的疗效和功效提供了特定的功能性。在此背景下，创新产品的开发尤显重要。

一项创新尝试是开发具有特定功能的精油，比如马王堆酒疗精油。这类精油通过提取马王堆酒疗中所用草药的精华，针对不同的皮肤问题（如痘痘、干燥、敏感等）进行专门配方，从而借鉴马王堆酒疗的原理和方法，提供相应的疗效和改善。另一种创新之作是药酒面膜。这种面膜将马王堆酒疗中的中药成分与面部护理产品相结合，旨在滋养肌肤、改善肤质及解决特定的皮肤问题。药酒面膜的独特之处在于，它还结合了马王堆酒疗的理念，通过刺激经络运行，进而促进肌肤的血液循环和新陈代谢。

综上所述，以马王堆酒疗中药为基础开发的护肤品和美容产品，不仅迎合了市场对于天然与传统美容产品的偏好，还提供了针对性的功能，展现了传统医学智慧与现代美容科技结合的创新。这种产品创新不仅丰富了美容护肤领域的产品线，也为消费者提供了更加个性化和高效的美容护理体验。

第三节　酒疗在教育文化领域中的转化与应用

中医酒文化，显著地反映在中国传统医学的领域内，涉及到酒的使用和与其紧密相关的知识、理论与习俗。在古代，中医酒文化就已深深地扎根在社会之中，并随着时代的演进而逐渐丰富和完善。

酒在中医治疗中具有重要作用。中医学认为酒有活血化瘀、行气止痛、温中散寒的功效，因此经常被作为药引，将药性更有效地引导到身体病灶部位。与此同时，采用酒浸泡草药制成药酒，也是中医疗法中的一种常见做法。以马王堆酒疗为例，它体现了酒在中医治疗中的应用，并且在文化领域中得到了独特的转化和应用（图8-6）。

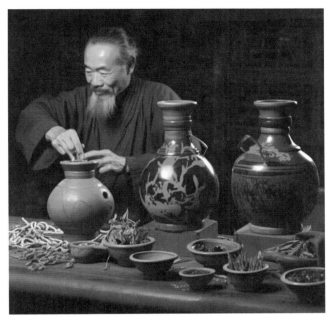

图 8 - 6　马王堆酒疗在文化领域中的转化与应用

一、在文化传播中的转化与应用

　　从文化传播的角度看，马王堆酒疗这一坐落在中国传统医学体系中的重要组成部分，不仅在提升人们的身心健康方面发挥着不可忽视的作用，同时也在宣传和推广中国悠久的传统文化方面扮演着至关重要的角色。

　　首先需要明确的是，马王堆酒疗本身就是一个深深浸润着历史和文化色彩的防病治病方式。它借助草药和酒的交融，提供了一种独特而高效的治疗疾病的方式。在当今社会，科普活动、公众讲座、短视频等通俗易懂的传播方式已成为普及马王堆酒疗的重要途径。通过这些方式，我们可以让更多的人了解和认识到这一源远流长的传统治疗方法，理解其背后所体现的中医治疗理念，进一步增强社会大众对中华传统文化的认知和感情，从而在推广马王堆酒疗的同时也为弘扬传统文化添砖加瓦。

　　其次，在全球化日益加深的今天，马王堆酒疗也可以作为展示中华传统文化的一张名片，在国际进行传播。例如，在国际医药交流活动中向来自世界各地的代表介绍马王堆酒疗；或者在海外开设的中医诊所中应用马王堆酒疗，让全球范围内的人们都能够亲身体验并领略到中国传统医学的魅力。

最后，马王堆酒疗也可以被看作是文化创意产品设计的灵感来源。例如，设计师们可以从马王堆酒疗中汲取元素和灵感，设计出充满中医文化气息的产品或服务，如个性化的礼品、文化创意商品、主题餐饮等。通过这些形式，我们可以将马王堆酒疗的文化内涵以创新和生动的方式传播开来，使得更多的人在接触和体验产品的过程中，感受到中华传统文化的魅力。

综上所述，从文化传播角度看马王堆酒疗的转化与应用，我们可以窥见一个事实，那就是马王堆酒疗不仅深深地体现了对传统文化的珍视和尊重，同时也展现出了文化创新的无限活力和潜力，为我们提供了一个全新的视角去理解和欣赏中国传统医学的博大精深。

二、在中医教学中的转化与应用

在中医教育领域，纳入酒疗的理念和实践作为教学内容，对于培养学生的兴趣爱好以及对中医学的理解有重要的作用。这种做法不仅呈现了古代医学的深厚智慧，而且极大地激发了学生们对传统医学深入学习的热情。

通过将马王堆酒疗的深刻知识融入中医药的教育体系中，学生们有机会深入探索这项古老且珍贵的医学遗产。他们不仅学习到马王堆酒疗背后的理念和原理，还能理解古代医生是如何利用酒疗来治疗疾病的。这样的教学方法不仅帮助学生们建立起对中医药学历史和传统理念的深刻理解，也强化了他们对中医核心思想的认识。

进一步地通过案例研究和实践环节的引入，学生们得以亲手操作和体验马王堆酒疗的过程及其效果。这种亲身参与的经历不仅加深了他们对马王堆酒疗的理解，而且培养了他们的观察力、分析力和判断力。

将马王堆酒疗的学习纳入传统医学教育，不仅是对中医药文化的一种传承和弘扬，同时也促进了中医药学科的创新与发展。学生们在学习古代医学智慧的同时，能够对传统医学在现代医疗体系中的应用和价值进行深入思考，从而为他们未来的临床实践和科研工作奠定坚实的基础。

总的来说，将马王堆酒疗纳入中医学教育体系，不仅为学生们提供了了解古代医学智慧的窗口，也激发了他们对传统医学的兴趣和热情。这种教育方式对于传承和弘扬中医药文化、培育出更多优秀的中医药人才以及推动中医药学科的创新与发展具有重要意义。

三、在养生文化中的转化与应用

马王堆酒疗作为中国古代饮食养生的重要一环，在健康文化的推广中发挥了重要的作用。这不仅表现在马王堆酒疗对于身体健康的直接影响，更体现在其所传递的科学饮食观念，即合理膳食和饮食有节。

马王堆一号汉墓出土的竹简记载了丰富的食品类物品，五谷杂粮、肉类、果菜一应俱全。这为《黄帝内经》中提出的"五谷为养，五果为助，五畜为益，五菜为充"的膳食配置原则打下了坚实的物质基础。这种原则强调食物的多样化和均衡性，以满足人体生理需要，达到养生保健的目的。

而马王堆酒疗更是结合了中草药的疗效和酒的浸泡、外敷等工艺，实现了内外兼修的健康效果。它的诞生和流传，从一方面证明了古人早已意识到饮食对于健康的重要作用，从另一方面提供了一种有效的食疗方式，即通过食物调节身体平衡，防治疾病。

此外，马王堆养生思想中对于饮食的讲究，即过饥易使气血不足，过饱则损伤脾胃之气，反映出古人对于饮食有节的智慧。同时，定时的三餐也被认为对健康有利，这与现代营养学理论不谋而合。

总的来说，马王堆酒疗在健康文化的推广中扮演了重要角色。它不仅满足了人们的饮食需求，更进一步提升了人们的健康素养，推动了健康文化的发展。我们应该借鉴马王堆酒疗的理念和方法，弘扬和传播健康文化，以实现人类的健康目标。

第四节　酒疗的其他创新性转化与应用

马王堆酒疗的原始文献资料为我们提供了古代中医药学和疗法的宝贵信息。在现代，围绕这一传统疗法的创新性发展和应用包括多个方面。

一、酒疗结合石墨烯

石墨烯作为一种新型的纳米碳材料，其突出的远红外特性赋予了它强大的吸收和辐射远红外线的能力。当石墨烯所产生的远红外线波段大小及振幅与人体的远红外线吸收相匹配时，可以诱导人体产生共振效应。在蛋白质等生物大分子被激活的过程中，红外线的能量可以通过影响血管微循环来加速血液循环和组织间的代谢，进而增强组织的再生能力和人体的抵抗力，从而在健康保健领域发挥着重要的作用。因此，基于其出色的远红外特性，石墨烯已被广泛应用于生物医药、人体健康及保健等领域，并引起了广大公众的关注。

据国外研究证实，由远红外织物制成的绷带和敷料在全球范围内已被广泛应用于治疗由愈合性损伤引起的疼痛，并取得了良好的治疗效果。姜新生的一项研究发现，石墨烯的远红外理疗在缓解疼痛和改善症状方面表现出显著的效果。另有研究发现，可生物降解的壳聚糖氧化石墨烯纳米复合材料展现出优越的机械性能和药物传输能力。同时另一项研究证实，石墨烯理疗能有效改善膝骨关节病患者的膝关节症状，稳定步态并推动下肢功能的恢复。另一项研究则揭示，在治疗关节炎的疗效评估中，远红外电热理疗仪在缓解关节炎患者的疼痛方面具有一定的效果。

马王堆酒疗广泛应用于临床疾病的治疗，特别是外科疾病领域。而石墨烯作为一种具有优异导电性、导热性、高强度和透明性的先进二维材料，在各个领域都得到了广泛应用。将马王堆酒疗与石墨烯结合的创新模式，可在以下几个方面展开：

1. 热效应　石墨烯卓越的导热性能能够加速药酒的吸收，同时强化对患处的热敷效果，从而更迅速地缓解肌肉酸痛和关节疼痛。

2. 药物输送　石墨烯的特性使得药物分子能够附着或者沉积在其表面，这提供了一种新的可能性，即让药酒中的药品成分更直接、更精准地接触到病区。

3. 可穿戴设备　从技术层面来看，马王堆酒疗并入石墨烯有可能研发出全新的医疗可穿戴设备。石墨烯所具备的极高柔韧性和稳定性使得这类设备可以达到轻薄、透气的效果，人体贴身穿戴，且在没有额外电源的情况下，仍然能保持良好的保温和导热效果，从而有效地释放酒疗的效果。

总的来说，将马王堆酒疗与石墨烯技术相结合，无疑实现了传统中医治疗法与现代科技的完美融合，对医疗保健领域的创新发展具有潜力推动作用。

二、酒疗结合人工智能

随着科技的进步和社会的发展，人工智能技术的快速崛起为各个行业带来了深刻的变革，药酒与保健酒行业同样也在其中。马王堆酒疗结合当今的人工智能技术，正孕育出无限创新的可能性。

传统的马王堆酒疗依赖于中医药原料，对支持性的技术应用较为有限。而如今，人工智能的引入，使得酒疗的制作工艺、产品质量控制、市场营销等方面都有了全新的改变。这些应用不仅提升了效率，降低了成本，同时也提高了产品的质量和竞争力。

首先，在生产工艺方面，通过利用生物酶降解、提纯技术、稳定处理技术、冷冻过滤技术等先进技术，改变产品分子的稳定性，使传统的药酒保健酒生产方式发生了巨大的变化。而自动化设备的引入，如全自动贴标机与裹包机，也极大提高了生产效率，保证了产品质量。

其次，人工智能在产品质量控制上也发挥了重要作用。比如，可以通过计算机识别和初步判断产品质量，实时监控生产过程，确保每一瓶药酒的质量达标。此外，人工智能还可以对药酒中的成分进行精确的提纯和配比，再配合生物科学技术，对药酒的功效进行科学的定向优化，从而提升药酒的疗效。

再次，人工智能的应用改变了药酒行业的市场营销模式。借助大数据和人工智能算法，企业能够更精确地把握市场需求，进行精准营销。同时，通过人工智能的深度学习技术，进行用户行为分析和用户需求预测，帮助企业提前布局，占领市场。

总的来说，马王堆酒疗结合人工智能，不仅可以提升药酒的生产效率和产品质量，而且可以更好地满足市场的需求，推动药酒和保健酒行业的创新发展。然而，要实现这一目标，我们还需要大力培养和引进复合型人

才，特别是对人工智能和中医药有深入研究的人才，为产业的发展提供强
大的人才支持。同时，企业也需要与高等教育机构紧密合作，共享资源，
共同推动药酒与保健酒行业的发展。在这个过程中，我们将不断推动传统
医学文化的传承与创新，探索更多符合现代生活需求的养生方法，为人们
提供更多的健康选择。

参考文献

［1］周一谋，肖佐桃. 马王堆医书考注［M］. 天津：天津科学技术出版社，1988：231－364.

［2］马继兴. 马王堆古医书考释［M］. 长沙：湖南科学技术出版社，1992：321－1016.

［3］裘锡圭. 长沙马王堆汉墓简帛集成［M］. 北京：中华书局，2014：35－71.

［4］常学辉. 《黄帝内经》全解（下）［M］. 天津：天津科学技术出版社，2013.

［5］常学辉. 《黄帝内经》全解（上）［M］. 天津：天津科学技术出版社，2013.

［6］顾羽，何清湖，陈小平，等. 马王堆医书中酒剂的医学应用［J］. 湖南中医药大学学报，2023，43（07）：1268－1272.

［7］刘绍刚. 马王堆简牍帛书中的酒与养生［J］. 酒史与酒文化研究，2012（00）：129－133，238.

［8］刘慧敏，刘雪梅，江雨柔，等. 酒在中药制药与用药过程中的古今研究进展［J］. 中草药，2022，53（11）：3538－3549.

［9］彭仁怀. 中医方剂大辞典［M］. 北京：人民卫生出版社，1993.

［10］钟赣生. 中药学［M］. 北京：中国中医药出版社，2016.

［11］李冀，连建伟. 方剂学［M］. 北京：中国中医药出版社，2016.

［12］国家市场监督管理总局，国家标准化管理委员会. 饮料酒术语和分类：GB/T 17204—2021［S］. 北京：中国标准出版社，2021.

［13］国家市场监督管理总局，国家标准化管理委员会. 白酒工业术语：GB/T 15109—2021［S］. 北京：中国标准出版社，2021.

［14］刘世松，练武，刘爽. 葡萄酒营养学［M］. 北京：中国轻工业出版社，2018.

［15］中华人民共和国国家质量监督检验检疫总局，中国国家标准化管理委员会. 葡萄酒：GB 15037—2006［S］. 北京：中国标准出版社，2006.

［16］孙俊良. 发酵工艺［M］. 北京：中国农业出版社，2008.

［17］中华人民共和国国家质量监督检验检疫总局，中国国家标准化管理委员会. 啤酒：GB 4927—2008［S］. 北京：中国标准出版社，2008.

［18］World Health Organization. Global status report on alcohol and health 2018［R］. Geneva：WHO，2018.

［19］　中华人民共和国卫生部. 食品安全国家标准蒸馏酒及其配制酒：GB 2757—
　　　　2012［S］. 北京：中国标准出版社，2012.

［20］　中华人民共和国卫生部. 食品安全国家标准发酵酒及其配制酒：GB 2758—
　　　　2012［S］. 北京：中国标准出版社，2012.

图书在版编目（ＣＩＰ）数据

马王堆酒疗 / 胡宗仁，朱明芳主编. -- 长沙 ： 湖南科学
技术出版社，2024. 11. -- （让马王堆医学文化活起来丛书 /
何清湖总主编）. -- ISBN 978-7-5710-3031-5

Ⅰ. R247.1

中国国家版本馆 CIP 数据核字第 2024SE5167 号

马王堆酒疗

总 主 编：何清湖

副总主编：陈小平

主　　编：胡宗仁　朱明芳

出 版 人：潘晓山

责任编辑：李　忠　杨　颖

出版发行：湖南科学技术出版社

社　　址：长沙市芙蓉中路一段 416 号泊富国际金融中心

网　　址：http://www.hnstp.com

湖南科学技术出版社天猫旗舰店网址：

　　　　　http://hnkjcbs.tmall.com

邮购联系：0731-84375808

印　　刷：湖南省众鑫印务有限公司

　　　　　（印装质量问题请直接与本厂联系）

厂　　址：长沙市长沙县榔梨街道梨江大道 20 号

邮　　编：410100

版　　次：2024 年 11 月第 1 版

印　　次：2024 年 11 月第 1 次印刷

开　　本：710mm×1000mm　1/16

印　　张：16.25

字　　数：243 千字

书　　号：ISBN 978-7-5710-3031-5

定　　价：68.00 元